全国高等教育五年制临床医学专业教材同步习题集

病 理 学

主　编　韩安家
副主编　李　扬　陈文芳

中国健康传媒集团
中国医药科技出版社

内 容 提 要

　　本书是全国高等教育五年制临床医学专业教材《病理学》的配套同步习题集，分为 18 章。其紧扣教材的知识点，以全国医学院校教学大纲及国家执业医师考试题型为主体，兼顾各类选拔考试题型，助于考生自我巩固所学知识和快速测试所学知识的掌握程度。重点知识点试题后详细附注了答案及解析，有利于考生归纳整理掌握所学知识。本书供全国高等教育五年制临床医学专业本科、专科学生和参加医学研究生入学考试的考生使用，也可直接作为医学生准备执业医师考试的模拟练习用书。

图书在版编目（CIP）数据

病理学／韩安家主编. —北京：中国医药科技出版社，2019.2
全国高等教育五年制临床医学专业教材同步习题集
ISBN 978－7－5214－0169－1

Ⅰ. ①病…　Ⅱ. ①韩…　Ⅲ. ①病理学－医学院校－习题集　Ⅳ. ①R36－44

中国版本图书馆 CIP 数据核字（2019）第 023915 号

美术编辑　陈君杞
版式设计　诚达誉高

出版　**中国健康传媒集团**│中国医药科技出版社
地址　北京市海淀区文慧园北路甲 22 号
邮编　100082
电话　发行：010－62227427　邮购：010－62236938
网址　www.cmstp.com
规格　889×1194mm ¹⁄₁₆
印张　12¾
字数　320 千字
版次　2019 年 2 月第 1 版
印次　2021 年 4 月第 2 次印刷
印刷　三河市百盛印装有限公司
经销　全国各地新华书店
书号　ISBN 978－7－5214－0169－1
定价　**36.00 元**

《全国高等教育五年制临床医学专业教材精编速览》
《全国高等教育五年制临床医学专业同步习题集》
出 版 说 明

为满足全国高等教育五年制临床医学专业学生学习与复习需要，帮助医学院校学生学习、理解和记忆教材的基本内容和要点，并进行自我测试，我们组织了国内一流医学院校有丰富一线教学经验的教授级教师，以全国统一制订的教学大纲为准则，围绕临床医学教育教材的主体内容，结合他们多年的教学实践编写了《全国高等教育五年制临床医学专业精编速览》与《全国高等教育五年制临床医学专业同步习题集》两套教材辅导用书。

本教材辅导用书满足学生对专业知识结构的需求，在把握教材内容难易程度上与相关教材相呼应，编写的章节顺序安排符合教学规律，按照教案形式归纳总结，内容简洁，方便学生记忆，使学生更易掌握教材内容，更易通过考试测试。在《精编速览》中引入"重点、难点、考点""速览导引图""临床病案分析"，使学生轻松快速学习、理解和记忆教材内容与要点；《同步习题集》是使学生对学习效果进行检测，题型以选择题［A型题（最佳选择题）、B型题（共用备选答案题）、X型题（多项选择题）］、名词解释、填空题、简答题、病例分析题为主。每道题后附有答案与解析，可以自测自查，帮助学生了解命题规律与提高解题能力。

本书可供全国高等教育五年制临床医学专业本科、专科学生和参加医学研究生入学考试的考生使用，也可直接作为医学生准备执业医师考试的模拟练习用书。

中国医药科技出版社
2018 年 12 月

编 委 会

主 编 韩安家

副主编 李 扬 陈文芳

编 者（以姓氏笔画为序）

丁 力（中山大学附属第一医院）

石慧娟（中山大学附属第一医院）

叶子茵（中山大学附属第一医院）

朱俊峰（中山大学附属第一医院）

刘大伟（中山大学附属第一医院）

李 扬（中山大学附属第一医院）

李 辉（中山大学附属第一医院）

杨 飏（中山大学附属第一医院）

汪跃锋（中山大学附属第一医院）

陈文芳（中山大学附属第一医院）

陈雁扬（中山大学附属第一医院）

林 原（中山大学附属第一医院）

韩安家（中山大学附属第一医院）

彭挺生（中山大学附属第一医院）

舒 曼（中山大学附属第一医院）

甄甜甜（中山大学附属第一医院）

廖 冰（中山大学附属第一医院）

前　言

　　为方便医学生和相关专业学生更好地学习病理学知识、快速地掌握学习重点和难点、高效率地理解和把握核心知识，我们编写了全国高等教育五年制临床医学专业教材《病理学精编速览》以及全国高等教育五年制临床医学专业教材同步习题集。

　　《病理学同步习题集》为全国高等教育五年制临床医学专业教材最新版《病理学》配套辅导用书，以全国医学院校教学大纲和执业医师考试大纲为依据，精炼教材内容，突出重点，减轻医学生学习负担，供五年制医学生课后复习和期末备考使用，也可作为医学生准备研究生入学考试和执业医师考试的参考用书。

　　本习题集由中山大学附属第一医院教学经验丰富的一线教师编写，也是参加编写《病理学精编速览》一书的全体教师共同编写，保证了所有习题和所考查的知识点与配套教材完全匹配，并有一定程度的知识延伸，力求符合广大医学生边学边练，及时回顾所学内容的需求。

　　本习题集的编写力求符合现代医学教育的最新理念，帮助学生在较短的时间内掌握病理学的核心知识和基本方法。

　　由于时间仓促，知识容量有限，书中难免存在一些疏漏和不足之处，恳请广大师生和读者批评指正。

编　者

2018 年 11 月

目　录

绪 论

一、选择题

【A型题】

1. 病理学总论研究的是 （ ）
   A. 不同疾病的特殊规律
   B. 不同疾病的共同规律
   C. 各系统疾病的不同特点
   D. 疾病的发病机制
   E. 疾病的病理变化

2. 诊断疾病最可靠的方法是 （ ）
   A. CT 检查　　　　　B. 细胞学检查
   C. 活体组织检查　　　D. 组织培养
   E. 血液检查

【B型题】

　A. 实验病理学　　　　B. 组织培养
　C. 细胞病理学　　　　D. 尸体解剖

1. 确定诊断，查明死因 （ ）
2. 细针直接穿刺病变部位获得细胞进行病理诊断
 （ ）
3. 以在体外培养的细胞为材料进行医学研究（ ）

【X型题】

1. 尸体解剖的作用包括 （ ）

A. 协助临床总结在诊断和治疗过程中的经验和教训，以提高诊治水平
B. 确诊某些传染病、流行病
C. 确诊新发生的疾病，为卫生防疫部门采取防治措施提供依据
D. 积累各种疾病的人体病理材料
E. 为病理学教学收集各种疾病的病理标本

2. 细胞培养方法可用于下列哪些研究 （ ）
   A. 研究细胞如何发生恶性转化
   B. 研究在不同因素作用下能否阻断恶性转化的发生
   C. 研究在不同因素作用下能否逆转恶性转化
   D. 研究放疗对癌细胞生长的影响
   E. 研究抗癌药物对癌细胞生长的影响

二、名词解释

1. 活体组织检查
2. 细胞学检查

三、填空题

病理学的研究内容包括 _____ 、_____ 、_____ 、_____ 。

一、选择题

【A型题】

1. B
[解析] 总论研究和阐述包括细胞和组织的适应和损伤、损伤的修复、局部血液循环障碍、炎症和肿瘤

等基本病理变化，为各种不同疾病发生发展的共同规律。

2. C

[解析] 在医疗工作中，活体组织检查是迄今诊断疾病的最可靠的方法。

【B 型题】

1. D　2. C　3. A

【X 型题】

1. ABCDE

2. ABCDE

二、名词解释

1. 活体组织检查简称活检，即通过局部钳取、切取、细针穿刺、搔刮和摘取等手术方法，从活体内获取病变组织进行病理诊断。

2. 指通过采集病变处的细胞，涂片染色后进行诊断。在肿瘤的早期筛查等方面具有重要的作用。

三、填空题

疾病的病因；发病机制；病理变化；结局和转归

（叶子茵）

第一章 细胞和组织的适应与损伤

第一节 细胞和组织的适应

一、选择题

【A 型题】

1. 以下不属于病理性萎缩的是 （ ）
   A. 女性绝经期子宫萎缩
   B. 肾积水引起肾萎缩
   C. 恶性肿瘤引起心脏萎缩
   D. 脊髓灰质炎引起下肢肌肉萎缩
   E. 骨折后肌肉萎缩

2. 男，78 岁，胃癌患者，心脏体积缩小，属于
   （ ）
   A. 压迫性萎缩　　　　B. 营养不良性萎缩
   C. 生理性萎缩　　　　D. 去神经性萎缩
   E. 内分泌性萎缩

3. 高血压性心脏病常见的适应性改变是 （ ）
   A. 心肌萎缩　　　　　B. 心肌肥大
   C. 心肌增生　　　　　D. 心肌化生
   E. 心肌坏死

4. 以下器官不会发生增生的是 （ ）
   A. 子宫　　　　　　　B. 肝脏
   C. 心脏　　　　　　　D. 前列腺
   E. 肾脏

5. 运动员的肌肉肥大属于 （ ）
   A. 肥大　　　　　　　B. 增生
   C. 假性肥大　　　　　D. 化生
   E. 萎缩

6. 一侧肾脏手术切除后，对侧肾脏可能发生的改变
   是 （ ）
   A. 肥大　　　　　　　B. 增生
   C. 假性肥大　　　　　D. 化生
   E. 萎缩

7. 男性乳腺增生症属于 （ ）
   A. 肥大　　　　　　　B. 增生
   C. 假性肥大　　　　　D. 化生
   E. 萎缩

8. 一种分化成熟的细胞或组织转变为另一种分化成
   熟的细胞或组织的过程，称之为 （ ）
   A. 转化　　　　　　　B. 分化
   C. 退化　　　　　　　D. 再生
   E. 化生

9. 长期吸烟患者，气管上皮最可能出现的改变是
   （ ）
   A. 纤毛柱状上皮化生为鳞状上皮
   B. 鳞状上皮化生为纤毛柱状上皮
   C. 纤毛柱状上皮化生为移行上皮
   D. 移行上皮化生为纤毛柱状上皮
   E. 纤毛柱状上皮化生为腺上皮

10. 膀胱结石患者，膀胱黏膜上皮最可能出现的改变
    是 （ ）
    A. 移行上皮化生为腺上皮
    B. 腺上皮化生为移行上皮
    C. 鳞状上皮化生为移行上皮
    D. 移行上皮化生为鳞状上皮
    E. 纤毛柱状上皮化生为腺上皮

11. Barrett 食管患者，食管黏膜上皮最可能出现的改

变是 （ ）

A. 柱状上皮化生为鳞状上皮

B. 鳞状上皮化生为柱状上皮

C. 柱状上皮化生为移行上皮

D. 移行上皮化生为柱状上皮

E. 柱状上皮化生为腺上皮

【X/型/题】

1. 妊娠时子宫体积增大，属于 （ ）

A. 萎缩 B. 肥大

C. 增生 D. 化生

E. 坏死

2. 以下发生柱状上皮化生为鳞状上皮的是 （ ）

A. 长期吸烟患者气管黏膜上皮改变

B. 胆管结石患者胆管黏膜上皮改变

C. 膀胱结石患者膀胱黏膜上皮改变

D. Barret 食管患者食管黏膜上皮改变

E. 慢性宫颈炎患者宫颈上皮改变

二、名词解释

1. 萎缩

2. 肥大

3. 增生

4. 化生

三、简答题

1. 请简述萎缩的定义，简要说明病理性萎缩的主要类型。

2. 请简述化生的定义，简要说明化生的类型。

第二节　细胞和组织的损伤

一、选择题

【A/型/题】

1. 细胞损伤最早出现的形态学改变是 （ ）

A. 细胞水肿 B. 脂肪变性

C. 玻璃样变性 D. 黏液变性

E. 病理性钙化

2. 肝淤血时，肝脏脂肪变性首先发生在肝组织的 （ ）

A. 肝小叶周边区 B. 肝小叶中央区

C. 肝细胞弥漫受累 D. 肝门部

E. 门静脉周边

3. 长期慢性肝淤血时，肝脏脂肪变性发生在肝组织的 （ ）

A. 肝小叶周边区 B. 肝小叶中央区

C. 肝细胞弥漫受累 D. 肝门部

E. 门静脉周边

4. 磷中毒时，肝脏脂肪变性发生在肝组织的 （ ）

A. 肝小叶周边区 B. 肝小叶中央区

C. 全肝细胞弥漫受累 D. 肝门部

E. 门静脉周边

5. 严重的中毒时，肝脏脂肪变性发生在肝组织的 （ ）

A. 肝小叶周边区 B. 肝小叶中央区

C. 全肝细胞弥漫受累 D. 肝门部

E. 门静脉周边

6. 酒精性肝病时，肝细胞内玻璃样变，可见 （ ）

A. Russell body B. Mallory body

C. Negri body D. Verocay body

E. Aschoff body

7. 浆细胞瘤时，浆细胞胞质内常见的玻璃样小体为 （ ）

A. Russell body B. Mallory body

C. Negri body D. Verocay body

E. Aschoff body

8. 大量蛋白尿患者，肾组织可能出现的玻璃样变为 （ ）

A. 肾间质玻璃样变

B. 肾小球入球小动脉玻璃样

C. 肾近曲小管上皮细胞玻璃样变

D. 肾远曲小管上皮细胞玻璃样变

E. 肾小球毛细血管祥脉玻璃样

9. 淀粉样变引起淀粉样物质沉积，常见的部位为 （ ）

A. 细胞浆内 B. 细胞核内

C. 小血管基底膜 D. 细胞内及小血管壁

E. 细胞间质及血管壁

10. 淀粉样变一般不见于 （ ）

A. 多发性骨髓瘤

B. 慢性炎症

C. 阿尔兹海默病的脑组织

D. 高血压的心脏组织

E. 甲状腺髓样癌

11. 以下情况不属于营养不良性钙化的是　（　）

 A. 凝固性坏死灶

 B. 血栓

 C. 受损的心内膜

 D. 甲状旁腺功能亢进

 E. 死亡的寄生虫虫体

12. 细胞坏死的主要形态学标志为　（　）

 A. 细胞核的变化　 B. 细胞质的变化

 C. 细胞膜的变化　 D. 细胞溶解

 E. 细胞碎裂

13. 凝固性坏死很少见于　（　）

 A. 肾脏　 B. 脑

 C. 脾脏　 D. 肝脏

 E. 心脏

14. 以下不属于液化性坏死的是　（　）

 A. 脑软化　 B. 胰腺坏死

 C. 阿米巴脓肿　 D. 脾梗死

 E. 脂肪坏死

15. 纤维素样坏死一般不见于　（　）

 A. 急进型高血压　 B. 原发性高血压

 C. 急性风湿病　 D. 结节性多动脉炎

 E. 胃溃疡底部小血管

16. 干酪样坏死常见于　（　）

 A. 寄生虫感染　 B. 细菌性脓肿

 C. 阿米巴脓肿　 D. 结核病

 E. 脑软化

17. 以下说法与干酪样坏死无关的是　（　）

 A. 结核杆菌死亡崩解

 B. 结核杆菌含大量脂质

 C. 坏死灶含多量抑制水解酶活性的物质

 D. 坏死物长期保存，不发生自溶

 E. 坏死组织结构保存

18. 以下器官易发生干性坏疽的是　（　）

 A. 肺　 B. 阑尾

 C. 膀胱　 D. 子宫

 E. 四肢

19. 以下情况最可能发生干性坏疽的是　（　）

A. 动脉闭塞，静脉回流通畅

B. 动脉闭塞，严重静脉淤血

C. 动脉通畅，严重静脉淤血

D. 动脉通畅，静脉回流通畅

E. 以上均不对

20. 湿性坏疽与以下哪个因素无关　（　）

 A. 坏死组织含水多

 B. 腐败菌感染严重

 C. 坏死组织腐败分解产生的毒性产物及细菌毒素被吸收，可引起全身中毒症状

 D. 细菌分解坏死组织时产生大量气体

 E. 坏死组织肿胀呈蓝绿色或污黑色，与周围正常组织分界不清

21. 坏死的结局不包括的情况是　（　）

 A. 营养不良性钙化　 B. 溃疡形成

 C. 瘘管形成　 D. 机化

 E. 再生

22. 细胞凋亡最重要的形态学标志是　（　）

 A. 细胞皱缩

 B. 凋亡小体

 C. 染色质浓聚、边集

 D. 邻近细胞吞噬凋亡小体

 E. 凋亡细胞膜及细胞器膜完整

【B型题】

A. 老年人的心肌细胞

B. 慢性淤血的肺组织

C. 色素痣

D. 陈旧性出血灶

E. 黄疸患者的肝细胞

1. 以下属于脂褐素的色素沉着是　（　）

2. 以下属于胆红素的色素沉着是　（　）

3. 以下属于黑色素的色素沉着是　（　）

A. 全身钙、磷代谢失调，血钙、血磷升高，钙盐沉积在正常组织内

B. 全身钙、磷代谢失调，血钙、血磷升高，钙盐沉积在变性、坏死组织内

C. 体内钙、磷代谢正常，血钙、血磷正常，钙盐沉积在正常组织内

D. 体内钙、磷代谢正常，血钙、血磷正常，钙盐沉积在变性、坏死组织内

E. 全身钙、磷代谢失调，血钙、血磷下降，钙盐沉积在正常组织内

4. 下列关于"营养不良性钙化"的陈述正确的是 （　）

5. 下列关于"转移性钙化"的陈述正确的是（　）

【X 型 题】

1. 以下情况属于玻璃样变的是 （　）

A. 高血压肾入球小动脉壁

B. 瘢痕组织

C. Russell 小体

D. Mallory 小体

E. 虎斑心

2. 以下哪种淀粉样变性属于继发性全身性淀粉样变 （　）

A. 多发性骨髓瘤

B. 慢性炎症

C. 阿尔茨海默病的脑组织

D. 老年人

E. 甲状腺髓样癌

3. 以下属于含铁血黄素的色素沉着是 （　）

A. 老年人的心肌细胞　　B. 慢性淤血的肺组织

C. 色素痣　　　　　　　D. 陈旧性出血灶

E. 黄疸患者的肝细胞

4. 以下哪种情况属于转移性钙化 （　）

A. 维生素 D 摄入过多

B. 血栓

C. 骨肿瘤造成的骨组织广泛破坏

D. 甲状旁腺功能亢进

E. 死亡的寄生虫虫体

5. 细胞坏死的细胞核变化包括 （　）

A. 核固缩　　　　　　　B. 核碎裂

C. 核溶解　　　　　　　D. 核变性

E. 核浓缩

6. 以下与凝固性坏死有关的因素是 （　）

A. 组织内溶酶体酶水解作用强

B. 组织内溶酶体酶水解作用弱

C. 组织内可凝固蛋白质多

D. 组织内可凝固蛋白质少

E. 大量中性粒细胞浸润

7. 以下与液化性坏死有关的因素是 （　）

A. 组织内溶酶体酶水解作用强

B. 组织内溶酶体酶水解作用弱

C. 组织内可凝固蛋白质多

D. 组织内可凝固蛋白质少

E. 大量中性粒细胞浸润

8. 以下属于液化性坏死的是 （　）

A. 脑软化　　　　　　　B. 脂肪坏死

C. 脓肿　　　　　　　　D. 胰腺坏死

E. 阿米巴脓肿

9. 以下属于干性坏疽的是 （　）

A. 动脉粥样硬化引起脚趾坏死

B. 血管闭塞性脉管炎

C. 脚趾冻伤

D. 肠扭转

E. 深部肌肉创伤

10. 与气性坏疽有关的因素是 （　）

A. 开放性创伤深达肌肉

B. 合并产气荚膜杆菌感染

C. 细菌分解坏死组织时产生大量气体

D. 坏死组织腐败分解产生的毒性产物及细菌毒素被吸收，可引起全身中毒症状

E. 肌肉组织发生凝固性坏死，部分为液化性坏死

11. 凋亡具有的特征是 （　）

A. 形成凋亡小体

B. 凋亡细胞膜及细胞器膜完整

C. DNA 电泳形成梯带

D. 凋亡细胞多为单个细胞

E. 细胞胞质高度嗜酸性

二、名词解释

1. 虎斑心

2. 脂褐素

3. 营养不良性钙化

4. 转移性钙化

5. 凝固性坏死

6. 液化性坏死

7. 纤维素样坏死

8. 坏疽

9. 干性坏疽

10. 湿性坏疽

11. 气性坏疽

12. 窦道

13. 瘘管

14. 机化

15. 凋亡

三、简答题

1. 病理性钙化有哪些类型？请分别简述其定义并举例说明。

2. 请简述凝固性坏死与液化性坏死的区别。

3. 请简述坏疽包括哪些类型。

4. 请简述坏死的结局及后果。

5. 请简述坏死与凋亡的区别。

【参考答案】

第一节　细胞和组织的适应

一、选择题

【A 型题】

1. A　2. B　3. B

4. C

[解析] 细胞本身的增殖能力决定了它是单纯肥大还是伴有增生。子宫、肝、乳腺等组织器官，实质细胞属于不稳定细胞或稳定细胞，具有分裂增殖能力，器官体积的增大，通常是由增生和肥大共同完成的；而骨骼肌、心肌等组织器官，实质细胞没有分裂增殖能力，则仅发生肥大。

5. A　6. A

7. C

[解析] 男性由于肝功能障碍或内分泌异常，导致雌激素水平升高，引起乳腺导管上皮细胞增生。

8. E

9. A

[解析] 气管或支气管黏膜受到长期吸烟等慢性刺激后，假复层纤毛柱状上皮化生为复层鳞状上皮。

10. D

[解析] 肾盂、膀胱结石时，黏膜上皮受结石摩擦，移行上皮化生为鳞状上皮。

11. B

[解析] Barrett 食管时，食管下段鳞状上皮被类似胃腺的柱状细胞取代，以适应胃酸和胃蛋白酶对食管的消化作用。

【X 型题】

1. BC　2. ABE

二、名词解释

1. 萎缩是指已发育正常的细胞、组织或器官体积缩小，常伴功能降低和能量需求减少。

2. 肥大是指由于功能增强，合成代谢旺盛，使细胞、组织或器官体积增大。

3. 增生是指组织或器官内实细胞数目增多，使细胞、组织或器官体积增大。

4. 化生是一种分化成熟的细胞类型被另一种分化成熟的细胞类型所取代的过程。

三、简答题

1. 萎缩是指已发育正常的细胞、组织或器官体积缩小，常伴功能降低和能量需求减少。病理性萎缩包括营养不良性萎缩、压迫性萎缩、失用性萎缩、去神经性萎缩、内分泌性萎缩。

2. 化生是一种分化成熟的细胞类型被另一种分化成熟的细胞类型所取代的过程。化生类型包括：①上皮细胞化生：鳞状上皮化生、柱状上皮化生、肠上皮化生；②间叶组织化生：软骨化生、骨化生。

第二节　细胞和组织的损伤

一、选择题

【A 型题】

1. A　2. B　3. A　4. A　5. C

[解析] 肝淤血时，脂肪变性首先发生在小叶中央

区；长期慢性肝淤血，小叶中央区肝细胞萎缩消失，小叶周边区肝细胞也因缺氧而发生脂肪变。

6. B　7. A　8. C

9. E　10. D

[解析] 全身性淀粉样变分为原发性和继发性两类，原发性者淀粉样物质的前体为免疫球蛋白轻链，常见于多发性骨髓瘤，累及肝、肾、脾、心等多个器官；继发性全身性淀粉样变的淀粉样物质为肝合成的非免疫球蛋白的蛋白质（淀粉样相关蛋白），见于老年人、慢性结核病、慢性化脓性骨髓炎等慢性炎症以及某些肿瘤。局部性淀粉样变发生于皮肤、结膜、舌、喉、肺等处，也可见于阿尔茨海默病的脑组织、2 型糖尿病的胰岛及甲状腺髓样癌的间质等。

11. D　12. A　13. B　14. D

15. B

[解析] 纤维素样坏死是结缔组织及小血管壁常见的坏死类型，病变部位组织结构消失，形成细丝状、颗粒状或小条块状、深红染的无结构物质，因其染色性质与纤维素相似，故名纤维素样坏死。常见于急性风湿病、结节性多动脉炎、系统性红斑狼疮、肾小球肾炎等变态反应性疾病，以及急进性高血压、胃溃疡底部小血管等。

16. D　17. E　18. E　19. A

[解析] 干性坏疽常见于动脉闭塞而静脉回流通畅的四肢末端，如脚趾、手指等。由于降解血红蛋白后形成的硫化亚铁的沉积，受累组织常呈黑色。因水分丢失较多，局部坏疽的肢体干燥皱缩，与邻近正常组织之间常出现明显的分界线。干性坏疽常见于动脉粥样硬化、血栓闭塞性脉管炎和冻伤等疾病。

20. D　21. E　22. B

【B 型题】

1. A　2. E　3. C　4. D　5. A

【X 型题】

1. ABCD　2. BD　3. BD　4. ACD　5. ABC　6. BC

7. ADE　8. ABCDE

[解析] 液化性坏死是组织坏死后迅速被酶分解变成液体状态，常发生在可凝固蛋白质少，富含水分、磷脂和溶酶体酶的组织中，如脑软化、脂肪坏死、胰腺坏死、阿米巴脓肿、脓肿等。

9. ABC　10. ABCDE　11. ABCDE

二、名词解释

1. 中毒、缺氧、贫血和严重感染时，引起局灶性心肌脂肪变，受累心肌呈黄色条纹，与暗红色的正常心肌形成黄红相间、状似虎皮的斑纹，称为虎斑心。

2. 脂褐素是细胞自噬溶酶体中的细胞器碎片不能被酶消化而形成的不溶性残体，常常位于核周或核的两端，为黄褐色的细颗粒。

3. 营养不良性钙化是指钙盐沉积在局部损伤、坏死的组织和异物中，其血清钙水平正常，没有全身钙、磷代谢紊乱。

4. 转移性钙化是指全身性钙、磷代谢障碍时，血钙、血磷升高导致某些正常组织中异常钙盐沉积。

5. 凝固性坏死因蛋白质凝固且溶酶体酶水解作用较弱，故坏死组织呈现为灰黄色、干燥、坚实的凝固体，是细胞坏死的最常见类型。可发生于除脑以外的所有组织，但多见于心、肝、脾、肾等实质性器官。

6. 液化性坏死是组织坏死后迅速被酶分解变成液体状态，常发生在可凝固蛋白质少，富含水分、磷脂和溶酶体酶的组织中，如脑软化、脂肪坏死、胰腺坏死、阿米巴脓肿、脓肿等。

7. 纤维素样坏死是结缔组织及小血管壁常见的坏死类型，病变部位组织结构消失，形成细丝状、颗粒状或小条块状、深红染的无结构物质，因其染色性质与纤维素相似，故名纤维素样坏死。

8. 坏疽是指较大块组织坏死并继发腐败菌感染所形成的特殊形态改变。分为干性坏疽、湿性坏疽和气性坏疽三种类型。

9. 干性坏疽常见于动脉闭塞而静脉回流通畅的四肢末端，如脚趾、手指等。由于降解血红蛋白后形成的硫化亚铁的沉积，受累组织常呈黑色。因水分丢失较多，局部坏疽的肢体干燥皱缩，与邻近正常组织之间常出现明显的分界线。

10. 湿性坏疽多因局部血流动力学紊乱（如动脉闭塞和严重静脉淤血）所致。此类型坏疽多发生在与外界相通的内脏，也可见于动脉阻塞又有静脉淤血水肿的肢体。坏死组织肿胀呈蓝绿色或污黑色，与周围正常组织分界不清。

11. 气性坏疽多在深达肌肉的开放性创伤基础上，合并产气荚膜杆菌感染。细菌分解坏死组织时产生大量气体，使病灶明显肿胀，触之有捻发感。

12. 窦道是指深部组织坏死后形成开口于皮肤或黏膜表面的异常盲管。

13. 瘘管是指两个空腔脏器间或空腔脏器与体表间两端开口的异常通道。

14. 机化是新生肉芽组织长入并取代坏死组织、血栓及异物的过程。

15. 凋亡是能量依赖性的主动细胞死亡过程，是体内外因素触发细胞内预存的死亡程序表达的结果，属于程序性细胞死亡。凋亡小体是判断细胞凋亡的重要形态学标志。

三、简答题

1. 病理性钙化包括营养不良性钙化、转移性钙化及结石形成。营养不良性钙化是指钙盐沉积在局部损伤、坏死的组织和异物中，其血清钙水平正常，没有全身钙、磷代谢紊乱。营养不良性钙化见于凝固性坏死和脂肪坏死病灶、结核病灶、血栓、受损的心瓣膜、动脉粥样硬化斑块，也见于死亡的寄生虫虫体、虫卵及其他异物。转移性钙化是指全身性钙、磷代谢障碍时，血钙、血磷升高导致某些正常组织中异常钙盐沉积。转移性钙化多见于甲状旁腺功能亢进、维生素D摄入过多、骨肿瘤造成的骨组织广泛破坏及肾衰竭。病理性钙化的另一种形式是胆囊、肾盂、膀胱或胰腺等部位的结石。在某些情况下，这些部位组织中的矿物质可解析、沉淀，与其他有机物聚集，形成由碳酸钙、胆固醇等构成的结石。

2. 凝固性坏死因蛋白质凝固且溶酶体酶水解作用较弱，故坏死组织呈现为灰黄色、干燥、坚实的凝固体，是细胞坏死的最常见类型。可发生于除脑以外的所有组织，但多见于心、肝、脾、肾等实质性器官。
液化性坏死是组织坏死后迅速被酶分解变成液体状态，常发生在可凝固蛋白质少、富含水分、磷脂和溶酶体酶的组织中，如脑软化、脂肪坏死、胰腺坏死、阿米巴脓肿等。

3. 坏疽是指较大块组织坏死并继发腐败菌感染所形成的特殊形态改变。分为干性坏疽、湿性坏疽和气性坏疽三种类型。前两者多为继发于血液循环障碍引起的缺血性坏死。湿性坏疽和气性坏疽常伴有全身中毒症状。在坏死类型上，干性坏疽多为凝固性坏死，而湿性坏疽则可为凝固性坏死伴液化性坏死。
干性坏疽常见于动脉闭塞而静脉回流通畅的四肢末端，如脚趾、手指等。由于降解血红蛋白后形成的硫化亚铁的沉积，受累组织常呈黑色。因水分丢失较多，局部坏疽的肢体干燥皱缩，与邻近正常组织之间常出现明显的分界线。干性坏疽常见于动脉粥样硬化、血栓闭塞性脉管炎和冻伤等疾病。
湿性坏疽多因局部血流动力学紊乱（如动脉闭塞和严重静脉淤血）所致。此类型坏疽多发生在与外界相通的内脏，如肺、肠、子宫、胆囊和阑尾等，也可见于动脉阻塞又有静脉淤血水肿的肢体。湿性坏疽组织含水较多，腐败菌感染严重。坏死组织腐败分解产生的毒性产物及细菌毒素被吸收，可引起全身中毒症状，甚至感染性休克。坏死组织肿胀呈蓝绿色或污黑色，与周围正常组织分界不清。腐败菌分解蛋白质产生吲哚、粪臭素等，引起恶臭。
气性坏疽多在深达肌肉的开放性创伤基础上，合并产气荚膜杆菌感染。肌肉组织发生凝固性坏死，部分为液化性坏死。细菌分解坏死组织时产生大量气体，使病灶明显肿胀，触之有捻发感，可伴奇臭并有较重全身症状，常最终导致机体中毒而死亡。

4. 坏死的结局如下。
（1）溶解吸收　大多数坏死细胞及其碎片首先由坏死组织及周围中性粒细胞等释放的水解酶进行消化溶解，然后通过淋巴管和血管被吸收，不能吸收者可被巨噬细胞吞噬消化。坏死范围较大不易完全吸收时，可形成囊腔。
（2）分离排出　病变组织与健康存活组织解离并排出。坏死区较大且位于体表或与外界相通的器官，不易完全溶解吸收，其周围渗出的中性粒细胞释放水解酶，加速坏死灶周边组织的溶解，使坏死灶与健康组织分离，形成组织缺损。
（3）机化包裹　机化是新生肉芽组织长入并取代坏死组织、血栓及异物的过程。若坏死灶太大，肉芽组织难以向中心部位完全长入，则由周围增生的肉芽组织将其环绕，称为包裹。机化和包裹的肉芽组织最终都可形成瘢痕组织。

（4）钙化　如果坏死细胞和细胞碎片未被迅速清除，它们易吸引钙盐及其他矿物质，并沉积于坏死区域，继发营养不良性钙化。

坏死的后果：坏死对机体的影响与下列因素有关。①坏死细胞的生理重要性，如心、脑组织的坏死，后果严重。②坏死细胞的数量，如广泛的肝细胞坏死，可致机体死亡。③坏死细胞周围同类细胞的再生情况，如肝、表皮等易于再生的细胞，坏死组织的结构和功能容易恢复；而神经细胞、心肌细胞等坏死后，则无法再生修复。④坏死器官的储备代偿能力，如肾、肺等成对器官，储备代偿能力较强。

5. 坏死与凋亡的区别如下。

特征	坏死	凋亡
诱因	病理性刺激	生理性或弱的病理性刺激
机制	酶解性的被动细胞死亡	多基因参与调控的主动细胞死亡
形态学	细胞肿胀，核固缩、碎裂、溶解，质膜完整性丧失	细胞皱缩，嗜酸性增强，核染色质凝集、边集，形成凋亡小体，质膜完整
范围	成群细胞	单个细胞
周围反应	伴炎症反应	无炎症和再生
生物化学	不耗能，溶酶体酶非特异性降解核酸、蛋白质等，无新蛋白合成	耗能，规律性 DNA 降解，有性蛋白合成

（叶子茵）

第二章　损伤的修复

第一节　再生

一、选择题

【A/型/题】

1. 下列细胞中再生能力最差的是　（　）

    A. 血管内皮细胞

    B. 表皮细胞

    C. 神经细胞

    D. 肾小管上皮细胞

    E. 皮脂腺细胞

2. 以下属于病理性再生的是　（　）

    A. 子宫内膜的周期性脱落、增生、修复

    B. 血细胞的更新

    C. 消化道黏膜上皮的更新

    D. 皮肤缺损后由周围的被覆上皮增生修复

    E. 以上均不是

3. 下列细胞中再生能力最强的是　（　）

    A. 肝细胞

    B. 呼吸道黏膜上皮细胞

    C. 心肌细胞

    D. 肾小管上皮细胞

    E. 汗腺细胞

4. 以下不利于组织再生的是　（　）

    A. 补充胶原蛋白

    B. 增加蛋白质供给

    C. 外源性摄入维生素

    D. 损伤处清创无异物残留

E. 损伤处血液循环不畅

5. 下列有关永久性细胞的描述，正确的是　（　）

    A. 不断自我更新

    B. 永远不会受损伤

    C. 损伤后可完全再生

    D. 损伤后不能再生

    E. 易受损伤的细胞

【B/型/题】

    A. 表皮细胞　　　　B. 汗腺上皮细胞

    C. 骨骼肌细胞　　　D. 心肌细胞

    E. 神经细胞

1. 属于不稳定细胞的是　（　）

2. 属于静止细胞的是　（　）

【X/型/题】

1. 下列属于生理性再生的有　（　）

    A. 子宫内膜周期性脱落再生

    B. 胃黏膜上皮脱落再生

    C. 呼吸道假复层纤毛柱状上皮被鳞状上皮取代

    D. 造血器官生成红细胞

    E. 大血管离断后修复

2. 下列属于稳定细胞的有　（　）

    A. 间皮细胞

    B. 甲状腺滤泡上皮细胞

    C. 淋巴细胞

    D. 涎腺细胞

    E. 骨骼肌细胞

二、名词解释

1. 生理性再生

2. 永久性细胞

三、填空题

1. 损伤造成机体部分细胞和组织缺损，丧失结构和功能，机体对其进行修补恢复的过程称为_____。

2. 人体的细胞按再生能力强弱可分为三类：_____细胞、_____细胞和_____细胞。

3. 细胞增殖填补组织缺损时，若相互接触则细胞停止生长，不至堆积起来。这种现象称为_____。

四、简答题

组织损伤后是如何再生的？请以一种组织再生为例说明。

第二节　纤维性修复

一、选择题

【A/型/题】

1. 组织损伤后，由结缔组织取代的过程称为（　　）
   - A. 完全性修复
   - B. 再生
   - C. 不完全性修复
   - D. 萎缩
   - E. 肥大性瘢痕

2. 肉芽组织中一般没有（　　）
   - A. 血管内皮细胞
   - B. 成纤维细胞
   - C. 淋巴细胞
   - D. 中性粒细胞
   - E. 玻璃样变的胶原纤维

3. 在瘢痕形成过程中最为重要的细胞是（　　）
   - A. 中性粒细胞
   - B. 嗜酸性粒细胞
   - C. 血管内皮细胞
   - D. 成纤维细胞
   - E. 上皮细胞

4. 以下病变进展中没有肉芽组织增生的是（　　）
   - A. 肾凝固性坏死
   - B. 肠出血性梗死
   - C. 虎斑心
   - D. 心肌梗死
   - E. 坏疽

5. 有关肉芽组织的结局，下列说法错误的是（　　）
   - A. 毛细血管数量增加
   - B. 成纤维细胞转变为纤维细胞

   - C. 胶原纤维增多
   - D. 炎症细胞逐渐减少
   - E. 间质水肿消退

6. 可能与瘢痕疙瘩的形成有关的细胞是（　　）
   - A. 淋巴细胞
   - B. 巨噬细胞
   - C. 肥大细胞
   - D. 嗜酸性粒细胞
   - E. 纤维细胞

7. 肉芽组织中能分泌多种生长因子的细胞是（　　）
   - A. 淋巴细胞
   - B. 中性粒细胞
   - C. 血管内皮细胞
   - D. 巨噬细胞
   - E. 成纤维细胞

【B/型/题】

   - A. 完全再生
   - B. 纤维性修复
   - C. 肉芽组织
   - D. 胶质瘢痕
   - E. 化生

1. 较大的软骨组织缺损属于（　　）
2. 宫颈鳞状上皮取代腺上皮属于（　　）
3. 肝细胞灶性坏死属于（　　）

【X/型/题】

1. 下列关于瘢痕形态的描述，错误的是（　　）
   - A. 间质明显水肿
   - B. 慢性炎症细胞浸润明显
   - C. 含大量成纤维细胞
   - D. 含大量小血管
   - E. 胶原纤维丰富

2. 可帮助判断肉芽组织是否健康的特征是（　　）
   - A. 有无局部触痛
   - B. 生长是否明显高于周围皮肤
   - C. 表面光泽度
   - D. 颜色
   - E. 伤口是否出现渗血

二、名词解释

1. 肉芽组织
2. 瘢痕组织

三、填空题

1. 肉芽组织中一些成纤维细胞的胞质中含有细肌丝，这种细胞具有平滑肌细胞的收缩功能，称其为_____细胞。

2. 肉芽组织最终可转变为 _____ 组织。

四、简答题

1. 简述肉芽组织在修复中的作用。
2. 简述瘢痕组织的形成对机体有利及不利的影响。

第三节 创伤愈合

一、选择题

【A/型/题】

1. 能决定创伤愈合后局部组织抗牵拉的能力的因素是 （　　）
   - A. 伤口的大小
   - B. 创伤愈合的类型
   - C. 有无肉芽组织增生
   - D. 有无感染
   - E. 胶原组织增生的程度

2. 创伤愈合最需要的维生素是 （　　）
   - A. 维生素 K
   - B. 维生素 A
   - C. 维生素 B
   - D. 维生素 C
   - E. 维生素 D

3. 下列属于一期愈合的是 （　　）
   - A. 无菌手术切口
   - B. 被生锈的铁钉扎破的伤口
   - C. 战伤
   - D. 无菌操作下清创缝合的伤口
   - E. 手术切口合并细菌感染

4. 下列微量元素能促进创伤愈合的是 （　　）
   - A. 铝
   - B. 锌
   - C. 铜
   - D. 镁
   - E. 钠

5. 电离辐射对创伤愈合的影响正确的是 （　　）
   - A. 修复细胞
   - B. 促进组织再生
   - C. 损伤小血管
   - D. 促进形成瘢痕
   - E. 加重感染

6. 下列条件下可出现神经组织再生的是 （　　）
   - A. 损伤处血液循环良好
   - B. 神经元未受损伤
   - C. 两断端相距 4cm
   - D. 损伤处肉芽组织增生丰富

   - E. 损伤处形成瘢痕

7. 影响骨折愈合的因素中错误的是 （　　）
   - A. 有慢性疾病
   - B. 早期进行功能锻炼
   - C. 伴有感染
   - D. 异物残留
   - E. 年龄大

【B/型/题】

   - A. 一期愈合
   - B. 二期愈合
   - C. 再生
   - D. 生理性再生
   - E. 化生

1. 创面对合严密的伤口属于 （　　）
2. 伴有感染的伤口属于 （　　）
3. 清创后愈合的伤口属于 （　　）

【X/型/题】

1. 下列有关皮肤创伤愈合的过程描述，正确的是 （　　）
   - A. 损伤数小时内即出现炎症反应
   - B. 局部红肿
   - C. 毛细血管的生长方向大多与创面平行，并弯曲
   - D. 伤口收缩以缩小创面
   - E. 创伤 48 小时后，伤口边缘的基底细胞开始增生

2. 影响创伤愈合的全身因素包括 （　　）
   - A. 性别
   - B. 营养状态
   - C. 电离辐射
   - D. 血液循环
   - E. 年龄

3. 下列容易导致二期愈合的是 （　　）
   - A. 组织缺损少
   - B. 伴有感染
   - C. 缝合后创面整齐
   - D. 创缘哆开
   - E. 创缘不整

三、名词解释

1. 创伤愈合
2. 一期愈合
3. 二期愈合

四、填空题

影响创伤愈合的局部因素包括：_____、_____、_____ 和 _____。

五、简答题

1. 请比较一期愈合与二期愈合的不同。

2. 简述骨折愈合的过程。

【参考答案】

第一节 再生

一、选择题

【A 型题】

1. C

[解析] 神经细胞、骨骼肌细胞及心肌细胞属于永久性细胞。

2. D

[解析] 病理性再生指在细胞和组织损伤或缺损后，若损伤程度较轻并且受损细胞有较强的再生能力，则可由损伤周围的同种细胞增生、分化，恢复原有的组织结构与功能。

3. B

[解析] 呼吸道黏膜上皮细胞属于不稳定细胞，再生能力最强。

4. E

5. D

[解析] 永久性细胞不具有再生能力。一旦受损伤则永久性缺失，发生瘢痕修复。

【B 型题】

1. A   2. B

【X 型题】

1. ABD   2. BD

二、名词解释

1. 生理性再生指在生理过程中，由新生的同种细胞不断再生补充老化、消耗掉的细胞，以保持原有的结构和功能。

2. 永久性细胞指不具有再生能力的细胞，此类细胞出生后即脱离细胞周期，永久停止有丝分裂，如神经细胞、骨骼肌细胞及心肌细胞。

三、填空题

1. 修复

2. 不稳定；稳定；永久性

3. 接触抑制

四、简答题

以上皮组织的再生为例说明：①被覆上皮再生：鳞状上皮缺损时，由创缘或底部的基底层细胞分裂增生向缺损中心迁移，先形成单层上皮，再增生分化为鳞状上皮。黏膜组织，如肠黏膜的上皮缺损后，同样也由邻近的基底层细胞分裂增生来填补；②腺上皮再生：腺上皮虽再生能力较强，但再生过程依损伤的状态而异。若腺上皮缺损而腺体基底膜未被破坏，可由残存的细胞分裂补充而完全恢复原来的腺体结构；若腺体结构（包括基底膜）完全被破坏，则难以完全再生。

第二节 纤维性修复

【A 型题】

一、选择题

1. C

[解析] 组织损伤后，由结缔组织取代，即由受损的不同类型细胞修复，不能恢复原有组织的结构和功能，属于不完全性修复。

2. E

[解析] 肉芽组织由新生薄壁的毛细血管以及增生的成纤维细胞构成，并伴有炎症细胞浸润。肉芽组织发生成熟转变形成瘢痕组织，毛细血管逐渐退化，胶原纤维增加。

3. D

[解析] 瘢痕组织是由肉芽组织成熟转变而来的，在此过程中，毛细血管逐渐退化，胶原纤维增加。

4. C

[解析] 虎斑心的病变是心肌脂肪变性，通常没有肉芽组织增生。

5. A

[解析] 肉芽组织在成熟过程中，间质水肿消退、炎症细胞逐渐减少、消失，毛细血管闭塞、数量减少，成纤维细胞产生越来越多的胶原纤维，并转变为纤维细胞。

6. C　7. D

【B 型题】

1. B　2. E　3. A

【X 型题】

1. ABCD　2. BCDE

二、名词解释

1. 由新生薄壁的毛细血管以及增生的成纤维细胞构成，并伴有炎症细胞浸润，肉眼表现为鲜红色、颗粒状、柔软湿润，形似鲜嫩的肉芽。

2. 是指肉芽组织成熟转变而形成的纤维结缔组织。肉眼见为颜色苍白、质硬韧。镜下见毛细血管逐渐退化，纤维组织增加，胶原纤维束呈平行或交错排列。

三、填空题

1. 肌成纤维

2. 瘢痕

四、简答题

1. ①抗感染保护创面；②填补创口及其他组织缺损；③机化或包裹坏死、血栓、炎性渗出物及其他异物等。

2. 对机体有利的影响：①填补并连接创口或其他缺损，使组织器官保持完整性；②瘢痕组织含大量胶原纤维，可使组织器官保持其坚固性。对机体不利的影响：①瘢痕收缩；②瘢痕性粘连；③瘢痕组织增生过度，又称肥大性瘢痕。

第三节　创伤愈合

一、选择题

【A 型题】

1. E

[解析] 大量胶原纤维增生，可使填补组织损伤及连接很牢固，保持组织器官的坚固性。

2. D

[解析] 维生素中以维生素 C 对愈合最重要，这是由于维生素 C 缺乏时前胶原分子难以形成，从而影响了胶原纤维的形成。

3. A

[解析] 一期愈合指组织缺损少、无感染、创缘整齐、经粘合或缝合后创面对合严密的伤口。

4. B

[解析] 在微量元素中锌对创伤愈合有重要作用，能促进愈合的形成。

5. C

[解析] 电离辐射能抑制组织再生、破坏细胞、损伤小血管，因此影响创伤的愈合。

6. B

[解析] 神经组织再生的三个条件：相应的神经元仍然存活、两断端相距近（＜25mm）、断裂处没有瘢痕或其他组织阻隔。

7. B

[解析] 影响骨折愈合的因素除了影响创伤愈合的全身及局部因素以外，还需注意骨折断端的及时、正确的复位；骨折断端及时、牢靠的固定以及早日进行全身和局部功能锻炼。

【B 型题】

1. A　2. B　3. B

【X 型题】

1. ABD　2. BE　3. BDE

三、名词解释

1. 指机体遭受外力作用，引起皮肤等组织出现离断或缺损后的修复过程。

2. 指组织缺损少、无感染、创缘整齐、经粘合或缝合后创面对合严密的伤口。伤口愈合所需的时间短，形成的瘢痕少，几乎不影响功能。

3. 指组织缺损较大、创缘不整、哆开、无法整齐对合，或伴有感染的伤口。这种伤口的愈合时间较长，形成的瘢痕较大。

四、填空题

感染与异物；局部血液循环；神经支配；电离辐射

五、简答题

1. 一期愈合指组织缺损少、无感染、创缘整齐、经粘合或缝合后创面对合严密的伤口。伤口愈合所需的时间短，形成的瘢痕少，几乎不影响功能。二期愈合指组织缺损较大、创缘不整、哆开、无法整齐对合，或伴有感染的伤口。这种伤口由于坏死组织多，或由于感染，继续引起局部组织变性、坏死，炎症反应明显。只有等到感染被控制，坏死组织被清除以后，再生才能开始。且伤口大，伤口收缩明显，从伤口底部及边缘长出多量的肉芽组织将伤口填平。二期愈合所需时间较长，形成的瘢痕较大。

2. 骨折愈合过程可分为如下几个阶段：①血肿形成；②纤维性骨痂形成；③骨性骨痂形成；④骨痂改建或再塑。

（石慧娟）

第三章 局部血液循环障碍

第一节 充血和淤血

一、选择题

【A/型/题】

1. 以下不是生理性充血的是 （ ）

    A. 进食后胃肠道充血

    B. 运动后骨骼肌充血

    C. 炎症时局部组织血管充血

    D. 妊娠时子宫充血

    E. 情绪激动时面部血管充血

2. 以下不是肺淤血的病理改变的是 （ ）

    A. 肺体积增大

    B. 肺泡壁毛细血管扩张充血

    C. 肺泡腔内可见水肿液及出血

    D. 肺泡腔内可见大量吞噬含铁血黄素的巨噬细胞

    E. 肺泡腔内可见大量中性粒细胞

3. 以下不是慢性肝淤血的病理改变的是 （ ）

    A. 肝小叶中央区严重淤血

    B. 肝小叶周边部肝细胞脂肪变性

    C. 肝窦内可见吞噬含铁血黄素的巨噬细胞

    D. 肝窦内可见大量造血细胞

    E. 多见于右心衰竭

4. 槟榔肝是指 （ ）

    A. 肝淤血　　　　 B. 肝脂肪变性

    C. 肝硬化　　　　 D. 肝水样变性

    E. 肝淤血脂肪变

二、名词解释

1. 心衰细胞

2. 槟榔肝

3. 肺褐色硬化

三、简答题

1. 简述慢性肺淤血的病变特点。

2. 简述慢性肝淤血脂肪变的病变特点。

第二节 出血

一、选择题

【A/型/题】

以下哪一项不属于出血 （ ）

    A. 主动脉室壁瘤破裂

    B. 结核性空洞出血

    C. 肝硬化时食管下端静脉破裂

    D. 炎症时局部组织变红

    E. 软组织挫伤后变红

二、名词解释

1. 漏出性出血

2. 血肿

3. 瘀点

三、简答题

简述漏出性出血与破裂性出血的差异。

第三节　血栓形成

一、选择题

【A/型/题】

1. 下列关于血栓的叙述中错误的是　　　（　　）
   - A. 静脉血栓多于动脉血栓
   - B. 下肢血栓多于上肢血栓
   - C. 动脉内血栓多为混合血栓
   - D. 静脉内血栓多为红色血栓
   - E. 毛细血管内血栓多为透明血栓

2. 关于白色血栓，下列说法不正确的是　　（　　）
   - A. 多见于心瓣膜的赘生物
   - B. 构成静脉血栓的头部
   - C. 与发生部位粘着不紧密而易脱落
   - D. 由血小板和少量纤维蛋白构成
   - E. 又称血小板血栓

3. 最常见的栓子是　　　　　　　　　（　　）
   - A. 血栓　　　　　　　B. 脂肪栓子
   - C. 气体栓子　　　　　D. 羊水栓子
   - E. 癌细胞栓子

4. 混合血栓可见于以下部位，除外　　　（　　）
   - A. 下肢深静脉　　　　B. 左心室
   - C. 动脉瘤　　　　　　D. 脑动脉分支
   - E. 二尖瓣

5. 关于透明血栓，以下描述正确的是　　（　　）
   - A. 由血小板小梁组成
   - B. 由红细胞组成
   - C. 由纤维素组成
   - D. 见于下肢深静脉内
   - E. 见于动脉瘤内

【X/型/题】

关于混合血栓，下列描述正确的是　　　（　　）
   - A. 白色血栓构成静脉血栓的头部
   - B. 白色血栓构成静脉血栓的尾部
   - C. 白色血栓主要由血小板和纤维素组成
   - D. 白色血栓可见于风湿性心内膜炎的心瓣膜
   - E. 白色血栓见于微循环内

二、名词解释

1. 血栓形成
2. 白色血栓
3. 混合血栓
4. 红色血栓
5. 透明血栓
6. 附壁血栓
7. 血栓机化
8. 静脉石
9. 再通

三、简答题

1. 血栓形成的必要条件和机制。
2. 血栓的类型和基本形态学特点。
3. 简述血栓的结局。
4. 简述血栓对机体的影响。
5. 试述红色血栓与死后血凝块的异同点。

第四节　栓塞

一、选择题

【A/型/题】

1. 减压病一般是指　　　　　　　　　（　　）
   - A. 氮气栓塞　　　　　B. 氧气栓塞
   - C. 二氧化碳栓塞　　　D. 脂肪栓塞
   - E. 羊水栓塞

2. 某心衰急性感染性心内膜炎，其二尖瓣膜上出现一个黄豆大的赘生物，此赘生物脱落后将不会引起的栓塞是　　　　　　　　　　　（　　）
   - A. 脑动脉栓塞　　　　B. 脾动脉栓塞
   - C. 肺动脉栓塞　　　　D. 肾动脉栓塞
   - E. 肠系膜动脉栓塞

3. 以下不是羊水栓塞的特征的是　　　（　　）
   - A. 子宫内压力过高
   - B. 子宫内静脉壁破裂
   - C. 肺动脉分支内发现胎毛胎粪
   - D. 引起 DIC
   - E. 羊水成分机械性阻塞肺动脉分支致死

4. 以下最为常见和重要的栓塞是　　　（　　）
   - A. 血栓栓塞　　　　　B. 气体栓塞

C. 羊水栓塞   D. 脂肪栓塞

E. 肿瘤细胞栓塞

5. 直径 <20μm 的脂肪栓子引起体循环器官栓塞时，最常见的栓塞部位为 （ ）

A. 下肢   B. 脑

C. 肾   D. 脾

E. 肠

6. 脑动脉发生栓塞，其栓子最可能来自 （ ）

A. 下肢深静脉血栓

B. 下肢浅静脉血栓

C. 盆腔静脉血栓

D. 左心室附壁血栓

E. 门静脉血栓

7. 关于血栓栓塞，描述不正确的是 （ ）

A. 大的栓子可引起患者猝死

B. 肺动脉小分支阻塞可不出现临床症状

C. 肺动脉栓塞栓子多来自于下肢深静脉

D. 主动脉栓塞栓子多来自于右心

E. 体循环栓子可阻塞下肢动脉

【X/型/题】

脑动脉发生栓塞，其栓子来源基本可排除来自 （ ）

A. 下肢深静脉血栓

B. 下肢浅静脉血栓

C. 左心房附壁血栓

D. 腹主动脉瘤附壁血栓

E. 门静脉血栓

二、名词解释

1. 交叉性栓塞

2. 逆行性栓塞

3. 脂肪栓塞

4. 减压病

5. DIC

三、填空题

某胃癌患者入院行胃部肿瘤切除术，手术成功。术后第 5 天，患者起床活动后突发呼吸困难、发绀、胸痛，抢救无效死亡。死后尸体解剖发现肺动脉主干内有一条卷曲的固体物栓塞其中。问题：

1. 该病例的正确诊断是 _____。

2. 该患者肺动脉主干内卷曲的固体物是 _____。

3. 该固体物最可能从 _____ 来。

4. 导致该固体物形成原因包括 _____。

四、简答题

1. 何谓栓塞？常见的栓塞类型有哪些？

2. 试述静脉性和动脉性栓子可能的运行途径。

第五节 梗死

一、选择题

【A/型/题】

1. 下列关于梗死的叙述中，错误的是 （ ）

A. 有双重血液循环的器官不易发生梗死

B. 全身血液循环状态对梗死的形成无明显影响

C. 动脉痉挛可促进梗死的发生

D. 有效的侧支循环的建立可防止梗死的发生

E. 梗死多由动脉阻塞引起

2. 下列梗死中，属于液化性坏死的是 （ ）

A. 肺梗死   B. 肾梗死

C. 心肌梗死   D. 脑梗死

E. 脾梗死

3. 以下不是梗死形成的原因和条件的是 （ ）

A. 血管内血栓形成阻塞管腔

B. 血管受压闭塞

C. 动脉痉挛

D. 药物的毒性作用

E. 无有效地侧支循环

4. 发生肺出血性梗死的必要条件不包括 （ ）

A. 肺内有双重血液循环

B. 肺小动脉栓塞

C. 严重肺淤血

D. 左心衰竭

E. 体循环淤血

【X/型/题】

1. 下列梗死中，不属于贫血性梗死的是 （ ）

A. 肺梗死   B. 肾梗死

C. 肠梗死　　　　　D. 脑梗死

E. 脾梗死

2. 下列坏死类型属于凝固性坏死的是　　　（　）

A. 肾梗死　　　　　B. 脑梗死

C. 脾梗死　　　　　D. 肺梗死

E. 心肌梗死

3. 梗死灶的形态学特征取决于　　　　　（　）

A. 该器官的组织致密程度

B. 该器官的血管分布方式

C. 该器官的侧支循环状态

D. 该器官是否有淤血

E. 该器官的蛋白含量

二、名词解释

1. 贫血性梗死

2. 出血性梗死

三、简答题

1. 简述贫血性梗死的病变特点和形态学特征。

2. 简述出血性梗死形成的必要条件和形态学特征。

3. 简述贫血性梗死和出血性梗死的差异。

四、病例分析题

某患者，女，58 岁，有风湿性心脏病病史，左心功能不全，不慎摔倒骨折，卧床休息近三月，复查 X

线片，骨折部位几乎愈合，遂下地活动锻炼，然近日呼气急促加重，伴有胸痛、咯血症状。肺部 X 线示肺下叶近肺膜处出现楔形阴影。试问该患者最可能的病症是什么，其发生原因和机制如何？

第六节　水肿

一、选择题

【A 型题】

水肿形成的原因不包括　　　　　　　　（　）

A. 静脉流体静压的增高

B. 血浆胶体渗透压的升高

C. 淋巴回流障碍

D. 毛细血管壁通透性增加

E. 水钠潴留

二、填空题

1. 患者左心心力衰竭可出现＿＿＿＿＿水肿，主要表现为＿＿＿＿＿，切面可见＿＿＿＿＿。

2. 患者右心心力衰竭可出现 ＿＿＿＿＿ 水肿，＿＿＿＿＿水肿，＿＿＿＿＿水肿。

【参考答案】

第一节　充血和淤血

一、选择题

【A 型题】

1. C

[解析] 炎症性充血属于病理性充血。

2. E

[解析] 肺淤血时不会出现大量中性粒细胞的渗出，细菌感染时才会出现。

3. D

[解析] 出现造血细胞提示髓外造血，不见于慢性肝淤血脂肪变。

4. E

二、名词解释

1. 心衰细胞：见于慢性肺淤血，肺泡腔内可见大量吞噬含铁血黄素的巨噬细胞，因左心衰竭所致，所以称之为心衰细胞。

2. 槟榔肝：见于慢性肝淤血脂肪变，肝小叶中央区因严重淤血呈暗红色，肝小叶周边部肝细胞因脂肪变性呈黄色，致使肝切面出现红（淤血区）黄（脂肪变区）相间，状似槟榔切面的条纹，称为槟榔肝。

3. 肺褐色硬化：慢性肺淤血晚期肺质地变硬，肉眼呈棕褐色，称为肺褐色硬化。

三、简答题

1. 肺淤血时肺体积增大，暗红色，切面流出粉红色泡沫状液体。镜下肺泡壁毛细血管扩张充血，慢性肺淤血时肺泡壁变厚和纤维化，可伴肺泡间隔水肿，肺泡腔除有水肿液及出血外，还可见大量含有含铁血黄素颗粒的心衰细胞。临床上肺淤血患者出现明显气促、缺氧、发绀，咳出大量浆液性粉红色泡沫痰等症状。

2. 慢性肝淤血脂肪变，肝小叶中央区因严重淤血呈暗红色，两个或多个肝小叶中央淤血区可相连，而肝小叶周边部肝细胞则因脂肪变性呈黄色，致使在肝的切面上出现红（淤血区）黄（肝脂肪变区）相间的状似槟榔切面的条纹，称为槟榔肝。镜下小叶中央静脉及其周围肝窦扩张，充满红细胞，严重时可有小叶中央肝细胞坏死。小叶外围汇管区附近的肝细胞由于靠近肝小动脉，缺氧程度较轻，可仅出现肝脂肪变性。

第二节　出血

一、选择题

【A 型题】

D

[解析] 炎症时组织变红时因为血管扩张充血所致，血细胞并未逸出血管外。

二、名词解释

1. 由于微循环的毛细血管和毛细血管后静脉的通透性增高，血液通过扩大的内皮细胞间隙和受损的基底膜漏出血管外，称为漏出性出血。
2. 在组织内局限性的大量出血，称为血肿。
3. 微小的出血进入皮肤、黏膜、浆膜面形成较小的出血点称为瘀点。

三、简答题

破裂性出血由心脏或血管壁破裂所致，一般出血量较多，常由机械性损伤所致；漏出性出血由于微循环的毛细血管和毛细血管后静脉的通透性增高，血液通过扩大的内皮细胞间隙和受损的基底膜漏出血管外所致，常见原因为血管壁损害、血小板减少或功能障碍、凝血因子缺乏。

第三节　血栓形成

一、选择题

【A 型题】

1. D

[解析] 静脉内血栓多为混合血栓，红色血栓组成混合血栓的尾部。

2. C

[解析] 白色血栓由血小板和纤维素组成，与内皮下胶原纤维粘连紧密，不易脱落。

3. A

[解析] 血栓是最常见的栓子。

4. E

[解析] 心瓣膜旁血流速度较快，因此心瓣膜上可形成粘连紧密的白色血栓，但不会形成混合血栓。

5. C

[解析] 透明血栓见于微循环内，由纤维素组成。

【X 型题】

ACD

[解析] 白色血栓构成混合血栓的头部，混合血栓构成混合血栓的体部，红色血栓组成混合血栓的尾部；白色血栓由血小板和纤维素组成，肉眼可见，不见于微循环内。

二、名词解释

1. 在活体的心脏和血管内，血液发生凝固或血液中某些有形成分凝集形成固体质块的过程，称为血栓形成。
2. 白色血栓：构成静脉血栓的头部或动脉血栓，呈串珠样、灰白色、粟粒状，主要由血小板小梁和纤维素组成。
3. 混合血栓：构成静脉血栓的体部或心腔或动脉腔内的附壁血栓，灰黄色和暗红色相间呈层状，由血小板小梁、纤维素和大量红细胞组成。
4. 红色血栓：构成静脉血栓的尾部，由血凝块组成。
5. 透明血栓见于 DIC，出现在肾小球等微循环内的血栓，由纤维素组成。
6. 附壁血栓见于心肌梗死的心腔内，或发生粥样硬化的动脉瘤内，呈贴壁性生长，实质为混合血栓。

7. 由肉芽组织逐渐取代血栓的过程，称为血栓机化。

8. 发生于静脉内的血栓未能软化又未完全机化，可发生钙盐沉着，称为静脉石。

9. 在血栓机化过程中，由于水分被吸收，血栓干燥收缩或部分溶解而出现裂隙，周围新生的血管内皮细胞长入并被覆于裂隙表面形成新的血管，并相互吻合沟通，使被阻塞的血管部分地重建血流，此过程称为再通。

三、简答题

1. 血栓形成的必要条件：（1）心血管内皮细胞的损伤，心血管内膜的内皮细胞具有抗凝和促凝的两种特性，在生理情况下，以抗凝作用为主，从而使心血管内血液保持流体状态。内皮细胞具有抗凝作用和促凝作用，内皮细胞损伤后，暴露出内皮下的胶原，激活血小板和凝血因子Ⅻ，启动了内源性凝血过程。与此同时，损伤的内皮细胞释放组织因子，激活凝血因子Ⅶ，启动外源性凝血过程。在凝血过程启动中，血小板的活化极为重要，主要表现为三种连续的反应：① 黏附反应；②释放反应；③黏集反应。（2）血流状态的改变，血流缓慢是静脉血栓形成的主要原因；血液涡流是动脉和心脏血栓形成的主要原因，静脉比动脉发生血栓的机会多4倍。（3）血液凝固性增加，血液凝固性增加是指血液中血小板和凝血因子增多，或纤维蛋白溶解系统活性降低，导致血液的高凝状态。

2. 血栓的类型和基本形态学特点：白色血栓——构成静脉血栓的头部或动脉血栓，呈串珠样、灰白色、粟粒状，主要由血小板小梁和纤维素组成；混合血栓——构成静脉血栓的体部或心腔或动脉腔内的附壁血栓，灰黄色和暗红色相间呈层状，由血小板小梁、纤维素和大量红细胞组成；红色血栓——构成静脉血栓的尾部，由血凝块组成；透明血栓——见于 DIC，出现在肾小球等微循环内的血栓，由纤维素组成。

3. 血栓的结局有软化、溶解、吸收；机化、再通；钙化。

4. 血栓对机体的影响包括：阻塞血管，栓塞，心瓣膜变形，广泛性出血。

5. 红色血栓与死后血凝块的异同点：红色血栓与血凝块都是由红细胞组成，久之干燥易碎、易于脱落；但红色血栓构成混合血栓的尾部，见于活体内血液系统流动状态下，而血凝块见于血液凝固状态。

第四节　栓塞

一、选择题

【A 型题】

1. A

[解析] 减压病又称为潜水员病，由于外界压力迅速减低，而使得原先溶于血液的气体游离而在血管内聚集，血液中的氧和二氧化碳可以再溶解，而氮气较难溶解，故形成气体栓塞的气体多为氮气。

2. C

[解析] 二尖瓣上的赘生物脱落后会沿着主动脉系统循环至远处，因此不会进入肺动脉系统而形成肺动脉栓塞。

3. E

[解析] 异物造成的机械性阻塞肺动脉分支致死可见于多种类型的栓塞，不仅仅见于羊水栓塞。

4. A

[解析] 血栓栓塞最为常见和重要。

5. B

[解析] 脂肪滴在外周静脉内聚集形成脂肪栓子，可随血流运行至肺动脉系统内，若直径 $<20\mu m$ 则可通过肺内微循环而进入肺静脉系统，继而进入左心，沿主动脉系统进入体循环，在脑内微小动脉内嵌顿而引起脑动脉栓塞。

6. D

[解析] 最常见的脑动脉栓塞为血栓栓塞，该栓子多为心腔内的附壁血栓或主动脉所发生的动脉瘤内的附壁血栓，附壁血栓脱落沿主动脉系统运行至脑内小动脉而引起脑动脉栓塞。

7. D

[解析] 根据血液循环途径，引起主动脉栓塞的多来自于左心。

【X 型题】

ABDE

[解析] 下肢静脉血栓多为混合血栓，往往引起肺栓塞，而不会引起脑动脉栓塞；腹主动脉瘤附壁血栓脱落可沿血循环通路阻塞肠系膜动脉、肾动脉等动脉系统，而不会导致脑栓塞；门静脉血栓只会引起肝内栓塞灶形成。

二、名词解释

1. 交叉性栓塞又称反常性栓塞，偶见来自右心或腔静脉系统的栓子，在右心压力升高的情况下通过先天性房（室）间隔缺损到达左心，再进入体循环系统引起栓塞。罕见有静脉脱落的小血栓经肺动脉未闭的动脉导管进入体循环而引起栓塞。

2. 逆行性栓塞：下腔静脉内血栓在胸、腹压突然升高（如咳嗽或深呼吸）时，使血栓一时性逆流至肝、肾、髂静脉分支并引起栓塞。

3. 循环血流中出现脂肪滴阻塞小血管，称为脂肪栓塞。

4. 减压病又称沉箱病和潜水员病，是气体栓塞的一种。人体从高气压环境迅速进入常压或低气压环境，原来溶于血液、组织液和脂肪组织的气体包括氧气、二氧化碳和氮气迅速游离形成气泡。氧和二氧化碳可再溶于体液内被吸收，但氮气在体液内溶解迟缓，致在血液和组织内形成很多微气泡或融合成大气泡，引起气体栓塞，又称为氮气栓塞。

5. DIC：弥散性血管内凝血，是一种临床综合征，表现为微循环内广泛性纤维素性血栓形成，消耗大量的凝血因子，患者有出血倾向。

三、填空题

1. 肺动脉栓塞

2. 混合血栓

3. 下肢深静脉

4. 患者卧床血流缓慢，肿瘤所致血液凝固性增加

四、简答题

1. 在循环血液中出现的不溶于血液的异常物质，随血流运行阻塞血管腔的现象称为栓塞。阻塞血管的异常物质称为栓子。常见类型有：①血栓栓塞，又分为肺动脉栓塞和体循环动脉栓塞；②脂肪栓塞；③气体栓塞；④羊水栓塞；⑤肿瘤细胞栓塞。

2. 静脉系统及右心栓子来自体静脉系统及右心的栓子，随血流进入肺动脉主干及其分支，引起肺栓塞。某些体积小而又富于弹性的栓子（如脂肪栓子）可通过肺泡壁毛细血管回流入左心，再进入体动脉系统，阻塞动脉小分支。主动脉系统及左心栓子来自主动脉系统及左心栓子，随动脉血流运行，阻塞于各器官的小动脉内，常见于脑、脾、肾及四肢的指、趾部等。

第五节　梗死

一、选择题

【A 型题】

1. B

[解析] 全身血液循环状态可影响局部血液循环状态，影响梗死灶的形成。

2. D

[解析] 脑组织内水分和磷脂多，而蛋白成分少，多形成液化性坏死。

3. D

[解析] 梗死的形成原因是血管管腔阻塞，血管内血栓形成，血管受压闭塞、动脉痉挛、无有效的侧支循环都可引起梗死，而药物的毒性作用不是梗死形成的原因。

4. E

[解析] 肺出血性梗死的必要条件是严重肺淤血、双重血液循环、肺小动脉栓塞；体循环淤血不是肺出血性梗死的必要条件。

【X 型题】

1. AC

[解析] 肺和肠常发生出血性梗死。

2. ACDE

[解析] 脑组织常发生的梗死为贫血性梗死，而坏死的类型常为液化性坏死。

3. ABCDE

[解析] 器官的组织致密程度、血管分布方式、侧支循环状态决定坏死灶的形状，该器官是否有淤血决定坏死灶的颜色，器官的蛋白含量决定坏死灶的质地，这些都是梗死灶的形态学特征。

二、名词解释

1. 贫血性梗死：发生于组织结构较致密侧支循环不充分的实质器官，如脾、肾、心和脑组织。病灶多为凝固性坏死灶，病灶周围可见充血出血带围绕。
2. 出血性梗死：发生梗死前出现严重淤血，组织疏松或具有双重血液供应，常见类型有肺出血性梗死和肠出血性梗死。

三、简答题

1. 贫血性梗死发生于组织结构较致密侧支循环不充分的实质器官，如脾、肾、心和脑组织。病灶多为凝固性坏死灶，当动脉分支阻塞时，局部组织缺血缺氧，使其所属微血管通透性增高，病灶边缘侧支血管内的血液通过通透性增高的血管漏出至病灶周围，在肉眼或在显微镜下呈现为梗死灶，周围交界处的呈灰红色充血出血带。
2. 出血性梗死：发生梗死前出现严重淤血，组织疏松或具有双重血液供应，如肺和肠等器官。常见类型 ① 肺出血性梗死，常位于肺下叶，尤好发于肋膈缘，常多发，病灶大小不等，呈锥形（楔形），尖端朝向肺门，底部紧靠肺膜，肺膜表面有纤维素性渗出物。梗死灶质实，因弥漫性出血呈暗红色，略向表面隆起，时间久后由于红细胞崩解颜色变浅，肉芽组织长入逐渐机化，梗死灶变成灰白色。由于瘢痕组织收缩使病灶表面局部下陷；② 肠出血性梗死，多见于肠系膜动脉栓塞和静脉血栓形成，或在肠套叠、肠扭转、嵌顿疝、肿瘤压迫等情况下引起出血性梗死。肠梗死灶呈

节段性，暗红色，肠壁因淤血、水肿和出血呈明显增厚，随之肠壁坏死，质脆易破裂，肠浆膜面可有纤维素性脓性渗出物被覆。

3. 贫血性梗死和出血性梗死发生器官不同，发生坏死是器官内的充血状态不同，因此病灶的形状、颜色和质地均不同。

四、病例分析题

可能病症：肺出血性梗死。发生的原因：患者有风心病病史，左心功能不全，存在肺淤血。发生机制：骨折后卧床，形成下肢深静脉的血栓或脂肪栓子，栓子脱落后运行到肺小动脉引起肺栓塞；在合并肺淤血的基础上出现肺栓塞，引起肺的出血性梗死。

第六节　水肿

一、选择题

【A 型题】

B

[解析] 血浆胶体渗透压减低可引起组织水肿。

二、填空题

1. 肺；水肿液积聚于肺泡腔内；有淡红色泡沫状液体流出
2. 下肢；背部；皮下

（彭挺生）

第四章 炎 症

【同步习题】

第一节 炎症的概述

一、选择题

【A/型/题】

1. 急性炎症病灶浸润的炎症细胞主要是 （ ）
   A. 嗜酸性粒细胞　　　　B. 嗜碱性粒细胞
   C. 中性粒细胞　　　　　D. 淋巴细胞
   E. 浆细胞

2. 下列不是慢性炎症特点的是 （ ）
   A. 病变以增生性病变为主
   B. 淋巴细胞浸润
   C. 浆细胞浸润
   D. 单核细胞浸润
   E. 起病急

3. 以下关于炎症的说法错误的是 （ ）
   A. 只有活体组织才有炎症反应
   B. 没有血管系统就没有炎症反应
   C. 各种引起损伤的因子都是致炎因子
   D. 炎症反应对机体具有防御作用
   E. 炎症反应对机体都是有利的

【B/型/题】

   A. 嗜酸性粒细胞　　　　B. 嗜碱性粒细胞
   C. 中性粒细胞　　　　　D. 淋巴细胞
   E. 浆细胞

1. 过敏性疾病病灶局部浸润的炎症细胞主要是
   （ ）

2. 病毒感染，外周血细胞数量增加的是 （ ）

3. 化脓菌感染，外周血细胞数量增加的是 （ ）

4. 寄生虫感染，病灶局部浸润的炎症细胞主要是
   （ ）

【X/型/题】

1. 引起炎症的生物性因子有 （ ）
   A. 病毒　　　　　　　　B. 细菌
   C. 异物　　　　　　　　D. 真菌
   E. 寄生虫

2. 引起炎症的原因有 （ ）
   A. 高温　　　　　　　　B. 强酸
   C. 病毒　　　　　　　　D. 异物
   E. 变态反应或异常免疫反应

3. 慢性炎症的特点不包括 （ ）
   A. 嗜酸性粒细胞浸润　　B. 嗜碱性粒细胞浸润
   C. 中性粒细胞浸润　　　D. 淋巴细胞浸润
   E. 浆细胞浸润

4. 根据炎症的基本病变性质进行分类可分为（ ）
   A. 变质性炎　　　　　　B. 渗出性炎
   C. 增生性炎　　　　　　D. 出血性炎
   E. 化脓性炎

二、名词解释

1. 变质
2. 渗出
3. 急性炎症
4. 慢性炎症

三、填空题

1. 炎症的局部表现包括 _____ 、 _____ 、

_____、_____、_____。

2. 炎症的全身反应包括 _____、_____。

四、简答题

1. 炎症渗出液与漏出液的区别。

2. 渗出有哪些对机体有利和不利的方面。

第二节　急性炎症

一、选择题

【A/型/题】

1. 黏膜发生的纤维素性炎称为　　　　　　（　　）
   A. 蜂窝织炎　　　　　　B. "绒毛心"
   C. 积脓　　　　　　　　D. 假膜性炎
   E. 脓肿

2. 以中性粒细胞浸润为主的炎症称为　　　（　　）
   A. 浆液性炎　　　　　　B. 纤维素性炎
   C. 化脓性炎　　　　　　D. 出血性炎
   E. 增生性炎

3. 过敏毒素是指下列哪种物质　　　　　　（　　）
   A. 肿瘤坏死因子　　　　B. 缓激肽
   C. 前列腺素　　　　　　D. C3a、C5a
   E. 白细胞三烯

4. 蜂窝织炎最常见的致病菌是　　　　　　（　　）
   A. 金黄色葡萄球菌　　　B. 淋球菌
   C. 结核杆菌　　　　　　D. 溶血性链球菌
   E. 伤寒杆菌

5. 脓肿最常见的致病菌是　　　　　　　　（　　）
   A. 金黄色葡萄球菌　　　B. 淋球菌
   C. 结核杆菌　　　　　　D. 溶血性链球菌
   E. 伤寒杆菌

6. 下列哪种物质可引起发热　　　　　　　（　　）
   A. C5a　　　　　　　　　B. 缓激肽
   C. 前列腺素　　　　　　D. C3a
   E. 白细胞三烯

7. 炎性水肿属于　　　　　　　　　　　　（　　）
   A. 表面化脓
   B. 脓肿
   C. 浆液性炎
   D. 纤维素性炎（假膜性炎）

E. 出血性炎

8. 下列物质可引起疼痛的是　　　　　　　（　　）
   A. C5a　　　　　　　　　B. 缓激肽
   C. TNF　　　　　　　　　D. C3a
   E. 白细胞三烯

9. "绒毛心"的病变属于　　　　　　　　　（　　）
   A. 浆液性炎　　　　　　B. 蜂窝织炎
   C. 脓肿　　　　　　　　D. 纤维素性炎
   E. 出血性炎

10. 调理素是指下列哪种物质　　　　　　　（　　）
    A. C3a　　　　　　　　　B. C5a
    C. TNF　　　　　　　　　D. IL－1
    E. C3b

11. 水疱属于　　　　　　　　　　　　　　（　　）
    A. 纤维素性炎　　　　　B. 蜂窝织炎
    C. 脓肿　　　　　　　　D. 浆液性炎
    E. 出血性炎

12. 白喉属于　　　　　　　　　　　　　　（　　）
    A. 浆液性炎　　　　　　B. 蜂窝织炎
    C. 纤维素性炎　　　　　D. 脓肿
    E. 出血性炎

【B/型/题】

   A. 病毒血症　　　　　　B. 脓毒血症
   C. 败血症　　　　　　　D. 毒血症
   E. 菌血症

1. 细菌由局部病灶入血，全身无中毒症状，但从血液中可查到细菌，称为　　　　　　　　　（　　）

2. 细菌的毒性产物或毒素被吸收入血称为　　（　　）

3. 细菌由局部病灶入血后，大量繁殖并产生毒素，引起全身中毒症状和病理变化，称为　　　（　　）

4. 化脓菌所引起的败血症称为　　　　　　　（　　）

   A. 炎性积液　　　　　　B. 炎性水肿
   C. 积脓　　　　　　　　D. 浆液性卡他
   E. 脓肿

5. 当化脓性炎发生于浆膜、胆囊和输卵管时，脓液在浆膜腔、胆囊和输卵管腔内积存，称为（　　）

6. 浆液性渗出物积聚浆膜腔称　　　　　　　（　　）

7. 黏膜的浆液性炎又称　　　　　　　　　　（　　）

8. 局限性化脓性炎症,伴局部组织发生溶解坏死称为 （　）

1. 下列属于纤维素性炎的是 （　）

　　A. "绒毛心" 　　　　　B. 白喉

　　C. 大叶性肺炎 　　　　D. 蜂窝织炎性阑尾炎

　　E. 结肠细菌性痢疾

2. 引起发热的炎症介质是 （　）

　　A. 组胺 　　　　　　　B. 缓激肽

　　C. 前列腺素 　　　　　D. 补体 C3a

　　E. IL - 1

3. 具有血管扩张作用的炎症介质有 （　）

　　A. 组胺 　　　　　　　B. IL - 1

　　C. 缓激肽 　　　　　　D. PG

　　E. 5 - HT

4. 具有趋化作用的炎症介质有 （　）

　　A. LTB4 　　　　　　　B. 缓激肽

　　C. C5a 　　　　　　　D. C3a

　　E. PG

二、名词解释

1. 假膜性炎
2. "绒毛心"
3. 蜂窝织炎
4. 脓肿
5. 趋化作用

三、简答题

炎症血管通透性增加的机制有哪些?

第三节　慢性炎症

一、选择题

1. 肉芽肿性炎是以下列哪种细胞增生形成境界清楚的结节状病灶为特征的慢性炎症 （　）

　　A. 嗜酸性粒细胞 　　　B. 中性粒细胞

　　C. 巨噬细胞 　　　　　D. 淋巴细胞

　　E. 浆细胞

2. 下列不是一般慢性炎症的特点的是 （　）

　　A. 增生明显 　　　　　B. 可形成炎性息肉

　　C. 巨噬细胞增生 　　　D. 淋巴细胞浸润

　　E. 浆细胞浸润

3. 下列不属于肉芽肿性炎症的是 （　）

　　A. 结核 　　　　　　　B. 麻风

　　C. 硅肺 　　　　　　　D. 宫颈息肉

　　E. 结节病

4. 下面不属于感染性肉芽肿的是 （　）

　　A. 结核 　　　　　　　B. 麻风

　　C. 硅肺 　　　　　　　D. 梅毒

　　E. 隐球菌病

　　A. Langhans 巨细胞

　　B. 异物巨细胞

　　C. 嗜酸性粒细胞

　　D. 嗜碱性粒细胞

　　E. 肥大细胞

1. 硅肺可见 （　）

2. 结核结节可见 （　）

3. 缝线肉芽肿可见 （　）

4. 隐球菌病可见 （　）

1. 下列疾病属于肉芽肿性炎的是 （　）

　　A. 结核 　　　　　　　B. 白喉

　　C. 硅肺 　　　　　　　D. 宫颈息肉

　　E. 结节病

2. 下列疾病属于感染性肉芽肿的是 （　）

　　A. 血吸虫病 　　　　　B. 组织胞浆菌病

　　C. 结节病 　　　　　　D. 梅毒

　　E. 硅肺

3. 关于炎性假瘤,错误的是 （　）

　　A. 组织的炎性增生而形成的增界清楚的瘤样肿块

　　B. 黏膜上皮和腺体及间质成分/肉芽组织增生而形成的突出黏膜表面的肿块

　　C. 常见于子宫颈,胃肠道,鼻腔

　　D. 常见于肺和眼眶

　　E. 属于肉芽肿性炎

4. 下列属于慢性炎症的是 （　）

A. 梅毒   B. 硅肺

C. 类风湿关节炎   D. 石棉肺

E. 系统性红斑狼疮

二、名词解释

1. 炎性息肉

2. 肉芽肿性炎

三、简答题

以结核结节为例，简述肉芽肿的构成。

四、病例分析

患者，男性，30岁，一个多月前因甲状腺癌行肿物切除术，现颈部伤口出现一肿物，临床怀疑肿瘤复发，切除病灶送病理检查。镜下见多量多核巨细胞，部分细胞内可见不着色的条状物，病理诊断是_____。

【参 考 答 案】

第一节 炎症的概述

一、选择题

【A 型题】

1. C

[解析] 急性炎症起病急，持续时间短，一般不超过1个月，以渗出性病变为主，浸润的炎症细胞主要是中性粒细胞。

2. E

[解析] 慢性炎症起病缓慢，持续时间较长，通常数月到数年，病变以增生性病变为主，其浸润的炎症细胞主要是淋巴细胞、浆细胞和单核细胞。

3. E

[解析] 炎症反应也会对机体带来不利的方面：喉头严重炎性水肿可导致窒息，纤维素渗出机化可导致缩窄性心包炎、肺肉质变。

【B 型题】

1. A   2. D   3. C   4. A

【X 型题】

1. ABDE

[解析] 引起炎症的病原微生物包括病毒、细菌、立克次体、原虫、真菌、螺旋体和寄生虫等为炎症最常见的原因。

2. ABCDE

[解析] 引起炎症的原因有：物理性因子：高温、低温、机械性创伤、紫外线等；化学性因子：强酸、强碱、强氧化剂；生物性因子：病原微生物包括病毒、细菌、立克次体、原虫、真菌、螺旋体和寄生虫等为炎症最常见的原因；组织坏死；变态反应或异常免疫反应；异物。

3. ABC

[解析] 慢性炎症浸润的炎症细胞主要是淋巴细胞、浆细胞和单核细胞。

4. ABC

[解析] 炎症的基本病理变化为：变质、渗出、增生。

二、名词解释

1. 炎症局部组织发生的变性和坏死称为变质。实质细胞常出现的变质包括细胞水肿、脂肪变性、细胞凝固性坏死和液化性坏死等。间质细胞常出现的变质包括黏液样变性和纤维素样坏死等。

2. 炎症局部组织血管内的液体、蛋白质和各种炎症细胞通过血管壁进入组织间隙、体腔、体表和黏膜表面的过程叫做渗出。

3. 急性炎症起病急，持续时间短，一般不超过一个月，以渗出性病变为主，浸润的炎症细胞主要是中性粒细胞；有时也可以表现为变质性病变（如急性重型肝炎）或增生性病变（如伤寒）。

4. 慢性炎症起病缓慢，持续时间较长，通常数月到数年，病变以增生性病变为主，其浸润的炎症细胞主要是淋巴细胞、浆细胞和单核细胞。

三、填空题

1. 红；肿；热；痛；功能障碍

2. 发热；末梢血白细胞数目的改变

四、简答题

1. 渗出液和漏出液的比较

	渗出液	漏出液
透明	浑浊	澄清
比重	1.018 以上	1.018 以下
蛋白量	>30g/L 以上	<30g/L
细胞数	>5×10⁸ 个/L	<5×10⁸ 个/L
凝固性	易自凝	不自凝
血管通透性	升高	正常

2. 有利方面：防御作用。①液体的渗出可稀释和中和毒素，带来抗体、补体。②纤维蛋白渗出可限制扩散、利于吞噬、成为修复的支架。

不利的方面：①喉头严重炎性水肿可导致窒息。②纤维素渗出机化可导致缩窄性心包炎、肺肉质变。

第二节　急性炎症

一、选择题

【A 型题】

1. D

[解析] 黏膜发生的纤维素性炎，渗出的纤维素、中性粒细胞和坏死组织以及病原菌在黏膜表面形成一层灰白色膜状物（假膜），又称假膜性炎。

2. C

[解析] 化脓性炎以中性粒细胞渗出为主，伴有不同程度的组织坏死和脓液形成为特点。

3. D

4. D

[解析] 蜂窝织炎主要由溶血性链球菌引起，可分泌透明质酸酶和链激酶，溶解透明质酸和纤维素，以致病变弥漫。

5. A

[解析] 脓肿主要由金黄色葡萄球菌引起，可产生凝血酶，使纤维蛋白原转变成纤维素，以致病变局限。

6. C

7. C

[解析] 浆液性渗出物弥漫浸润疏松结缔组织，称为炎性水肿。

8. B

9. D

[解析] 心包的纤维素性炎，渗出的纤维素在心脏的搏动下，形成絮状、绒毛状外观，称"绒毛心"。

10. E

[解析] 调理素是指一类能增强吞噬细胞吞噬功能的蛋白质（IgG、C3b）。

11. D

[解析] 浆液性渗出物积聚在表皮内和表皮下形成水疱。

12. C

[解析] 白喉是喉和支气管黏膜发生的纤维素性炎。

【B 型题】

1. E　2. D　3. C　4. B　5. C　6. A　7. D　8. E

【X 型题】

1. ABCE

[解析] 蜂窝织炎性阑尾炎是化脓性炎，不是纤维素性炎。

2. CE

[解析] 前列腺素和 IL-1 可引起发热。

3. ACDE　4. ACD

二、名词解释

1. 黏膜发生的纤维素性炎，渗出的纤维素、中性粒细胞和坏死组织以及病原菌在黏膜表面形成一层灰白色膜状物（假膜），称假膜性炎。

2. 心包的纤维素性炎，渗出的纤维素在心脏的搏动下，形成絮状、绒毛状外观，称"绒毛心"。

3. 蜂窝织炎是指疏松结缔组织的弥漫性化脓性炎，没有明显的组织坏死，常发生于皮肤、肌肉和阑尾。

4. 脓肿为局限性化脓性炎症，其主要特征是组织发生溶解坏死，形成充满脓液的脓腔。

5. 趋化作用是指白细胞沿化学物质浓度梯度向着化学刺激物做定向移动。

三、简答题

①内皮细胞收缩；②内皮细胞细胞骨架重构；③内皮细胞损伤，包括直接损伤内皮细胞和白细胞介导的内皮细胞损伤；④内皮细胞穿胞作用增强；⑤新生毛细血管高通透性。

第三节　慢性炎症

一、选择题

【A 型题】

1. C

[解析] 肉芽肿性炎是以炎症局部巨噬细胞及其衍生的细胞增生形成境界清楚的结节状病灶（肉芽肿）为特征的特殊类型的慢性炎症。

2. C

[解析] 巨噬细胞增生是肉芽肿性炎（特殊类型的慢性炎症）的特点，不是一般慢性炎症的特点。

3. D

[解析] 宫颈息肉是宫颈黏膜上皮和腺体及间质成分/肉芽组织增生而形成的突出黏膜表面的肿块，不是巨噬细胞增生形成的病灶。

4. C

[解析] 硅肺是矽颗粒沉积在肺引起的肉芽肿，不是感染性肉芽肿。

【B 型题】

1. B　2. A　3. B　4. B

【X 型题】

1. ACE

[解析] 白喉属于纤维素性炎，宫颈息肉是一般的慢性炎，而结核、硅肺、结节病均属于肉芽肿性炎。

2. ABD

[解析] 硅肺是异物肉芽肿，结节病是原因未明的肉芽肿，血吸虫病、组织胞浆菌病和梅毒属于感染性肉芽肿。

3. BCE

[解析] 炎性假瘤是组织的炎性增生而形成的增界清楚的瘤样肿块，常见于肺和眼眶，不属于肉芽肿性炎症。

4. ABCDE

二、名词解释

1. 炎性息肉是指黏膜上皮和腺体及间质成分/肉芽组织增生而形成的突出黏膜表面的肿块。常见部位：子宫颈，胃肠道，鼻腔。
2. 肉芽肿性炎以炎症局部巨噬细胞及其衍生的细胞增生形成境界清楚的结节状病灶（肉芽肿）为特征，是一种特殊类型的慢性炎症。

三、简答题

结核结节由干酪样坏死、上皮样细胞、Langhans 巨细胞、淋巴细胞及纤维母细胞构成。

四、病例分析

异物肉芽肿/缝线肉芽肿。

（李　扬）

第五章 肿 瘤

第一节 肿瘤的概念

一、选择题

【A/型/题】

1. 一些肿瘤名称似为良性肿瘤，其实是恶性的是
（ ）
A. 平滑肌瘤 　　　　 B. 纤维肉瘤
C. 腺鳞癌 　　　　 D. 乳头状瘤
E. 淋巴瘤

2. 不是来源于间叶组织肿瘤的是 （ ）
A. 骨肉瘤 　　　　 B. 脂肪瘤
C. 软骨肉瘤 　　　　 D. 平滑肌瘤
E. 乳头状瘤

3. 下列癌前病变及相关易发展成的癌对应正确的是
（ ）
A. 家族性多发性息肉病－胃癌
B. 坏死后性肝硬化－肝细胞癌
C. 乳腺腺瘤－乳腺癌
D. 外阴黏膜白斑－移行细胞癌
E. 日光性角化病－皮肤基底细胞癌

4. 肿瘤增生与非肿瘤增生的根本区别是 （ ）
A. 核分裂象
B. 细胞不同程度失去了分化能力
C. 肿块形成
D. 生长迅速
E. 炎症细胞浸润

5. 肿瘤增生与非肿瘤增生的根本区别是 （ ）

A. 增生细胞分化不成熟
B. 增生对机体有害
C. 增生伴有疼痛
D. 增生伴有形态改变
E. 增生迅速

6. 下列不符合肿瘤特点的是 （ ）
A. 生长一般较快
B. 与机体不协调
C. 对机体有害
D. 增生过程必须有致瘤因子存在
E. 不同程度失去分化成熟能力

7. 下列不符合非肿瘤性增生的是 （ ）
A. 可见核分裂象
B. 原因消除后不再增生
C. 机体所需要
D. 增生组织分化成熟
E. 增生组织基因发生突变

【X/型/题】

1. 下列符合肿瘤特点的是 （ ）
A. 增生对机体有害
B. 大多形成局部肿块
C. 基因水平发生改变
D. 增生细胞分化成熟
E. 增生一般迅速
F. 增生过程需要致瘤因子持续存在
G. 肿瘤细胞是单克隆性

2. 肿瘤增生表现为 （ ）
A. 细胞生长旺盛 　　　 B. 不同程度分化
C. 形成肿块 　　　 D. 与机体不协调

E. 可破坏周围组织

二、名词解释

1. 肿瘤

2. 肉瘤

3. 癌

三、简答题

简述肿瘤的生物学特征。

第二节　肿瘤的一般形态

一、选择题

【A 型 题】

1. 下列说法正确的是　　　　　（　）

　　A. 恶性肿瘤细胞形态及大小肯定不一致

　　B. 细胞越大，恶性度越高

　　C. 有多核瘤巨细胞肯定是恶性肿瘤

　　D. 小细胞也可以是恶性肿瘤

　　E. 恶性肿瘤细胞的体积肯定比正常细胞大

2. 癌细胞少，纤维间质多时，癌组织质地变硬，称为　　　　　（　）

　　A. 印戒细胞癌　　　　B. 单纯癌

　　C. 硬癌　　　　　　　D. 基底细胞癌

　　E. 髓样癌

3. 下列形态的肿块，癌的可能性较大　（　）

　　A. 乳头状　　　　　　B. 肿块大

　　C. 草状　　　　　　　D. 火山口样溃疡

　　E. 有细长的蒂

4. 肿瘤的实质是指　　　　　　　（　）

　　A. 肿瘤组织　　　　　B. 肿瘤细胞

　　C. 肿瘤血管　　　　　D. 结缔组织

　　E. 炎症细胞

5. 肿瘤的间质由扩张的毛细血管构成的是　（　）

　　A. 乳腺癌　　　　　　B. 食管鳞状细胞癌

　　C. 肾透明细胞癌　　　D. 肺腺癌

　　E. 结肠腺癌

6. 下列肿瘤的间质较多的是　　　　（　）

　　A. 肺小细胞癌　　　　B. 纤维肉瘤

　　C. 淋巴瘤　　　　　　D. 胃硬癌

E. 乳腺纤维腺瘤

7. 判定肿瘤的组织来源，主要根据　　（　）

　　A. 肿瘤的间质　　　　B. 肿瘤的实质

　　C. 肿瘤的生长速度　　D. 肿瘤的良恶性

　　E. 肿瘤的分化程度

8. 关于未分化癌，下列叙述正确的是　（　）

　　A. 由鳞状上皮起源

　　B. 由神经内分泌细胞起源

　　C. 由结缔组织起源

　　D. 由腺上皮起源

　　E. 由上皮组织起源，缺乏分化

【X 型 题】

1. 可影响肿瘤生长速度的是　　　　（　）

　　A. 肿瘤性质

　　B. 瘤细胞生长分数

　　C. 瘤细胞倍增时间

　　D. 瘤细胞生成和丧失率

　　E. 细胞永生化

2. 肿瘤细胞的形态特征包括　　　　（　）

　　A. 不典型增生　　　　B. 去分化

　　C. 病理性核分裂　　　D. 异型增生

　　E. 染色质深染

3. 癌的特征包括　　　　　　　　　（　）

　　A. 细胞排列成巢团状　B. 质地坚硬

　　C. 淋巴结转移常见　　D. 上皮细胞来源

　　E. 多见于年青人

4. 肉瘤的特征包括　　　　　　　　（　）

　　A. 瘤细胞弥漫分布

　　B. 来源于间叶组织

　　C. 容易浸润周围肌肉组织

　　D. 预后较癌好

　　E. 血道转移为主

二、名词解释

1. 肿瘤实质

2. 肿瘤间质

三、简答题

肿瘤的硬度取决于哪些因素？

第三节 肿瘤的分化与异型性

一、选择题

【A/型/题】

1. 分化程度高是指 （ ）
   A. 有较大的细胞异型性
   B. 高度恶性的肿瘤
   C. 与起源组织相似
   D. 肿瘤间质成分多
   E. 不引起器官压迫或阻塞

2. 属于肿瘤组织结构异型性的是 （ ）
   A. 瘤细胞排列紊乱，失去极向
   B. 瘤细胞核畸形、核仁大，核膜厚
   C. 核分裂易见
   D. 瘤细胞多形性明显
   E. 肿瘤坏死

3. 低分化的恶性肿瘤主要特征是 （ ）
   A. 容易转移
   B. 容易破坏周围组织
   C. 肿瘤生长迅速
   D. 手术切除后易复发
   E. 组织结构和瘤细胞形态与起源组织差异明显

4. 高分化的恶性肿瘤主要特征是 （ ）
   A. 不发生转移
   B. 对机体危害较轻
   C. 手术切除一般不复发
   D. 组织结构和瘤细胞形态与起源组织相似
   E. 不破坏周围正常组织

【X/型/题】

1. 间变性肿瘤的特点是 （ ）
   A. 瘤细胞多形性明显
   B. 瘤细胞缺乏分化
   C. 肿瘤起源较易确定
   D. 高度恶性肿瘤
   E. 病理性核分裂易见

2. 肿瘤异型性明显是指 （ ）

A. 肿瘤组织结构排列紊乱
B. 肿瘤细胞核的异型性大
C. 肿瘤细胞分化程度差
D. 肿瘤组织和细胞与其起源组织较相似
E. 恶性程度高

二、名词解释

1. 异型性
2. 分化
3. 间变性肿瘤

三、简答题

简述肿瘤异型性的表现。

第四节 肿瘤的命名与分类

一、选择题

【A/型/题】

1. 下列属于肿瘤的是 （ ）
   A. 错构瘤   B. 动脉瘤
   C. 创伤性神经瘤   D. 间皮瘤
   E. 室壁瘤

2. 下列属于良性肿瘤的是 （ ）
   A. 草样霉菌病   B. 淋巴瘤
   C. 黑色素瘤   D. 葡萄胎
   E. 肾母细胞瘤

3. 下列属于恶性肿瘤的是 （ ）
   A. 神经鞘瘤   B. 视网膜母细胞瘤
   C. 骨母细胞瘤   D. 畸胎瘤
   E. 纤维腺瘤

4. 镜下区分良、恶性肿瘤的主要组织学依据有 （ ）
   A. 肿瘤细胞排列紊乱
   B. 有无出现病理性核分裂象
   C. 肿瘤组织排列失去极向
   D. 肿瘤细胞胞质嗜碱性增高
   E. 肿瘤细胞多型性明显

5. 黏液癌好发于 （ ）
   A. 血管壁   B. 纤维脂肪间质
   C. 腹膜后   D. 胃肠道

D. 大脑实质

6. 下列不属于恶性肿瘤的是 （　　）

    A. 平滑肌肉瘤　　　　　B. 肺腺癌

    C. 蕈样霉菌病　　　　　D. 脂肪母细胞瘤

    E. 霍奇金淋巴瘤

7. 下列不属于恶性肿瘤的是 （　　）

    A. 神经母细胞瘤　　　　B. 髓母细胞瘤

    C. 软骨母细胞瘤　　　　D. 肝母细胞瘤

    E. 胰腺母细胞瘤

8. 起源于上皮组织的恶性肿瘤，称为 （　　）

    A. cancer

    B. carcinoma

    C. sarcoma

    D. carcinosarcoma

    E. neoplasm

9. 起源于间叶组织的恶性肿瘤，称为 （　　）

    A. sarcoidosis

    B. cancer

    C. carcinosarcoma

    D. malignant mesenchymoma

    E. sarcoma

【B/型/题】

    A. 平滑肌瘤

    B. 骨肉瘤

    C. 管状腺癌

    D. 卵巢浆液性乳头状囊腺瘤

    E. 畸胎瘤

1. 来源于上皮组织的良性肿瘤为 （　　）
2. 来源于上皮组织的恶性肿瘤为 （　　）
3. 来源于间叶组织的良性肿瘤为 （　　）
4. 来源于间叶组织的恶性肿瘤为 （　　）
5. 来源于三个胚层的肿瘤为 （　　）

【X/型/题】

1. 下列属于恶性肿瘤的是 （　　）

    A. 白血病　　　　　　　B. 淋巴瘤

    C. 黑色素瘤　　　　　　D. 胶质母细胞瘤

    E. 骨母细胞瘤

2. 下列不属于良性肿瘤的是 （　　）

    A. 脂肪母细胞瘤　　　　B. 软骨母细胞瘤

    C. 骨母细胞瘤　　　　　D. 肾母细胞瘤

    E. 神经母细胞瘤

3. 肿瘤命名的主要依据 （　　）

    A. 组织来源　　　　　　B. 肿瘤的良、恶性

    C. 肿瘤的形态　　　　　D. 肿瘤的生长速度

    E. 肿瘤为单发或多发

二、名词解释

1. 交界性肿瘤
2. 肉瘤
3. 原位癌
4. 畸胎瘤

第五节　肿瘤的生长与扩散

一、选择题

【A/型/题】

1. 可呈浸润性生长的良性肿瘤是 （　　）

    A. 脂肪瘤　　　　　　　B. 纤维瘤

    C. 骨软骨瘤　　　　　　D. 平滑肌瘤

    E. 血管瘤

2. 下列最易发生血道转移的癌是

    A. 皮肤鳞癌　　　　　　B. 肺腺癌

    C. 子宫颈癌　　　　　　D. 乳腺癌

    E. 绒毛膜细胞癌

3. 淋巴结转移性癌的诊断依据是 （　　）

    A. 淋巴结处发热

    B. 淋巴结肿大

    C. 淋巴结变硬

    D. 淋巴结结构紊乱

    E. 淋巴结内出现癌细胞巢团

4. 淋巴结转移时，癌细胞首先出现在 （　　）

    A. 淋巴管　　　　　　　B. 血管

    C. 淋巴结髓质　　　　　D. 淋巴结边缘窦

    E. 淋巴滤泡生发中心

5. 肺转移性肝癌是 （　　）

    A. 肺癌发生肝转移

    B. 肝癌发生肺转移

    C. 肺癌和肝癌均为原发癌

    D. 肺癌和肝癌均为转移性癌

E. 肺癌和肝癌相互转移

6. 交界性肿瘤是指 （ ）

  A. 不发生转移

  B. 位于一种组织和另一种组织的交界处

  C. 介于良、恶性肿瘤之间的肿瘤

  D. 介于上皮和间叶组织之间的肿瘤

  E. 原位癌局部浸润

7. 肿瘤的演进是指 （ ）

  A. 肿瘤的浸润能力　　B. 肿瘤的转移能力

  C. 肿瘤的直接蔓延　　D. 肿瘤的生长速度

  E. 肿瘤在生长过程中变得越来越富有侵袭性

8. 肿瘤的异质性是指 （ ）

  A. 肿瘤在组织结构上与起源组织的差异

  B. 肿瘤在代谢、功能上的差异

  C. 不同亚克隆瘤细胞的差异

  D. 肿瘤细胞形态的差异

  E. 肿瘤的异型性

【B/型/题】

  A. 淋巴道转移

  B. 血道转移

  C. 种植性转移

1. 癌常见的转移方式为 （ ）

2. 肉瘤常见的转移方式为 （ ）

3. Krukenberg 瘤的转移方式为 （ ）

  A. 膨胀性生长

  B. 浸润性生长

4. 良性肿瘤常见的生长方式为 （ ）

5. 恶性肿瘤常见的生长方式为 （ ）

【X/型/题】

1. 下列肿瘤多呈膨胀性生长的是 （ ）

  A. 子宫平滑肌瘤　　 B. 卵巢浆液性囊腺瘤

  C. 胃癌　　　　　　 D. 结肠腺瘤性息肉

  E. 脂肪瘤

2. 下列肿瘤多呈乳头状生长的是 （ ）

  A. 甲状腺乳头状癌

  B. 结肠绒毛状腺瘤

  C. 皮肤乳头状瘤

  D. 膀胱尿路上皮乳头状瘤

E. 肺乳头状腺癌

3. 以下为良性肿瘤的生长特点的有 （ ）

  A. 大多呈膨胀性生长

  B. 周围有完整包膜

  C. 与周围组织分界清楚

  D. 大多呈浸润性生长

  E. 可发生转移

4. 以下为恶性肿瘤的生长特点的有 （ ）

  A. 大多呈膨胀性生长

  B. 周围有完整包膜

  C. 与周围组织分界清楚

  D. 大多呈浸润性生长

  D. 可发生转移

5. 与肿瘤的生长能力有关的是 （ ）

  A. 生长分数

  B. 肿瘤血管形成

  C. 肿瘤细胞倍增时间

  D. 肿瘤细胞的异型性

  E. 肿瘤细胞的生成与丧失之比

6. 肿瘤的演进特点包括 （ ）

  A. 生长速度增快　　 B. 浸润能力增强

  C. 迁移能力增强　　 D. 恶性转化

  E. 多中心生长

二、名词解释

1. Krukenberg 瘤

2. 癌栓

3. 前哨淋巴结

三、简答题

1. 简述恶性肿瘤常见的转移方式。

2. 血道转移最常见的受累器官有哪些？

第六节 肿瘤的分级及分期

一、选择题

【B/型/题】

  A. 癌前病变　　　　 B. 原位癌

  C. 早期浸润癌　　　 D. 浸润癌

  E. 转移癌

1. 大肠癌浸润肌层属于　　　　　　（　　）
2. Krukenberg 瘤属于　　　　　　　（　　）
3. 家族性大肠腺瘤性息肉病　　　　（　　）
4. 局限在黏膜下层的胃癌　　　　　（　　）
5. 异型增生的细胞占据食管上皮的全层　（　　）

【X/型/题】

1. 恶性肿瘤 TNM 分期包括　　　　（　　）
   A. 肿瘤的大小或浸润深度
   B. 肿瘤淋巴结转移情况
   C. 肿瘤血道转移情况
   D. 肿瘤远处转移情况
   E. 肿瘤复发情况

2. 肿瘤分级的根本依据是　　　　　（　　）
   A. 肿瘤的生长部位
   B. 肿瘤的生长速度
   C. 肿瘤细胞的分化程度
   D. 肿瘤有无发生转移
   E. 肿瘤异型性的大小

二、简答题

1. 何谓肿瘤的分级？
2. 何谓肿瘤的分期？
3. TNM 分期的主要原则。

第七节　肿瘤对机体的影响

一、选择题

【A/型/题】

1. 在部分患者中可能自行消退的肿瘤包括　（　　）
   A. 子宫平滑肌瘤　　　B. 神经母细胞瘤
   C. 宫颈癌　　　　　　D. 骨母细胞瘤
   E. 畸胎瘤

2. 良性肿瘤对机体的影响主要取决于　（　　）
   A. 肿瘤部位　　　　　B. 肿瘤生长速度
   C. 肿瘤坏死　　　　　D. 肿瘤转移
   E. 肿瘤有无包膜

3. 通常情况下，能分泌激素的肿瘤是　（　　）
   A. 鳞癌　　　　　　　B. 腺癌
   C. 类癌　　　　　　　D. 未分化癌
   E. 黏液癌

【X/型/题】

1. 恶性肿瘤患者晚期发生恶病质的原因可能与下列因素有关　　　　　　　　　（　　）
   A. 恶性肿瘤蛋白质合成
   B. 炎症介质
   C. 出血、坏死
   D. 感染
   E. 肿瘤坏死因子

2. 恶性肿瘤对机体的影响取决于　　（　　）
   A. 肿瘤的生长方式　　B. 肿瘤的发生部位
   C. 肿瘤的大小　　　　D. 肿瘤的来源
   E. 肿瘤的继发性改变

二、名词解释

1. 恶病质
2. 异位内分泌综合征
3. 副肿瘤综合征
4. 类癌综合征

第八节　良性肿瘤与恶性肿瘤的区别

一、选择题

【X/型/题】

1. 肿瘤性增生与炎性增生的不同在于瘤细胞（　　）
   A. 相对无限制的生长
   B. 自主性生长
   C. 失去了接触抑制作用
   D. 细胞形态异常
   E. 细胞代谢异常

2. 下列符合肿瘤性增生的有　　　（　　）
   A. 能分化成熟
   B. 组织生长旺盛
   C. 自主性生长
   D. 病因除去，继续生长
   E. 不能分化成熟

3. 下列哪些说法是正确的　　　　（　　）
   A. 从遗传学角度来说，肿瘤是一种基因病
   B. 瘤细胞的单克隆性扩增形成肿瘤

C. 原癌基因的激活或肿瘤抑制基因的失活导致细胞的恶性转化

D. 肿瘤的发生是一个长期的、分阶段的、多种基因突变积累的过程

E. 肿瘤的发生是免疫监视功能丧失的结果

4. 正常细胞转变为肿瘤细胞后具有 （ ）

　　A. 异常的形态、代谢和功能

　　B. 不同程度的失去了分化成熟的能力

　　C. 生长旺盛，具有相对的自主性

　　D. 增生过程中致瘤因素不存在时能持续生长

　　E. 与机体不协调且有害

二、简答题

1. 肿瘤性增生和非肿瘤性增生的区别。

2. 试比较良性肿瘤与恶性肿瘤的区别。

第九节　常见肿瘤举例

一、选择题

【A/型/题】

1. 来源于三个胚层组织的肿瘤称 （ ）

　　A. 癌肉瘤　　　　　　B. 混合瘤

　　C. 胚胎瘤　　　　　　D. 畸胎瘤

　　E. 错构瘤

2. 下列不属于肉瘤的特征的是 （ ）

　　A. 多见于青少年

　　B. 瘤细胞呈弥漫分布

　　C. 多经血道转移

　　D. 切面呈鱼肉状

　　E. 瘤细胞间无网状纤维

3. 诊断恶性肿瘤的主要依据是 （ ）

　　A. 肿瘤的肉眼形态　　B. 肿瘤对机体的影响

　　C. 肿瘤的数目　　　　D. 肿瘤的异型性大

　　E. 肿瘤的继发改变

4. 下列不属于真正的肿瘤的是 （ ）

　　A. 霍奇金淋巴瘤　　　B. 白血病

　　C. 炎性假瘤　　　　　D. Ewing 肉瘤

　　E. 神经鞘瘤

5. 下列来源于上皮组织的肿瘤是 （ ）

　　A. 毛细血管瘤　　　　B. 淋巴管瘤

C. 乳头状瘤　　　　　D. 畸胎瘤

E. 神经鞘瘤

6. 下列来源于间叶组织的肿瘤是 （ ）

　　A. 色素痣　　　　　　B. 小细胞癌

　　C. 恶性黑色素瘤　　　D. 脂肪肉瘤

　　E. 视网膜母细胞瘤

7. 下列形态的肿块，哪种癌的可能性大 （ ）

　　A. 乳头状　　　　　　B. 火山口状溃疡

　　C. 质硬　　　　　　　D. 灰黄色

　　E. 草伞状

8. 下列不属于肿瘤组织的继发改变的是 （ ）

　　A. 钙化　　　　　　　B. 黏液样变

　　C. 囊性变　　　　　　D. 坏死

　　E. 恶性变

9. 恶性肿瘤的异型性表现不包括 （ ）

　　A. 瘤细胞多形性

　　B. 瘤细胞核的多形性

　　C. 仅瘤实质及间质排列紊乱

　　D. 病理性核分裂

　　E. 核浆比例异常大

10. 诊断癌的主要形态依据是 （ ）

　　A. 细胞异型性　　　　B. 浸润生长

　　C. 癌细胞核分裂增多　D. 癌细胞弥漫分布

　　E. 癌细胞形成巢

三、名词解释

1. adenoma

2. squamous cell carcinoma

3. adenocarcinoma

4. mucoid carcinoma

四、简答题

试比较癌与肉瘤的区别。

第十节　癌前疾病（或病变）、
非典型增生和原位癌

一、选择题

【A/型/题】

1. 患者，女，42 岁，诉阴道不规则接触性出血。妇检见宫颈糜烂、肥大，宫颈液基细胞学提示可见

大量异型裸核及肿瘤素质，则可能的诊断是

（　）

- A. CIN Ⅰ 级
- B. CIN Ⅱ 级
- C. CIN Ⅲ 级
- D. 慢性宫颈炎
- E. 宫颈鳞状细胞癌伴早期浸润

2. 下列属于癌前病变的是　　　　　（　）

- A. 急性蜂窝织炎性阑尾炎
- B. 乳腺纤维腺瘤
- C. 大肠腺瘤
- D. 慢性胆囊炎
- E. 子宫平滑肌瘤

3. 上皮非典型性增生是指　　　　　（　）

- A. 上皮细胞增生，但未丧失极性
- B. 上皮细胞增生，但无异型性
- C. 上皮细胞增生已突破基底膜向下浸润
- D. 增生的上皮细胞出现一定程度的异型性，但还不足以诊断为癌
- E. 等同于原位癌或浸润癌

4. 下列不属于癌前病变的是　　　　（　）

- A. 溃疡性结肠炎
- B. 乳腺纤维囊性病
- C. 宫颈息肉
- D. 慢性萎缩性胃炎伴肠上皮化生
- E. 黏膜白斑

5. 下列不属于癌前病变的是　　　　（　）

- A. 慢性子宫颈炎伴子宫颈糜烂
- B. 黏膜白斑
- C. 皮肤慢性溃疡
- D. 乳腺纤维囊性病
- E. 宫颈息肉

6. 肿瘤脱落细胞检查一般不会用于以下标本的是

（　）

- A. 胸腔积液　　　　B. 腹腔积液
- C. 尿液　　　　　　D. 骨肿瘤
- E. 心包积液

7. 以下不是黏膜白斑发生部位的是（　）

- A. 口腔　　　　　　B. 外阴
- C. 子宫颈　　　　　D. 食管

- E. 室管膜

【X/型/题】

1. 下列属于癌前病变的是　　　　　（　）

- A. 皮肤慢性溃疡
- B. 慢性萎缩性胃炎
- C. 慢性肥厚性胃炎
- D. 慢性萎缩性胃炎伴肠上皮化生
- E. 肝硬化

2. 易发生癌变的肿瘤有　　　　　　（　）

- A. 溃疡性结肠炎
- B. 口腔黏膜白斑
- C. 乳腺纤维囊性病
- D. 结肠多发性腺瘤性息肉
- E. 乳腺纤维腺瘤

3. 下列经化生后可发生鳞状细胞癌的部位有（　）

- A. 食管　　　　　　B. 舌
- C. 支气管　　　　　D. 膀胱
- E. 肾盂

4. 下列不是消化道的癌前病变的是（　）

- A. 口腔黏膜白斑
- B. 胃底腺息肉
- C. 结肠多发性息肉
- D. 慢性胃溃疡
- E. 慢性溃疡性结肠炎

二、名词解释

1. 癌前病变
2. 非典型增生
3. 原位癌

第十一节　肿瘤发生的分子基础

一、选择题

1. 下列为癌基因的是　　　　　　　（　）

- A. cdk4 基因　　　　B. p53 基因
- C. rb 基因　　　　　D. apc 基因
- E. nf-1 基因

2. 下列为癌基因的是　　　　　　　（　）

- A. p53 基因　　　　B. ras 基因
- C. rb 基因　　　　　D. apc 基因

E. *wt* – 1 基因

3. 下列为癌基因的是　　　　　　　（　　）

　A. *apc* 基因　　　　　B. *p53* 基因

　C. *rb* 基因　　　　　D. *myc* 基因

　E. *brca*1 基因

4. 下列不是抑癌基因的是　　　　　（　　）

　A. *apc* 基因　　　　　B. *p53* 基因

　C. *rb* 基因　　　　　D. *her* – 2 基因

　E. *brca*1 基因

5. 下列是抑癌基因的是　　　　　　（　　）

　A. *ras* 基因　　　　　B. *p53* 基因

　C. *her* – 2 基因　　　D. *cdk*4 基因

　E. *myc* 基因

6. 下列表达 AFP 最强的癌是　　　　（　　）

　A. 乳腺癌　　　　　　B. 肝细胞癌

　C. 肾透明细胞癌　　　D. 皮肤鳞状细胞癌

　E. 宫颈癌

7. 甲胎蛋白明显升高时，对下列疾病有诊断意义的

是　　　　　　　　　　　　　　（　　）

　A. 肝硬化

　B. 肝转移癌

　C. 原发性肝细胞癌

　D. 慢性活动性肝炎

　E. 肝胆管细胞癌

8. 抑制凋亡的基因有　　　　　　　（　　）

　A. *bcl* – 2　　　　　B. *bax*

　C. *bad*　　　　　　D. *bid*

　E. *tp*53

9. 与胃癌发生密切相关的病原体是　（　　）

　A. HPV　　　　　　B. 结核杆菌

　C. 幽门螺杆菌　　　D. CMV

　E. 疱疹病毒

【X/型/题】

1. 下列肿瘤有明显的遗传倾向的是　（　　）

　A. 视网膜母细胞瘤

　B. 结肠多发性腺瘤性息肉

　C. 神经纤维瘤

　D. 肝细胞瘤

　E. 乳腺癌

2. 下列是肿瘤抑制基因的是　　　　（　　）

　A. *rb*　　　　　　B. *apc*

　C. *p53*　　　　　D. *nf* – 1

　E. *nf* – 2

3. 与 *rb* 基因缺失有关的肿瘤有　　（　　）

　A. 肺小细胞癌

　B. 视网膜母细胞瘤

　C. 骨肉瘤

　D. 肝癌

　E. 前列腺癌

4. 大部分肿瘤均好发于男性，除了　（　　）

　A. 乳腺癌　　　　　B. 胆囊癌

　C. 甲状腺癌　　　　D. 前列腺癌

　E. 肺癌

5. 常见的 DNA 修复基因是　　　　（　　）

　A. *msh*1　　　　　B. *msh*2

　C. *pms*1　　　　　D. *acth*

　E. *ck*

6. 促进凋亡的基因有　　　　　　　（　　）

　A. *bcl* – 2　　　　　B. *bax*

　C. *bad*　　　　　　D. *bid*

　E. *bcl* – *x*

二、名词解释

1. proto – oncogene

2. 抑癌基因

三、列举题

1. 请列举 *BRCA*1 基因相关的肿瘤。

2. 请列举占成年男性肿瘤发生率前五的肿瘤类型。

第十二节　环境致瘤因素及致癌机制

一、选择题

【A/型/题】

1. 与肝细胞性肝癌发生关系最密切的致癌物是

（　　）

　A. 黄曲霉菌 B_1　　　B. 乙萘胺

　C. 环磷酰胺　　　　D. 联苯胺

　E. 3，4 – 苯并芘

2. 容易导致食管癌的致癌物是 （ ）

　　A. 黄曲霉菌　　　　　　B. 3, 4 - 苯并芘

　　C. 乙萘胺　　　　　　　D. 氮芥

　　E. 亚硝胺

【B/型/题】

　　A. EB 病毒　　　　　　　B. 幽门螺杆菌

　　C. 人乳头状瘤病毒　　　　D. 乙型肝炎病毒

　　E. RNA 肿瘤病毒

1. 胃癌 （ ）

2. 鼻咽癌 （ ）

3. 子宫颈癌 （ ）

【X/型/题】

1. 下列属于直接化学致癌物的是 （ ）

　　A. 烷化剂

　　B. 酰化剂

　　C. 金属元素如镍、铬

　　D. 非金属元素如砷

　　E. 有机化合物如苯

2. 长期过度的日光照射可引起 （ ）

　　A. 皮肤鳞状细胞癌

　　B. 皮肤基底细胞癌

　　C. 皮肤恶性黑色素瘤

　　D. 腺癌

　　E. 皮肤蕈样霉菌病

3. 与膀胱癌发生有关的致癌物有 （ ）

　　A. 乙萘胺

　　B. 4 - 氨基联苯

　　C. 联苯胺

　　D. 猩红

　　E. 二甲基氨基偶氮苯

4. 与人类肿瘤发生密切相关的 DNA 病毒有 （ ）

　　A. HPV　　　　　　　　B. EBV

　　C. HBV　　　　　　　　D. HTLV - 1

　　E. 疱疹病毒

5. 下列属于间接作用的化学致癌物是 （ ）

　　A. 多环芳烃如 3, 4 - 苯并芘等

　　B. 芳香胺类如乙萘胺

　　C. 氨基偶氮染料如二甲基氨基偶氮苯

　　D. 亚硝胺类

　　E. 黄曲霉毒素如黄曲霉毒素

6. 提示寄生虫与人类肿瘤发生可能有关的是 （ ）

　　A. 华支睾吸虫与胆管癌

　　B. 日本血吸虫与大肠癌

　　C. 丝虫与皮肤癌

　　D. 阔节裂头绦虫与膀胱癌

　　E. 埃及血吸虫与大肠癌

第十三节　肿瘤与遗传

一、选择题

【A/型/题】

1. 与 DNA 修复基因异常有关的疾病是 （ ）

　　A. 家族性视网膜母细胞瘤

　　B. 家族性腺瘤性息肉病

　　C. 神经纤维瘤病

　　D. 着色性干皮病

　　E. Li - Fraumeni 综合征

2. 下列属于常染色体显性遗传性肿瘤综合征的是

（ ）

　　A. 着色性干皮病

　　B. 先天性毛细血管扩张性红斑

　　C. Li - Fraumeni 综合征

　　D. 家族性视网膜母细胞瘤

　　E. 乳腺癌

3. 下列属于常染色体隐性遗传的 DNA 修复缺陷综合征的是 （ ）

　　A. 着色性干皮病

　　B. 家族性视网膜母细胞瘤

　　C. 神经纤维瘤病 I 型和 II 型

　　D. 家族性结肠腺瘤性息肉病

　　E. Von Hippel - Lindau 综合征

【B/型/题】

　　A. APC　　　　　　　　B. rb

　　C. NF1　　　　　　　　D. p53

　　E. BLM

1. 与家族性视网膜母细胞瘤有关的基因是 （ ）

2. 与家族性腺瘤性息肉病有关的基因是 （ ）

3. 与神经纤维瘤病相关的基因是　　（　　）
4. Li - Fraumeni 综合征常伴有的基因异常是（　　）

　　A. 视网膜母细胞瘤　　　B. 皮肤癌
　　C. 淋巴瘤　　　　　　　D. 骨肉瘤
　　E. 乳腺癌

5. 毛细血管扩张性共济失调常伴有的肿瘤是（　　）
6. 着色性干皮病易发生哪种肿瘤　　（　　）

【X/型/题】

1. 下列属于常染色体隐性遗传性肿瘤综合征的是
　　　　　　　　　　　　　　　　　　（　　）
　　A. 着色性干皮病
　　B. 先天性毛细血管扩张性红斑
　　C. Li - Fraumeni 综合征
　　D. 家族性视网膜母细胞瘤
　　E. 神经纤维瘤病

2. 家族性恶性肿瘤包括　　　　　　　（　　）
　　A. 乳腺癌
　　B. 卵巢癌
　　C. 遗传性非息肉病性结直肠癌
　　D. 平滑肌肉瘤
　　E. 淋巴瘤

3. 与 Bloom 综合征有关的疾病包括　（　　）
　　A. 着色性干皮病
　　B. 先天性毛细血管扩张性红斑
　　C. 乳腺癌
　　D. 白血病
　　E. 神经纤维瘤病

第十四节　肿瘤免疫

一、选择题

【A/型/题】

1. CA125 是一种糖蛋白，临床上最常用于下列肿瘤的诊断　　　　　　　　　　　　（　　）
　　A. 卵巢癌　　　　　　　B. 结直肠癌
　　C. 乳腺癌　　　　　　　D. 肝癌
　　E. 胃癌

2. 人绒毛膜促性腺激素（HCG）是胎盘滋养层细胞

分泌的一种糖蛋白激素，除了用于监测早孕外，还可见于　　　　　　　　　　　　（　　）
　　A. 鼻咽癌　　　　　　　B. 食管癌
　　C. 乳腺癌　　　　　　　D. 恶性葡萄胎
　　E. 胃癌

3. 降钙素含量升高常见于各种肿瘤，它是由下列细胞分泌的　　　　　　　　　　　（　　）
　　A. 肝细胞
　　B. 甲状腺滤泡细胞
　　C. 胰腺腺泡细胞
　　D. 甲状腺滤泡 C 细胞
　　E. 巨噬细胞

4. 临床上前列腺特异抗原（PSA）常用于下列肿瘤的诊断　　　　　　　　　　　　（　　）
　　A. 肝细胞癌　　　　　　B. 食管癌
　　C. 前列腺癌　　　　　　D. 乳腺癌
　　E. 胃癌

5. 神经元特异性烯醇化酶（NSE）水平升高可见于多种肿瘤，以下疾病除外　　　（　　）
　　A. 小细胞肺癌　　　　　B. 神经母细胞瘤
　　C. 胃泌素瘤　　　　　　D. 嗅神经母细胞瘤
　　E. 脂肪瘤

【X/型/题】

1. 以下属于肿瘤免疫逃逸的是　　　（　　）
　　A. 肿瘤细胞表面的抗原性减少，以逃避宿主免疫系统识别和攻击
　　B. 肿瘤细胞表面的抗原性丢失，以逃避宿主免疫系统识别和攻击
　　C. 肿瘤细胞刚出现时，抗原量少而弱，持续刺激宿主诱发免疫耐受
　　D. 机体对肿瘤可产生细胞毒性抗体
　　E. 机体对肿瘤可产生封闭抗体

2. 机体的抗肿瘤免疫反应主要是细胞免疫，其效应细胞有　　　　　　　　　　　（　　）
　　A. 细胞毒性 T 细胞　　　B. 自然杀伤细胞
　　C. 巨噬细胞　　　　　　D. 浆细胞
　　E. 中性粒细胞

3. 甲胎蛋白作为一种胚胎性抗原，可以存在于
　　　　　　　　　　　　　　　　　　（　　）

A. 卵黄囊瘤

B. 肝母细胞瘤

C. 肝细胞癌

D. 胆管细胞癌

E. 胃癌

4. 癌胚抗原（CEA）作为一种胚胎性抗原，可以存在于 （　　）

A. 结直肠癌　　　　B. 胰腺癌

C. 乳腺癌　　　　　D. 肺癌

E. 胃癌

5. 临床上 CA19 - 9 常用于下列肿瘤的辅助诊断 （　　）

A. 结肠癌　　　　　B. 胰腺癌

C. 胆囊癌　　　　　D. 十二指肠癌

E. 胃癌

二、名词解释

1. 肿瘤特异性抗原

2. 肿瘤相关抗原

【参考答案】

第一节　肿瘤的概念

一、选择题

【A 型题】

1. E

[解析] 淋巴瘤是造血系统恶性肿瘤。

2. E

[解析] 乳头状瘤是来源于上皮组织的良性肿瘤。

3. B　4. B

[解析] 考察定义：肿瘤增生根本原因是细胞不同程度失去了分化能力。

5. A

[解析] 考察肿瘤定义。

6. D

[解析] 肿瘤增生过程不需要有致瘤因子一直存在。

7. E

[解析] 非肿瘤性增生组织基因未发生突变。

【X 型题】

1. ABCEG

[解析] 考察肿瘤定义。

2. ABCDE

二、名词解释

1. 又称"新生物"，是指机体的细胞在各种致瘤因素作用下，在基因水平上失去对其生长的正常调控，导致异常增殖而形成的新生物。

2. 来源于间叶组织的恶性肿瘤。

3. 来源于上皮源性的恶性肿瘤。

三、简答题

包括持续性增殖、抵抗细胞死亡、避免生长抑制、细胞永生化、诱导血管生成和侵袭转移。随着肿瘤研究的不断进行，机体的炎症反应、肿瘤的免疫逃逸、瘤细胞的能量代谢调整及肿瘤的炎症反应等与肿瘤微环境密切相关的特征也逐渐归入。

第二节　肿瘤的一般形态

一、选择题

【A 型题】

1. D　2. C

[解析] 硬癌的特点是癌细胞少，纤维间质多时，癌组织质地变硬。

3. D

[解析] 火山口样溃疡提示癌的可能性大，例如胃癌溃疡特征。

4. B

[解析] 肿瘤的实质是指肿瘤细胞。

5. C

[解析] 肾透明细胞癌特点之一是肿瘤间质由扩张的毛细血管构成。

6. D

[解析] 硬癌的特点是癌细胞少，纤维间质多时，癌组织质地变硬。

7. B 8. E

【X 型题】

1. ABCD

[解析] 细胞永生化与肿瘤生长速度无关。

2. CDE

[解析] 肿瘤细胞的形态特征包括病理性核分裂、异型增生、染色质深染。

3. ABCD

[解析] 癌多见于中老年人。

4. ABE

二、名词解释

1. 是肿瘤细胞的总称，是肿瘤的主要成分，肿瘤的生物学特点以及每种肿瘤的特殊主要是由肿瘤的实质决定的。

2. 肿瘤间质一般由结缔组织和血管组成，还有数量不等的巨噬细胞和淋巴细胞。

三、简答题

肿瘤的硬度一般较周围正常组织大，且与肿瘤的种类、肿瘤实质与间质比例以及有无变性、坏死等有关。

第三节 肿瘤的分化与异型性

一、选择题

【A 型题】

1. C

[解析] 分化程度高是指与起源组织相似。

2. A

[解析] BCD 为肿瘤的细胞异型性。

3. E

[解析] 低分化是指组织结构和瘤细胞形态与起源组织差异明显。

4. D

[解析] 考察分化定义。

【X 型题】

1. ABDE

[解析] 间变性肿瘤起源较难确定。

2. ABCE

[解析] 考察异型性和分化的定义。

二、名词解释

1. 由于分化程度不同，肿瘤的细胞形态和组织结构与相应的正常组织相比，有不同程度的差异。病理学上将这种差异称为异型性。包括细胞异型性及组织结构异型性。

2. 肿瘤组织在形态和功能上与其来源的正常组织相似程度。

3. 由分化极差的肿瘤细胞构成的恶性肿瘤。间变的肿瘤细胞往往具有明显的多形性，即肿瘤细胞彼此在大小和形状上有很大的变异，难以确定其组织来源。间变性肿瘤几乎都是高度恶性的肿瘤。

三、简答题

肿瘤异型性包括细胞异型性及组织结构异型性。主要表现在：①肿瘤细胞通常比相应正常细胞大。②肿瘤细胞的大小和形态很不一致（多形性），可以出现瘤巨细胞，即体积很大的肿瘤细胞。但是，有些分化甚差的肿瘤，其瘤细胞很原始，体积不大，大小和形态也可以比较一致。③肿瘤细胞核的体积增大。胞核与细胞质的比例（核质比）增高。④核的大小、形状和染色差别较大（核的多形性）。核内 DNA 常增多，核深染，染色质呈粗颗粒状，分布不均匀，常堆积在核膜下。⑤核仁明显，体积大，数目也可增多。⑥核分裂象常增多，出现病理性核分裂象。

第四节 肿瘤的命名与分类

一、选择题

【A 型题】

1. D

[解析] 肿瘤是指机体的细胞在各种致瘤因素作用下，在基因水平上失去对其生长的正常调控，导致异常增殖而形成的新生物。本题除间皮瘤为真性肿瘤外，其余选项均不是真性肿瘤。

2. D

[解析] 葡萄胎为良性的滋养叶细胞肿瘤，其余均为恶性肿瘤。

3. B

[解析] 命名含"母细胞瘤"的肿瘤中，除骨母细胞瘤、软骨母细胞瘤及脂肪母细胞瘤为良性/中间性肿瘤外，其余均为恶性肿瘤。

4. B

[解析] 出现病理性核分裂象提示肿瘤为恶性。

5. D

6. D　7. C

[解析] 参见第3题解析。

8. B

[解析] 起源于上皮组织的恶性肿瘤称为癌，英文为carcinoma。

9. E

[解析] 起源于间叶组织的恶性肿瘤，称为肉瘤，英文为sarcoma。

【B 型题】

1. D　2. C　3. A　4. B　5. E

【X 型题】

1. ABCD

[解析] 骨母细胞瘤属于中间型肿瘤。

2. BCDE

[解析] 脂肪母细胞瘤属于良性肿瘤，其余均不是良性肿瘤。

3. AB

[解析] 肿瘤的命名主要根据组织来源和良恶性。

二、名词解释

1. 组织形态及生物学行为界于良、恶性肿瘤之间的肿瘤。

2. 来源于间叶组织的恶性肿瘤。

3. 黏膜或鳞状上皮层内的重度不典型增生已累及上皮的全层，但尚未侵破基底膜而向下浸润生长。

4. 来源于全能细胞或由一个以上胚层的多种组织构成的肿瘤。

第五节　肿瘤的生长与扩散

一、选择题

【A 型题】

1. E

[解析] 良性肿瘤主要呈外生性或膨胀性生长，血管瘤可呈浸润性生长方式。

2. E

[解析] 癌多经淋巴道发生转移。绒毛膜癌不形成肿瘤血管，依靠侵袭人体血管获取营养，易发生血道转移。

3. E

[解析] ABCD 选项对淋巴结转移癌有提示意义，而只有当观察到淋巴结内出现癌细胞巢团时方能明确诊断。

4. D　5. B

6. C

[解析] 良性肿瘤与恶性肿瘤有时并无绝对界限，组织形态和生物学行为介于二者之间的肿瘤称为交界性肿瘤。

7. E

[解析] 恶性肿瘤在生长过程中变得越来越富有侵袭性和获得更大恶性潜能的现象称为肿瘤的演进。

8. C

[解析] 肿瘤的异质性是指由一个克隆来源的肿瘤细胞群在生长过程中形成在侵袭能力、生长速度、对激素的反应、对抗癌药的敏感性等方面有所不同的亚克隆。

【B 型题】

1. A　2. B　3. C

[解析] Krukenberg 瘤为胃肠道恶性肿瘤转移至卵巢所形成的转移瘤。

4. A　5. B

【X 型题】

1. ABE

[解析] 良性肿瘤主要呈膨胀性生长，胃癌呈浸润性生长，结肠腺瘤性息肉呈外生性生长。

2. ABCDE

[解析] 各选项均呈乳头状生长。

3. ABC

[解析] DE 为恶性肿瘤的生长特点。

4. DE

[解析] DE 为恶性肿瘤的生长特点。

5. ACE　6. ABC

二、名词解释

1. 胃肠道黏液腺癌发生种植性转移至双侧卵巢，而形成的转移瘤。
2. 进入血管系统的成团的癌细胞。
3. 承接原发肿瘤淋巴引流的区域淋巴结群中的第一个淋巴结。

三、简答题

1. 淋巴道转移，血道转移，种植性转移。
2. 肺、肝、骨。

第六节　肿瘤的分级及分期

一、选择题

【B 型题】

1. D　2. E　3. A　4. C　5. B

【X 型题】

1. ABCD

[解析] 考察肿瘤 TNM 分期概念。

2. CE

[解析] 肿瘤分级根据组织学分化程度和异型性。

二、简答题

1. 恶性肿瘤的分级是根据其分化程度的高低、异型性的大小及核分裂数的多少来确定恶性程度的级别。
2. 肿瘤的分期用于评估肿瘤的扩散程度。
3. 主要原则为根据肿瘤的大小、浸润深度、范围以及是否累及邻近器官，有无局部和远处淋巴结转移，有无远处转移等。

第七节　肿瘤对机体的影响

一、选择题

【A 型题】

1. A

[解析] 该肿瘤有雌激素依赖性，绝经后部分肿瘤可消退。

2. A

[解析] 良性肿瘤对机体的影响通常较小，主要为局

部压迫或阻塞，但如发生在重要器官（如颅内）也可引起严重后果。恶性肿瘤除造成压迫、阻塞外，还可以破坏原发处和转移处的组织，引起坏死、出血，合并感染，造成恶病质和死亡。

3. C

[解析] 类癌为弥散性神经内分泌系统来源的肿瘤，可产生生物胺或多肽激素，也可引起内分泌紊乱。

【X 型题】

1. ABCDE

[解析] 各选项均与恶病质发生有关。

2. ABCDE

[解析] 参照 A 型题第 2 题解析。

二、名词解释

1. 晚期肿瘤患者出现的机体严重消瘦、无力、贫血和全身衰竭状态。
2. 一些非内分泌腺肿瘤能产生和分泌激素或激素样物质，其所引起的症状称为异位内分泌综合征。
3. 由于肿瘤产物或异常免疫反应或其他不明原因，造成的肿瘤宿主出现的难以解释的临床综合征。
4. 弥散性神经内分泌系统来源的肿瘤，如类癌、神经内分泌癌、嗜铬细胞瘤、副神经节瘤等，可产生生物胺或多肽激素，也可引起内分泌紊乱。

第八节　良性肿瘤与恶性肿瘤的区别

一、选择题

【X 型题】

1. ABCDE

[解析] 考察肿瘤的概念。

2. BCDE

[解析] 肿瘤性增生不能分化成熟。

3. ABCDE

[解析] 考察肿瘤的概念。

4. ABCDE

[解析] 考察肿瘤细胞与正常细胞的差异。

二、简答题

1. 肿瘤性增生和非肿瘤性增生的区别如下。

	肿瘤性增生	非肿瘤性增生
是否机体所需	否	是（正常新陈代谢、防御、修复）
克隆性	单克隆	多克隆
分化	障碍（形态、功能、代谢）	正常
生长是否有限度	无限增长（去除病因后仍持续生长）	有限（增生的原因消除后生长停止）
浸润或转移	有（恶性肿瘤）	无

2. 良性肿瘤和恶性肿瘤的区别如下。

	良性肿瘤	恶性肿瘤
组织分化程度	分化好、异型性小	分化差、异型性大
核分裂象	少、无病理性核分裂象	多、有病理性核分裂
生长速度	缓慢	较快
生长方式	膨胀性或外生性、常有包膜界清	浸润性或外生性、无包膜、分界不清
继发改变	很少发生坏死、出血	常发生坏死、出血、溃疡形成
转移	无	常有
复发	很少复发	较易复发
对机体影响	局部压迫、阻塞	除压迫、阻塞外，破坏周围组织，甚至造成恶病质

第九节　常见肿瘤举例

一、选择题

【A 型题】

1. D

[解析] 畸胎瘤起源于多能生殖干细胞，常见于生殖腺（如睾丸、卵巢）和机体的中线部位，其中以卵巢多见。它主要由外胚层组织构成，如皮肤及其附件（皮脂和毛发等），也可见到内胚层和中胚层的成分，如（呼吸道上皮、肠道上皮、骨、软骨、牙齿等）。

2. E

[解析] 肉瘤来源于间叶组织，瘤细胞间有网状纤维存在。

3. D

[解析] 考察恶性肿瘤的概念。

4. C

[解析] 炎性假瘤是一种特发的非特异性慢性增生性炎症，常形成肿块，大体类似肿瘤。

5. C

[解析] ABE 均为间叶来源。D 属于生殖细胞来源肿瘤。

6. D

[解析] 考察肿瘤的分类原则。

7. B

[解析] 考察恶性肿瘤的肉眼类型。

8. E

[解析] 肿瘤的继发改变。恶性变不属于继发改变。

9. C

[解析] 恶性肿瘤的异型性概念。

10. E

[解析] A、B、C、D 为肉瘤也可具有的特点。

三、名词解释

1. 腺瘤是腺上皮来源的良性肿瘤，包括管状腺瘤与绒毛状腺瘤。多见于结肠、直肠黏膜。

2. 鳞状细胞癌：癌组织有癌巢形成，分化好的可见细胞间桥、角化珠。常见的部位：皮肤、口腔、唇、子宫颈、阴道、食道、喉、阴茎等。

3. 腺癌由柱状上皮及腺上皮发生，癌细胞呈腺样结构。

4. 黏液癌多见于胃肠道，亦可见乳腺等，癌细胞分泌大量黏液。

四、简答题

	癌	肉瘤
组织来源	上皮组织	间叶组织
发病率	较常见	较少见
发病年龄	多见于 40 岁以上	多见于青少年
大体特点	质较硬、灰白色、较干燥	质软、灰红色、湿润、鱼肉状

续表

	癌	肉瘤
组织学特点	多形成癌巢，实质与间质分界清楚，常有纤维组织增生	瘤细胞多弥漫分布，实质与间质分界不清，间质内血管丰富，纤维组织少
网状纤维	癌细胞间多无网状纤维	肉瘤细胞间有丰富网状纤维
转移	多经淋巴道转移	多经血道转移
免疫组化	cytokeratin（细胞角蛋白）常阳性	vimentin（波纹蛋白）常阳性

第十节 癌前疾病（或病变）、非典型增生和原位癌

一、选择题

【A 型题】

1. E

[解析] 宫颈液基细胞学提示可见大量异型裸核及肿瘤素质往往提示宫颈鳞状细胞癌。

2. C

[解析] 考察癌前病变的概念。

3. D

[解析] 考察非典型增生的概念。

4. C 5. E

[解析] 宫颈息肉属于慢性炎症，不会发生恶变，不属于癌前病变。

6. D

[解析] 除了骨肿瘤，其余 4 项均为从相应体腔结构取到的液态样本。

7. E

[解析] 室管膜被覆细胞非鳞状上皮。

【X 型题】

1. ABDE

[解析] 慢性肥厚性胃炎不属于癌前病变。

2. ABCD

[解析] 癌前病变的常见类型。乳腺纤维腺瘤属于良性肿瘤。

3. CDE

[解析] AB 被覆上皮是鳞状上皮，不需要化生即可发生鳞状细胞癌。

4. BD

[解析] 考察癌前病变的常见类型，口腔黏膜白斑、结肠多发性息肉和慢性溃疡性结肠炎是消化道的癌前病变。

二、名词解释

1. 某些病变虽然本身不是恶性肿瘤，但具有发展为恶性肿瘤的潜在可能性。

2. 是上皮癌前病变的形态学改变。指增生的上皮细胞出现一定程度的异型性，但还不足以诊断为癌。

3. 黏膜或皮肤鳞状上皮层内的重度非典型增生已累及上皮的全层（上皮内瘤变Ⅲ级），但尚未浸破基底膜而向下浸润生长者。

第十一节 肿瘤发生的分子基础

一、选择题

1. A

[解析] 其余均为抑癌基因。

2. B

[解析] 其余均为抑癌基因。

3. D

[解析] 其余均为抑癌基因。

4. D

[解析] 其余均为抑癌基因。

5. B

[解析] 其余均为癌基因。

6. B

[解析] 部分肝细胞癌可呈 AFP 表达。其他选项癌不表达 AFP。

7. C

[解析] 生理状态下甲胎蛋白（AFP）主要由胎儿肝细胞及卵黄囊合成，但在肝细胞癌患者，其血清中 AFP 的阳性率高达 70% ~80% ，临床可通过 AFP 含量测定和影像学检查来提高早期肝细胞癌的检出率。

8. A

[解析] 其余均为促进凋亡基因。

9. C

[解析] 其余与胃癌发生无关。

【X 型题】

1. ABC

[解析] DE 选项属于家族性恶性肿瘤。

2. ABCDE

[解析] 均为抑癌基因。

3. ABCE

[解析] D 与 *rb* 基因缺失无关。

4. ABC

[解析] ABC 选项主要发生于女性。

5. ABC

[解析] DE 选项与 DNA 修复无关。

6. BCD

[解析] AE 为抑制凋亡基因。

二、名词解释

1. 原癌基因，指正常细胞基因组中一旦被激活后可使细胞恶性变的基因。

2. 和癌变相关的一类基因，它们与癌基因作用相反，其缺失或功能丧失后就会引起肿瘤。

三、列举题

1. 乳腺癌、卵巢癌、前列腺癌、结直肠癌。

2. 前列腺癌、肺癌、结直肠癌、泌尿系统肿瘤、黑色素瘤和非霍奇金淋巴瘤。

第十二节　环境致瘤因素及致癌机制

一、选择题

【A 型题】

1. A

[解析] HBV 感染和黄曲霉素 B₁ 的协同作用是我国肝癌高发地区的主要致癌因素。

2. E

[解析] 食管癌发病率很高与食物中高含量的亚硝胺有关。

【B 型题】

1. B　2. A　3. C

[解析] DNA 致瘤毒素的分类：①人类乳头瘤状病毒（HPV）与宫颈癌发生密切相关。②Epstein - Barr 病毒（EBV）与鼻咽癌发生密切相关。③乙型肝炎病毒（HBV）与肝细胞癌发生密切相关。④幽门螺杆菌（Hp）与胃癌发生密切相关。

【X 型题】

1. ABCDE

[解析] 直接化学致癌物比较少，主要是烷化剂和酰化剂，某些金属元素如镍、铬、钴也有致癌作用，非金属元素和有机化合物如砷和苯也有致癌性。

2. ABC

[解析] 紫外线可以引起皮肤鳞状细胞癌、皮肤基底细胞癌和恶性黑色素瘤。

3. ABC

[解析] 乙萘胺、4 - 氨基联苯和联苯胺可以引起膀胱癌；猩红和二甲基氨基偶氮苯可以引起肝细胞癌。

4. ABC

[解析] 参见 B 型题解析。

5. ABCDE

[解析] 间接化学致癌物有：多环芳烃、芳香胺类、亚硝胺类和真菌毒素如黄曲霉毒素。

6. AB

[解析] 所列几种寄生虫与人类肿瘤发生关系中，华支睾吸虫和日本血吸虫卵可以分别引起胆管上皮细胞和大肠黏膜上皮细胞的增生，从而恶变为癌。

第十三节　肿瘤与遗传

一、选择题

【A 型题】

1. D

2. D

[解析] 常染色体显性遗传性肿瘤综合征包括家族性视网膜母细胞瘤、一些癌前疾病如家族性腺瘤性息肉病、神经纤维瘤病等。

3. A

【B 型题】

1. B　2. A　3. C

[解析] 家族性视网膜母细胞瘤患者从亲代遗传了一个异常的 *rb* 等位基因，当另一个 *rb* 等位基因发生突

变、丢失等异常时即可发生视网膜母细胞瘤。

4. D　5. C　6. B

【X 型题】

1. ABC

[解析] 常染色体隐性遗传性肿瘤综合征包括着色性干皮病，先天性毛细血管扩张性红斑和 Li‑Fraumeni 综合征；而家族性视网膜母细胞瘤和神经纤维瘤病属于常染色体显性遗传性肿瘤综合征。

2. ABC

3. BD

[解析] Bloom 综合征（先天性毛细血管扩张性红斑及生长发育障碍）患者易发生白血病等恶性肿瘤。

第十四节　肿瘤免疫

【A 型题】

1. A

[解析] CA125 是一种糖蛋白，存在于上皮性卵巢癌组织和患者的血清中，主要用于辅助诊断卵巢癌，但在卵巢囊肿、子宫内膜异位症、肺癌、良性和恶性胸腹腔积液中也可见到阳性反应。

2. D

[解析] 人绒毛膜促性腺激素（HCG）是胎盘滋养层细胞分泌的一种糖蛋白激素，完整的 HCG 全部是由胎盘绒毛膜的合体滋养层产生。HCG 检测是监测早孕的重要指标。在异常情况下，滋养层肿瘤和生殖细胞肿瘤，如葡萄胎和恶性葡萄胎、绒毛膜上皮癌及睾丸畸胎癌等，HCG 可显著增高。

3. D

[解析] 降钙素主要是由甲状腺滤泡 C 细胞分泌的多肽激素，降钙素的主要功能是降低血钙含量。

4. C

[解析] 前列腺特异抗原正常值小于 $4\mu g/L$，在前列腺癌中阳性率高达 30%～86%，其升高水平与肿瘤

密切相关。

5. E

[解析] 神经元特异性烯醇化酶（NSE）正常值 $<15\mu g/L$。目前认为它是小细胞肺癌和神经母细胞瘤的肿瘤标志物。血清中 NSE 水平升高常见于小细胞肺癌、神经母细胞瘤、神经内分泌细胞肿瘤和缺氧缺血性脑损伤等。

【X 型题】

1. ABCDE　2. ABC

3. ABC

[解析] 肝癌的胚胎性抗原——甲胎蛋白（AFP），为卵黄囊及肝、肾、胎盘等胚胎组织与肝癌以及生殖腺肿瘤所共有。

4. ABCDE

[解析] 癌胚抗原（CEA）存在于 2～6 个月胎儿的胃肠管、胰腺和肝脏，出生后组织内含量很低，正常参考值 $<5.0ng/ml$。CEA 升高常见于：胃肠道（结肠、直肠、胰腺）恶性肿瘤、乳腺癌、肺癌等恶性肿瘤患者。

5. ABCDE

[解析] CA19‑9 存在于胎儿的胰腺、胆囊、肝、肠等组织，正常人体组织中含量极低。消化道恶性肿瘤患者血清中 CA19‑9 含量明显升高，检测血清 CA19‑9 可作为胃癌、胰腺癌、胆囊癌等恶性肿瘤的辅助诊断指标。

二、名词解释

1. 肿瘤特异性抗原，只存在于肿瘤细胞而不存在于正常细胞的特异性抗原。如 AFP 和 CEA。

2. 肿瘤相关抗原，指存在于肿瘤细胞和某些正常细胞的抗原。如前列腺特异性抗原（PSA）。

（韩安家　甄甜甜　舒　曼　李　辉　汪跃锋）

第六章　环境与营养相关疾病

【同步习题】

第一节　环境污染和职业暴露

一、选择题

【A 型题】

1. 直径小于多少 μm 的微粒最有害，可大量沉积在肺部，对人体造成永久伤害 （　　）
   A. 10　　　　　　　　B. 15
   C. 20　　　　　　　　D. 25
   E. 30

2. 一氧化碳急性中毒时，皮肤黏膜呈现特殊的颜色是 （　　）
   A. 红色　　　　　　　B. 紫色
   C. 青色　　　　　　　D. 樱桃红
   E. 黄色

3. 成人铅中毒出现周围运动神经损害时，腕下垂是因为累及了 （　　）
   A. 桡神经　　　　　　B. 尺神经
   C. 肱神经　　　　　　D. 腓神经
   E. 面神经

4. 成人铅中毒出现周围运动神经损害时，脚下垂是因为累及了 （　　）
   A. 胫神经　　　　　　B. 腓神经
   C. 股神经　　　　　　D. 尺神经
   E. 桡神经

5. 日本发生的"痛痛病"，是因为发生了下列物质中毒 （　　）
   A. 铅　　　　　　　　B. 汞

   C. 砷　　　　　　　　D. 镉
   E. 锰

6. 以下有毒物质中，能够通过抑制维生素 K 和环氧化物还原酶而阻止肝脏产生凝血酶原，破坏血液的凝固功能的是 （　　）
   A. 百草枯　　　　　　B. 敌百虫
   C. 溴敌隆　　　　　　D. 对硫磷
   E. 敌敌畏

【X 型题】

1. 甲醛室内污染中毒引起的疾病有 （　　）
   A. 急性眼炎　　　　　B. 加重哮喘
   C. 儿童白血病　　　　D. 骨质疏松
   E. 肺癌

2. 关于砷，以下说法正确的是 （　　）
   A. 是一种类金属元素
   B. 在雄黄、雌黄、砒霜等里存在
   C. WHO 规定饮水中砷含量不超过 0.01mg/L
   D. 可造成中枢神经麻痹
   E. 可导致皮肤癌和肝癌

3. 关于氟中毒，以下说法正确的是 （　　）
   A. 可分为工业性氟中毒和地方性氟中毒
   B. 慢性氟中毒的典型表现是氟斑牙和氟骨症
   C. 地方性氟中毒主要存在饮水型、燃煤污染型和饮茶型三种
   D. 饮水中氟含量国家标准是小于 1mg/L
   E. 氟骨症表现为骨硬化、骨软化和骨质疏松

二、名词解释

1. 职业暴露

2. 职业病

3. 水俣病

4. 氟斑牙

第二节　个人暴露——成瘾及其相关疾病

一、选择题

【A/型/题】

1. 香烟中可引起成瘾性的成分是　　（　　）

    A. 尼古丁　　　　　　　B. 苯并芘

    C. 苯并蒽　　　　　　　D. 亚硝胺

    E. 苯酚

2. 饮酒者可能会死于呼吸衰竭，血中乙醇浓度大于

    　　　　　　　　　　　　　（　　）

    A. 50mg/dl　　　　　　B. 100mg/dl

    C. 200 mg/dl　　　　　D. 300 mg/dl

    E. 400 mg/dl

3. 慢性乙醇中毒的乙醇摄入量为　　（　　）

    A. 45g/d　　　　　　　B. 35 g/d

    C. 30 g/d　　　　　　　D. 25 g/d

    E. 20 g/d

4. 酗酒引起的疾病不包括　　（　　）

    A. 食管–胃结合部撕裂

    B. 急性胰腺炎

    C. 酒精性心肌病

    D. 肌肉增生肥大

    E. 大脑脑室扩大

5. 口服避孕药的不良反应不包括　（　　）

    A. 增加静脉及动脉血栓形成的危险

    B. 增加吸烟妇女心肌梗死的危险

    C. 增加子宫内膜癌和卵巢癌的发病率

    D. 增加良性肝腺瘤的可能

    E. 增加肝细胞性肝癌的可能

6. 下列药品不属于阿片类的是　　（　　）

    A. 海洛因　　　　　　　B. 吗啡

    C. 可卡因　　　　　　　D. 可待因

    E. 氧可酮

7. 下列关于"冰毒"说法错误的是　（　　）

    A. 又称甲基苯丙胺

    B. 又称安非他明

    C. 促进大脑多巴胺的释放

    D. 促进谷氨酸的释放

    E. 产生欣快感

【X/型/题】

1. 吸烟与下列疾病有关　　　　（　　）

    A. 冠心病　　　　　B. 动脉粥样硬化

    C. 脑血管疾病　　　D. 主动脉瘤

    E. 心肌梗死

2. 吸烟与下列肿瘤有关　　　　（　　）

    A. 肺癌　　　　　　B. 口腔癌

    C. 食管癌　　　　　D. 膀胱癌

    E. 白血病

3. 静脉内药物滥用的并发症有　（　　）

    A. 注射部分皮肤脓肿、毛囊炎

    B. 血栓性静脉炎

    C. 病毒性肝炎

    D. 艾滋病

    E. 破伤风

二、名词解释

1. 被动吸烟

2. 胎儿酒精综合征

3. 戒断症状

三、简答题

吸烟引起心血管疾病的机制。

第三节　营养性疾病

一、选择题

【A/型/题】

1. 肥胖是指超过正常体重的（　　）

    A. 10%　　　　　　　B. 20%

    C. 30%　　　　　　　D. 40%

    E. 50%

2. 下列关于肥胖，说法正确的是　（　　）

    A. 正常 BMI 值为 18.5～23.9

    B. 女性肥胖者的脂肪主要集中在腹部

C. 男性肥胖者的脂肪主要集中在臀部

D. Cushing 综合征患者的脂肪主要集中在腹部

E. 我国城市居民，尤其是老年人的肥胖问题越来越严重

3. 参与体内能量平衡调节的因素不包括　（　）

A. 瘦素　　　　　　　B. 胰岛素

C. 胃促生长激素　　　D. 胃泌素

E. 胰高血糖素样多肽

4. 下列不属于脂溶性维生素的是　（　）

A. 维生素 A　　　　　B. 维生素 B

C. 维生素 K　　　　　D. 维生素 D

E. 维生素 E

5. 以下不是继发性维生素缺乏症的原因是　（　）

A. 维生素摄入不足　　B. 肠道吸收障碍

C. 血液转运障碍　　　D. 组织储存不足

E. 代谢转换紊乱

【X 型题】

1. 与肥胖相关的疾病有　（　）

A. 1 型糖尿病　　　　B. 2 型糖尿病

C. 动脉粥样硬化　　　D. 高血压

E. 脂肪肝

2. 肥胖的治疗方法有　（　）

A. 低脂饮食　　　　　B. 禁食

C. 增加运动　　　　　D. 拒绝宵夜

E. 依赖减肥药物

3. 恶性营养不良的主要表现为　（　）

A. 进行性消瘦　　　　B. 皮下脂肪减少

C. 肝脾大　　　　　　D. 腹腔积液

E. 肝脂肪变

二、名词解释

1. 蛋白质 – 能量营养不良

2. 恶性营养不良

三、简答题

请简述瘦素、胰岛素和胃促生长激素调节体重的机制。

【参考答案】

第一节　环境污染和职业暴露

一、选择题

【A 型题】

1. A

2. D

[解析] 一氧化碳气体无色无味，能与血液中的血红蛋白结合形成碳氧血红蛋白，其亲和力较氧高 200 倍，影响血红蛋白的携氧能力，造成心肌、脑组织的缺氧、脑水肿、神经元变性和坏死及胶质细胞增生。急性一氧化碳中毒时，由于大量碳氢血红蛋白形成使全身皮肤和黏膜呈特殊的樱桃红色。

3. A　4. B

5. D

[解析] "痛痛病" 是首先发生在日本富山县的一种奇病，因为患者患病后全身非常疼痛，终日喊痛不止，因而取名 "痛痛病"（亦称骨痛病）。病因是镉中毒，镉进入人体，使人体骨骼中的钙大量流失，从而导致患者骨质疏松、骨骼萎缩、关节疼痛。

6. C

[解析] 有机磷农药（如敌百虫和对硫磷）的急性中毒机制为抑制乙酰胆碱酯酶的活性，是组织中神经递质——乙酰胆碱过量蓄积，神经系统处于兴奋状态，可因呼吸衰竭而死亡。除草剂（如百草枯）可促进细胞的氧化还原反应、产生大量氧自由基，造成多个系统的损害。灭鼠药中较常使用溴敌隆，通过抑制维生素 K 和环氧化物还原酶而阻止肝脏产生凝血酶原，破坏血液的凝血功能。

【X 型题】

1. ABC

[解析] 甲醛已经被世界卫生组织确定为一类致癌物，可能是引起城市白血病患儿增多的主要原因。甲醛浓度在 1mg/L 时即可引起急性眼及上呼吸道的

刺激感或加重已有的哮喘症状。

2. ABCDE

3. ABCDE

[解析] 氟摄入过多引起氟中毒，包括工业性氟中毒和地方性氟中毒。长期摄入的氟可大量沉积在骨性组织和多种非骨性器官，典型表现为氟斑牙和氟骨症。氟斑牙是摄氟过多时可抑制碱性磷酸酶的活力，而造成牙釉质发育不良和矿化不全，易于吸附外来色素而产生。氟骨症表现为骨硬化、骨软化和骨质疏松等。饮水中氟含量国家标准是小于1mg/L。

二、名词解释

1. 是指人类由于职业关系而暴露在危险因素中，从而有可能损害自身健康或危及生命的一种情况。

2. 是指劳动者在职业活动中因接触粉尘、放射性物质和其他有毒有害物质而引起的疾病。

3. 是指因误食被汞污染的食物而发生的慢性汞中毒，此病于20世纪50年代在日本熊本县水俣湾出现，因此得名。

4. 是摄氟过多时抑制碱性磷酸酶的活力，而造成牙釉质发育不良和矿化不全，易于吸附外来色素而形成的牙釉质出现着色斑块和缺损。

第二节　个人暴露——成瘾及其相关疾病

一、选择题

【A型题】

1. A

[解析] 尼古丁与脑内相应的尼古丁受体结合后间接引起脑组织中多巴胺释放增加，由此产生幸福感和放松感，这就是吸烟后产生成瘾的原因。

2. E

[解析] 血中乙醇浓度大于50mg/dl时，饮酒者可出现行为和语言的异常；大于300mg/dl时，多数人可进入昏睡状态；大于400mg/dl时，饮酒者可能会死于呼吸衰竭。乙醇对人的半数致死量为5g/Kg。

3. A

[解析] 慢性酒精中毒的每天摄入量一般以大于45g/

d为标准。

4. D　5. C

6. C

[解析] 阿片类物质包括海洛因、吗啡、氢化吗啡、可待因及氧可酮等。

7. D

[解析] 甲基苯丙胺，又称安非他明或"冰毒"，通过促进大脑多巴胺的释放发挥作用，抑制大脑皮质纹状体突触前神经递质功能，减少谷氨酸的释放，产生欣快感，随后出现严重抑郁、疲劳和激怒。

【X型题】

1. ABCDE　2. ABCD

3. ABCDE

[解析] 药物滥用除了药物本身的毒性作用外，最常见的并发症是静脉内药物滥用后因静脉注射引起的感染，如在注射部位的皮肤脓肿、毛囊炎和溃疡、血栓性静脉炎等。自己注射毒品可引起破伤风和败血症的并发症。静脉内药物滥用最严重的后果是病毒的传播，因此造成HIV、HBV和HCV等传播，艾滋病、病毒性肝炎、坏死性血管炎及肾小球肾炎等常常发生。

二、名词解释

1. 指不吸烟者非自愿地暴露于烟雾环境中而不自觉地吸进烟雾尘粒和各种有毒物质。

2. 是母亲在妊娠期间酗酒对胎儿造成的永久出生缺陷，表现为独特的脸部小斑，体质、心智或行为异常，包括有记忆力变弱、注意力不足、冲动的行为及较弱的理解力等。

3. 指在戒烟、戒酒、戒毒等情况下出现的一系列隐僻症候群，临床表现为精神症状、躯体症状或社会功能损害。

三、简答题

吸烟引起心血管疾病的机制可能有：促进血小板聚集，促进血栓形成；使一氧化氮生物合成减少，引起血管内皮功能紊乱；促进体内脂质的过氧化反应，增强氧化应激水平；增强炎症反应；引起心肌功能代谢障碍等。

第三节　营养性疾病

一、选择题

【A 型题】

1. B

2. A

[解析] 一般来说，超过正常体重的 20% 即为肥胖。根据 WHO 亚太地区标准体重指数 BMI 来计算肥胖程度和估计危险度表，及 BMI = 体重（kg）/身高（m^2），正常 BMI 值为 18.5～23.9。随着我国社会经济的快速发展，我国城市居民，尤其是儿童的肥胖问题越来越严重。脂肪在肥胖者体内的分布方式与激素（尤其是性激素）关系密切，如女性肥胖者的脂肪主要集中在臀部，男性肥胖者的脂肪主要集中在腹部，而 Cushing 综合征患者的脂肪主要集中在背部。

3. D　4. B

5. A

[解析] 原发性维生素缺乏症是由于摄入不足引起的；继发性维生素缺乏症是由于肠道吸收、血液转运、组织储存和代谢转换等环节的紊乱所致。

【X 型题】

1. BCDE　2. ACD

3. CDE

[解析] 恶性营养不良是指膳食中蛋白质缺乏突出，而热能供应相当足够，如用米粉喂养的婴儿和儿童，由于食物中不缺乏碳水化合物，患儿皮下脂肪厚度正常，但主要表现为营养不良性水肿、肝脾肿大、皮肤色素沉着、腹腔积液、贫血、肝脂肪变和肠上皮绒毛萎缩等。

二、名词解释

1. 是因食物供应不足或疾病因素引起的一种营养缺乏症，临床上表现为营养不良性消瘦和恶性营养不良。

2. 膳食中蛋白质缺乏突出，而热能供应相当足够，如用米粉喂养的婴儿和儿童，由于食物中不缺乏碳水化合物，患儿皮下脂肪厚度正常，但主要表现为营养不良性水肿、肝脾大、皮肤色素沉着、腹腔积液、贫血、肝脂肪变和肠上皮绒毛萎缩等。

三、简答题

（1）瘦素是人体内脂肪细胞分泌的一种激素，通过与瘦素受体结合而发出向中枢传递体内脂肪存储的负性反馈信号。已发现肥胖者大脑中枢发生瘦素抵抗作用，使瘦素对食欲和能量平衡的调节作用失常而使摄入增多，导致肥胖；个别极度肥胖的人可由于遗传缺陷导致瘦素或其受体缺乏所致。

（2）胰岛素和胰岛素受体途径的作用机制与瘦素途径类同，当脂肪组织中储存有足够能量和个体感到饱足时，由胰腺产生胰岛素作为体液信号传入下丘脑弓形核与相应神经元上的受体结合，然后产生抑制合成代谢，活化分解代谢的效应，从而减少体内的脂肪储存，降低体重。

（3）胃促生长激素是一种内源性脑肠肽，有抑制胰岛素分泌、调节血糖值、刺激食欲、促进生长激素释放等作用，对心血管、性腺和其他器官功能有直接刺激作用。禁食和低血糖可使其分泌增加，其作用途径与瘦素途径相反。肥胖患者血中胃促生长激素水平明显下降，而在神经性厌食及各种恶病质的患者体内水平上升。

（丁　力）

第七章　心血管系统疾病

【同步习题】

第一节　动脉粥样硬化

一、选择题

【A/型/题】

1. 下列与动脉粥样硬化的发病率呈负相关的是

( )

A. 极低密度脂蛋白（VLDL）

B. 总胆固醇（TC）

C. 三酰甘油（TG）

D. 高密度脂蛋白（HDL）

E. 低密度脂蛋白（LDL）

2. 冠状动脉性心脏病最常见的原因是 ( )

A. 冠状动脉梅毒

B. 风湿性冠状动脉炎

C. 冠状动脉粥样硬化

D. 冠状动脉痉挛

E. 冠状动脉畸形

3. 冠状动脉粥样硬化最常见的部位是 ( )

A. 左冠状动脉左旋支

B. 左冠状动脉前降支

C. 右冠状动脉主干

D. 左冠状动脉主干

E. 右冠状动脉右旋支

4. 主动脉粥样硬化最常见的部位是 ( )

A. 升主动脉　　　　B. 主动脉弓

C. 降主动脉　　　　D. 胸主动脉

E. 腹主动脉

5. 心肌梗死最常见的部位是 ( )

A. 左心室后壁　　　B. 左心室侧壁

C. 室间隔后 1/3　　 D. 左心室前壁

E. 右心室前壁

6. 心肌梗死病灶能肉眼辨认的最早时间是 ( )

A. 1~2 小时　　　　B. 6 小时后

C. 12 小时后　　　　D. 24 小时后

E. 36 小时后

【X/型/题】

1. 心肌梗死的生化改变有 ( )

A. 血肌红蛋白升高

B. 血 GOT 升高

C. 血 GPT 升高

D. 血 CPK 升高

E. 血 LDH 升高

2. 左冠状动脉前降支阻塞引起的心肌梗死区域是

( )

A. 左心室侧壁　　　B. 左心室前壁

C. 左心室后壁　　　D. 室间隔前 2/3

E. 室间隔后 1/3

3. 脑动脉粥样硬化可引起 ( )

A. 脑萎缩　　　　　B. 脑梗死

C. 脑脓肿　　　　　D. 脑出血

E. 动脉瘤

4. 动脉粥样硬化的继发性病变有 ( )

A. 钙化　　　　　　B. 斑块内出血

C. 溃疡形成　　　　D. 斑块破裂

E. 动脉瘤形成

二、填空题

1. 根据心肌梗死的范围和深度可分为_____和_____两个主要类型。

2. 冠心病临床可表现为_____、_____、_____和_____。

3. 动脉瘤可分为_____、_____和_____。

三、名词解释

1. 动脉瘤

2. 心肌梗死

四、简答题

心肌梗死的合并症有哪些?

五、病例分析

患者,男性,56岁。既往高血压、高血脂病史多年。三天前感觉胸前区剧烈疼痛,难以忍受,持续不缓解。根据你所学的知识,推测患者最可能的病变是_____,建议患者做的 进一步检查有_____、_____等。

第二节 高血压病

一、选择题

【A型题】

1. 高血压脑出血的好发部位是 ( )

   A. 小脑　　　　　　　　B. 脑干

   C. 内囊、基底节　　　　D. 海马

   E. 大脑

2. 原发性高血压最常累及的血管是 ( )

   A. 中动脉　　　　　　　B. 大动脉

   C. 细静脉　　　　　　　D. 细动脉

   E. 小静脉

3. 良性高血压病动脉病变期的主要病变特征是

   ( )

   A. 小动脉硬化　　　　　B. 动脉粥样硬化

   C. 细动脉硬化　　　　　D. 动脉中层钙化

   E. 动脉瘤形成

4. 原发性高血压失代偿期心脏的改变是 ( )

   A. 左心室壁增厚,左心室缩小

   B. 左心室扩张、离心性肥大

   C. 心脏增大,左心室缩小

   D. 左心室肉柱及乳头肌增粗

   E. 左心室向心性肥大

5. 急进型高血压患者常见的死亡原因不包括 ( )

   A. 尿毒症　　　　　　　B. 心力衰竭

   C. 脑出血　　　　　　　D. 呼吸衰竭

   E. 肾衰竭

6. 高血压病的发病因素不包括 ( )

   A. 遗传因素　　　　　　B. 高钠饮食

   C. 精神长期紧张　　　　D. 吸烟

   E. 细动脉长期痉挛

7. 良性高血压病的病变特点不包括 ( )

   A. 心脏向心性肥大

   B. 心脏离心性肥大

   C. 原发性颗粒性固缩肾

   D. 细动脉纤维素样坏死

   E. 细动脉玻璃样变

【X型题】

1. 急进型高血压的病变特点是 ( )

   A. 增生性小动脉硬化

   B. 动脉中层钙化

   C. 细动脉硬化

   D. 坏死性细动脉炎

   E. 动脉粥样硬化

2. 原发性高血压常见的脏器改变包括 ( )

   A. 脑水肿　　　　　　　B. 脑出血

   C. 心脏肥大　　　　　　D. 颗粒性固缩肾

   E. 脑软化

3. 恶性高血压的特点是 ( )

   A. 多见于青少年

   B. 血压常超过230/130mmHg

   C. 坏死性细动脉炎

   D. 细动脉玻璃样变

   E. 增生性小动脉硬化

二、名词解释

1. 原发性颗粒性固缩肾

2. 血压性心脏病

三、简答题

简述急进型高血压的病变特点。

第三节 风湿病

一、选择题

【A/型/题】

1. 下列关于风湿病的描述中，不正确的是 （ ）
   A. 风湿病是累及全身结缔组织的变态反应性疾病
   B. 与金黄色葡萄球菌感染有关
   C. 可引起风湿性关节炎
   D. 风湿性心内膜炎引起慢性心瓣膜病而严重影响心功能
   E. 皮下结节和环形红斑对临床诊断有帮助

2. 风湿病的特征性病理改变是 （ ）
   A. 浆液渗出
   B. 纤维蛋白渗出
   C. 结缔组织内 Aschoff 小体形成
   D. 炎细胞浸润
   E. 结缔组织黏液变性

3. 风湿性心内膜炎最常累及的瓣膜是 （ ）
   A. 二尖瓣
   B. 三尖瓣和肺动脉瓣
   C. 主动脉瓣
   D. 肺动脉瓣
   E. 三尖瓣

4. 风湿性心内膜炎病变后期出现的 McCallum 斑多见于心脏的 （ ）
   A. 左心室前壁
   B. 右心房前壁
   C. 左心房后壁
   D. 右心室前壁
   E. 二尖瓣口

5. 风湿性心肌炎 Aschoff 小体常见的部位是 （ ）
   A. 心肌细胞之间
   B. 心内膜下结缔组织
   C. 心包脏层血管旁
   D. 心肌间质血管旁
   E. 以上都不是

6. 风湿性心内膜炎心内膜赘生物的主要成分是 （ ）
   A. 风湿小体
   B. 肉芽组织
   C. 坏死组织
   D. 细菌团块
   E. 白色血栓

7. 风湿性关节炎的特点不包括 （ ）

   A. 大关节
   B. 游走性
   C. 小关节
   D. 浆液性炎
   E. 一般不留后遗症

【X/型/题】

1. 下列属于风湿病皮下结节的特点的是 （ ）
   A. 多见于大关节附近伸侧皮下
   B. 直径 0.5～2cm
   C. 圆形或椭圆形
   D. 常伴压痛
   E. 镜下为 Aschoff 小体

2. 下列关于风湿性肉芽肿的描述，正确的是 （ ）
   A. 病灶中心是纤维素样坏死
   B. 可见于心肌间质血管旁
   C. 特征性细胞是 Aschoff 细胞
   D. 常伴有淋巴细胞、浆细胞浸润
   E. 是风湿病的特征性病变，具有诊断意义

3. 风湿性心外膜炎的特点是 （ ）
   A. 浆液性炎
   B. 纤维素性炎/绒毛心
   C. 化脓性炎
   D. 出血性炎
   E. 可导致缩窄性心包炎

二、名词解释

Aschoff 小体

三、简答题

简述风湿病的基本病理变化。

第四节 感染性心内膜炎

一、选择题

【A/型/题】

1. 下列不属于急性感染性心内膜炎的特点是 （ ）
   A. 多由致病力弱的细菌引起
   B. 常是脓毒血症的并发症之一
   C. 主要累及二尖瓣或主动脉瓣
   D. 可致瓣膜穿孔
   E. 瓣膜表面的赘生物体积大、质地松脆

2. 关于急性感染性心内膜炎的瓣膜赘生物成分，下

列不正确的是 （ ）

A. 血小板及纤维蛋白

B. 多量细菌

C. 多量坏死组织

D. 多量中性粒细胞

E. 多量肉芽组织

3. 关于亚急性细菌性心内膜炎，下列不正确的是 （ ）

A. 常在正常的瓣膜上形成赘生物

B. 赘生物灰黄色，质松脆

C. 受累瓣膜易变形，发生溃疡和穿孔

D. 赘生物由血小板、纤维蛋白、细菌菌落、坏死组织和中性粒细胞组成

E. 底部可见肉芽组织增生

4. 亚急性细菌性心内膜炎的赘生物脱落后，最常栓塞部位是 （ ）

A. 肺　　　　　　B. 肾

C. 心脏　　　　　D. 肝

E. 皮肤

5. 关于亚急性细菌性心内膜炎，下列错误的是 （ ）

A. 多由毒力较强的金黄色葡萄球菌引起

B. 栓塞多为无菌性梗死

C. 可见 Osler 小结

D. 赘生物底部可见肉芽组织增生

E. 皮肤、黏膜和眼底小出血点

【B/型/题】

A. 原有病变的瓣膜

B. 正常的瓣膜

C. 无菌性梗死

D. 感染性梗死

E. 底部可见肉芽组织增生

1. 亚急性细菌性心内膜炎常发生于 （ ）

2. 急性细菌性心内膜炎常发生于 （ ）

3. 亚急性细菌性心内膜炎赘生物脱落引起的梗死为 （ ）

4. 急性细菌性心内膜炎赘生物脱落引起的梗死为 （ ）

二、名词解释

感染性心内膜炎

三、简答题

简述急性感染性心内膜炎与亚急性感染性心内膜炎的区别。

第五节　心瓣膜病

一、选择题

【A/型/题】

1. 心瓣膜病最常见的类型是 （ ）

A. 三尖瓣狭窄与关闭不全

B. 二尖瓣狭窄与关闭不全

C. 主动脉瓣狭窄

D. 主动脉瓣狭窄与关闭不全

E. 肺动脉瓣狭窄与关闭不全

2. 二尖瓣狭窄的患者的临床表现不包括 （ ）

A. 呼吸困难　　　　B. 下肢水肿

C. 颈静脉怒张　　　D. 水冲脉

E. 肝淤血、肿大

3. 下列不是二尖瓣狭窄患者的病变特点的是 （ ）

A. 左心房肥大　　　B. 左心室肥大

C. 右心房肥大　　　D. 右心室肥大

E. 肺淤血

4. 下列不是主动脉瓣关闭不全患者的病变特点的是 （ ）

A. 左心房肥大　　　B. 左心室肥大

C. 右心房肥大　　　D. "球形心"

E. 水冲脉

5. 下列不是二尖瓣关闭不全患者的病变特点的是 （ ）

A. 左心房肥大

B. 左心室肥大

C. 右心房肥大

D. 听诊心尖区可闻及舒张期隆隆样杂音

E. "靴形心"

6. 下列不是主动脉瓣狭窄患者的病变特点的是 （ ）

A. 左心房肥大　　　B. 左心室肥大

C. 右心房肥大　　　D. 脉压差加大

E. "靴形心"

【B 型题】

A. "靴形心"　　　　　　B. 水冲脉

C. "梨形心"　　　　　　D. "球形心"

1. 二尖瓣狭窄的心脏呈　　　　　　　　（　）

2. 二尖瓣关闭不全的心脏呈　　　　　　（　）

3. 主动脉瓣狭窄的心脏呈　　　　　　　（　）

4. 主动脉瓣关闭不全的患者表现为　　　（　）

二、填空题

心瓣膜病指心瓣膜因各种原因损伤后或先天性发育异常所造成的器质性病变，表现为 _____ 和（或）_____。

三、简答题

二尖瓣狭窄的血流改变、心脏改变及临床表现。

【参考答案】

第一节　动脉粥样硬化

一、选择题

【A 型题】

1. D

[解析] 高密度脂蛋白 HDL 和 HDL 胆固醇具有很强的抗动脉粥样硬化作用，与动脉粥样硬化的发病率呈负相关。

2. C

3. B

[解析] 冠状动脉粥样硬化以左冠状动脉前降支病变最常见，其次为右主干、左主干或左旋支、后降支。

4. E

[解析] 主动脉粥样硬化病变好发于主动脉的后壁及其分支开叉处，以腹主动脉病变最为严重，其次为胸主动脉、主动脉弓和升主动脉。

5. D

[解析] 心肌梗死最常见的部位是冠状动脉左前降支的供血区，即左室前壁、室间隔前 2/3 及前乳头肌内。

6. B

[解析] 一般梗死在 6 小时后肉眼才能辨认，梗死灶呈苍白色，8~9 小时后成土黄色。

【X 型题】

1. ABCDE

[解析] 心肌细胞受损后，肌红蛋白迅速从心肌细胞逸出入血。心肌细胞内的谷氨酸 – 草酰乙酸转氨酶（SGOT）、谷氨酸 – 丙酮酸转氨酶（SGPT）、肌酸磷酸激酶（CPK）、乳酸脱氢酶（LDH）也从损伤的细胞释放入血。

2. BD

[解析] 左冠状动脉前降支的供血区，即左室前壁、室间隔前 2/3 及前乳头肌内。

3. ABDE

4. ABCDE

[解析] 动脉粥样硬化的继发性病变有：斑块内出血，溃疡形成，斑块破裂，钙化，动脉瘤形成。

二、填空题

1. 心内膜下梗死；透壁性心肌梗死

2. 心绞痛；心肌梗死；心肌纤维化；冠状动脉性猝死

3. 真性动脉瘤；夹层动脉瘤；假性动脉瘤

三、名词解释

1. 动脉瘤是指动脉壁因局部病变（可因薄弱/弹性下降）而向外膨出，形成局限性永久性的扩张。

2. 心肌梗死是由于冠状动脉供血中断，引起供血区持续缺血而导致的较大范围的心肌坏死。通常是在冠状动脉粥样硬化病变基础上继发血栓形成或持续性痉挛所致。

四、简答题

心力衰竭，心脏破裂，室壁瘤，附壁血栓形成，心源性休克，急性心包炎，心律失常。

五、病例分析

心肌梗死，血清心肌酶检测，心电图

第二节　高血压病

一、选择题

【A 型题】

1. C

[解析] 高血压脑出血常发生于基底节、内囊，多见于基底节区域是因为供应该区域的豆纹动脉从大脑中动脉呈直角分支，直接受到大脑中动脉的压力较高的血流冲击和牵引，致豆纹动脉破裂出血。

2. D　3. C

[解析] 细动脉硬化是原发性高血压病的主要病变特征，表现为细动脉玻璃样变。

4. B

[解析] 高血压心脏病病变继续发展，肥大的心肌因供血不足而收缩力降低，发生失代偿逐渐出现心脏扩张，称离心性肥大。

5. D

[解析] 急进型高血压，病变进展迅速，患者多在一年内迅速发展为尿毒症而死亡，也可因脑出血或心力衰竭致死。

6. D

[解析] 高血压病的发病因素有：遗传因素，精神长期或反复处于紧张状态，高钠饮食，外周血管长期收缩痉挛。

7. D

[解析] 细动脉纤维素样坏死是恶性高血压的病变特点。

【X 型题】

1. AD

[解析] 急进型高血压的特征性病变是增生性小动脉硬化和坏死性细动脉炎。

2. ABCDE

3. ABCE

[解析] 细动脉玻璃样变是良性高血压的病变特点。

二、名词解释

1. 高血压时由于肾入球动脉和肌型小动脉硬化，致使受累肾单位因缺血而萎缩纤维化，病变相对较轻的肾单位代偿性肥大；肉眼观，肾脏体积缩小，质地变硬，表面呈细颗粒状，称为原发性颗粒性固缩肾。

2. 长期慢性高血压可引起心脏病，称为高血压性心脏病，主要表现为左心室肥大。由于血压持续升高，外周阻力增加，左心室因压力性负荷增加而发生代偿性肥大。心脏重量增加，左心室壁增厚，乳头肌和肉柱增粗变圆，但心腔不扩张，甚而缩小，称向心性肥大。若病变继续发展，肥大的心肌因供血不足而收缩力降低，发生失代偿逐渐出现心脏扩张，称离心性肥大。

三、简答题

急进型高血压，又称为恶性高血压，多见于青少年，血压显著升高，常超过 230/130mmHg，病变进展迅速，患者多在一年内迅速发展为尿毒症而死亡，也可因脑出血或心力衰竭致死。特征性的病理改变是增生性小动脉硬化和坏死性细动脉炎。

第三节　风湿病

一、选择题

【A 型题】

1. B

[解析] 风湿病的发生与咽喉部 A 组乙型溶血性链球菌感染有关，而非与金黄色葡萄球菌感染有关。

2. C

[解析] Aschoff 小体是由聚集于纤维素样坏死灶内的成群的风湿细胞构成，Aschoff 小体形成是风湿病的特征性病理改变。

3. A

[解析] 风湿性心内膜炎主要累及心瓣膜，瓣膜病变以二尖瓣最多见，其次为二尖瓣和主动脉瓣联合受累。

4. C

[解析] 慢性心瓣膜病病变（瓣膜口狭窄或关闭不全），由于受血流反流冲击较重，可引起左心房后壁灶状内膜增厚，称为 McCallum 斑。

5. D

[解析] 风湿性心肌炎病变主要累及心肌间质结缔组织，在间质血管附近可见 Aschoff 小体和少量的淋巴细胞浸润。

6. E

[解析] 风湿性心内膜炎心内膜赘生物的主要成分是血小板、纤维素构成的白色血栓。

7. C

[解析] 风湿性关节炎的临床特征是游走性、反复发作性多关节炎。最常侵犯膝、踝、肩、腕、肘等大关节。一般不留后遗症。

【X 型题】

1. ABCE

[解析] 风湿病皮下结节多见于关节附近的伸侧面皮下结缔组织，直径 0.5～2cm，呈圆形或椭圆形，质硬、无压痛的结节。光镜下结节中心为大片的纤维素样坏死物，周围呈放射状排列的 Aschoff 细胞构成的 Aschoff 小体。

2. ABCDE

3. ABE

[解析] 风湿性心外膜炎呈浆液性炎或纤维素性炎，当渗出以纤维素为主时，覆盖于心外膜表面的纤维素可因心脏的不停搏动和牵拉而形成绒毛状外观，称为绒毛心，若渗出的大量纤维素不能被溶解吸收，则发生机化，使心外膜脏层和壁层互相粘连，形成缩窄性心外膜炎。

二、名词解释

Aschoff 小体是由纤维素样坏死灶和周围成群的风湿细胞构成。风湿细胞也称 Aschoff 细胞，由增生的巨噬细胞吞噬纤维素样坏死物质转变而来。风湿细胞体积大，类圆形、胞质丰富；核大，圆形或卵圆形，核膜清晰，染色质集中于中央，核的横切面似枭眼状，纵切面像毛虫状，可见多核 Aschoff 巨细胞。

三、简答题

(1) 变质渗出期　表现为结缔组织基质的黏液样变性和胶原纤维的纤维素样坏死，伴淋巴细胞、浆细胞、单核细胞浸润。

(2) 增生期或肉芽肿期　此期的特点是变质渗出期病变基础上形成具有特征性的肉芽肿性病变，称为 Aschoff 小体。

(3) 瘢痕期或愈合期　Aschoff 小体内的坏死细胞逐渐被吸收，Aschoff 细胞变为纤维细胞，使风湿小体逐渐纤维化，最后形成梭形小瘢痕。

第四节　感染性心内膜炎

一、选择题

【A 型题】

1. A

[解析] 急性感染性心内膜炎主要是由于致病力强的化脓菌（如金黄色葡萄球菌、溶血性链球菌、肺炎球菌等）引起。

2. E

[解析] 急性感染性心内膜炎的瓣膜赘生物成分主要由脓性渗出物（中性粒细胞）、血栓（血小板及纤维蛋白）、坏死组织和大量细菌菌落混合而形成的。

3. A

[解析] 亚急性细菌性心内膜炎病变特点是常在原有病变的瓣膜上形成赘生物。

4. B

[解析] 亚急性细菌性心内膜炎的赘生物脱落形成栓子，可引起动脉性栓塞，栓塞多见于脑、肾、脾等。

5. A

[解析] 亚急性细菌性心内膜炎主要由毒力较弱的草绿色葡萄球菌、肠球菌、革兰阴性杆菌等引起。

【B 型题】

1. A　2. B　3. C　4. D

[解析] 急性感染性心内膜炎主要是由于致病力强的化脓菌（如金黄色葡萄球菌）引起，正常的瓣膜常可被侵犯，由于细菌致病力强，赘生物中细菌数量多，赘生物脱落引起的梗死为感染性梗死；而亚急性细菌性心内膜炎主要由毒力较弱的草绿色葡萄球菌引起，往往只侵犯原有病变的瓣膜，由于细菌致病力弱，赘生物中细菌数量少，赘生物脱落引起的梗死为无菌性梗死。

二、名词解释

感染性心内膜炎是由病原微生物经血行途径直接侵袭心内膜、心瓣膜而引起的炎症性疾病，常伴赘生物形成。常见病原体为链球菌，葡萄球菌（尤其金黄色葡萄球菌）和肠球菌。可分为急性和亚急性感染性心内膜炎两种。

三、简答题

急性与亚急性感染性心内膜炎的比较

	急性	亚急性
临床过程	数周	数月
病原体	毒力较强的化脓菌	毒力较弱的细菌
受累瓣膜	原来正常瓣膜	原有病变的瓣膜
	多合并穿孔	可合并穿孔
赘生物	较大，含大量细菌、	较小，少量细菌、
	中性白细胞、坏死物	中性白细胞
栓塞表现	感染性梗死	无菌性梗死

第五节　心瓣膜病

一、选择题

【A 型题】

1. B

2. D

[解析] 水冲脉是主动脉瓣关闭不全患者的临床表现，不是二尖瓣狭窄的患者的临床表现。

3. B

[解析] 二尖瓣狭窄患者由于血液从左心房进入左心室受阻，左心室血容量减少，左心室略缩小。

4. D

[解析] "球形心"是二尖瓣关闭不全患者的病变特点。

5. E

[解析] 二尖瓣关闭不全患者的病变特点是左右心房心室均肥大扩张，呈"球形心"，"靴形心"是主动脉瓣狭窄患者的病变特点，主动脉瓣狭窄后左心室排血受阻，左心室发生代偿性肥大，室壁增厚，左心室肥大显著，X 线显示左室影更加突出。

6. D

[解析] 脉压差加大是主动脉瓣关闭不全患者的病变特点，不是主动脉瓣狭窄患者的病变特点。舒张期，由于主动脉瓣关闭不全，主动脉部分血液反流至左心室，以致舒张压下降，脉压差加大。

【B 型题】

1. C　2. D　3. A　4. B

二、填空题

瓣膜口狭窄；瓣膜口关闭不全

三、简答题

二尖瓣狭窄时，左心收缩期血液从左心房进入左心室受阻，加上接纳肺静脉的血液，左心房血容量较正常增多，久之出现左心房代偿性肥大，左心失代偿（左心衰竭）后，肺淤血，右心室及右心房代偿性肥大，右心衰竭和体循环淤血。

临床表现：左心衰竭肺淤血临床可出现呼吸困难、发绀、咳出带血的泡沫痰；右心衰竭时体循环淤血可出现颈静脉怒张，肝淤血肿大，下肢水肿及浆膜腔积液等症状。听诊心尖区可闻及舒张期隆隆样杂音。X 线显示左心房、右心房、右心室增大，晚期左心室略缩小，心脏是"三大一小"，为倒置的"梨形心"。

（李　扬）

第八章　呼吸系统疾病

【同步习题】

第一节　呼吸道和肺炎症性疾病

一、选择题

【A型题】

1. 严重病例，肺泡腔内易形成透明膜的是 （　　）
   A. 大叶性肺炎
   B. 支气管肺炎
   C. 病毒性肺炎
   D. 支原体肺炎
   E. 衣原体肺炎

2. 下列不是病毒性肺炎的特点的是 （　　）
   A. 为急性间质性肺炎
   B. 肺泡壁明显增厚，血管扩张、充血，间质炎症细胞浸润，肺泡间隔增宽
   C. 病变位于肺间质，支气管、细支气管壁及周围
   D. 为急性化脓性炎症
   E. 上皮细胞内可找到病毒包涵体是诊断的重要依据

3. 关于上呼吸道炎症的描述错误的是 （　　）
   A. 急性病毒性鼻炎最常见由鼻病毒引起
   B. 过敏性鼻炎镜下常见较多嗜酸性粒细胞浸润
   C. 白喉杆菌引起的喉炎为假膜性炎
   D. 急性气管支气管炎常见于婴儿
   E. 急性细支气管炎易出现管腔阻塞

4. 大叶性肺炎时肺泡腔内主要渗出的是 （　　）
   A. 浆液
   B. 纤维素
   C. 红细胞
   D. 中性粒细胞
   E. 巨噬细胞

5. 大叶性肺炎的病变范围描述错误的是 （　　）
   A. 累及肺大叶全部
   B. 累及肺大叶大部
   C. 常累及双下肺
   D. 可累及多个肺叶
   E. 常累及胸膜

6. 大叶性肺炎的好发人群是 （　　）
   A. 婴幼儿
   B. 儿童
   C. 青壮年
   D. 老年
   E. 久病卧床者

7. 下列关于大叶性肺炎的特征，错误的是 （　　）
   A. 患者常有胸痛及咳铁锈色痰
   B. 可发生肺肉质变
   C. 受累肺叶通气良好
   D. 由细菌感染引起
   E. 为纤维素性炎

8. 不符合大叶性肺炎的描述是 （　　）
   A. 常由肺炎球菌引起
   B. X线检查显示肺大片阴影
   C. 炎症不破坏肺泡壁结构
   D. 以中性粒细胞渗出为特点
   E. 病程约为一周

9. 下列不是大叶性肺炎的特征的是 （　　）
   A. 病变以细支气管为中心
   B. 不破坏肺泡壁结构
   C. 常累及胸膜
   D. 可继发肺肉质变
   E. 可继发肺脓肿和脓胸

10. 下面关于大叶性肺炎不正确的说法是 （　　）
    A. 病变常累及肺大叶的全部或大部
    B. 主要由肺炎球菌引起的以肺泡内纤维素渗出

为主的炎症

   C. 肺泡腔内渗出物为大量红细胞、中性粒细胞和巨噬细胞

   D. 肺泡壁结构通常不被破坏

   E. 脏层胸膜纤维素渗出

11. 大叶性肺炎红色肝样变期的主要特征是 （　　）

   A. 大量的浆液渗出

   B. 大量的纤维素渗出

   C. 大量的红细胞渗出

   D. 大量的中性粒细胞渗出

   E. 肺泡壁明显受压

12. 关于大叶性肺炎红色肝样变期病理变化，错误的是 （　　）

   A. 表面暗红，质实如肝

   B. 肺泡壁毛细血管充血

   C. 肺泡腔内大量纤维素渗出

   D. 肺泡腔内有较多红细胞

   E. 患者缺氧严重

13. 大叶性肺炎患者发绀症状最明显的是 （　　）

   A. 起病初期　　　　B. 充血水肿期

   C. 红色肝样变期　　D. 灰色肝样变期

   E. 溶解消散期

14. 大叶性肺炎灰色肝样变期的病理变化不包括 （　　）

   A. 肺泡壁毛细血管充血明显

   B. 肺泡腔内大量纤维素渗出

   C. 肺泡腔内可有红细胞

   D. 肺泡腔内可有中性粒细胞渗出

   E. 纤维素通过肺泡间孔

15. 易并发肺肉质变的肺部疾病是 （　　）

   A. 大叶性肺炎　　　B. 小叶性肺炎

   C. 病毒性肺炎　　　D. 支原体肺炎

   E. 军团菌肺炎

16. 下列不属于大叶性肺炎的常见并发症的是 （　　）

   A. 肺肉质变

   B. 肺脓肿

   C. 脓胸

   D. 败血症或脓毒败血症

   E. 肺心病

17. 大叶性肺炎发生肺肉质变的原因是 （　　）

   A. 肺炎球菌毒力强

   B. 合并出血性梗死

   C. 纤维素无法咳出

   D. 渗出的红细胞过多

   E. 渗出的中性粒细胞数量少

18. 大叶性肺炎患者咳铁锈色痰最常出现在 （　　）

   A. 充血水肿期　　　B. 红色肝样变期

   C. 灰色肝样变期　　D. 溶解消散期

   E. 病变恢复期

19. 男，80岁，常年卧床，近几天发热、咳嗽，咳黏液脓性痰。查体：双肺下叶闻及湿啰音。X线示双肺不规则小片状模糊阴影，该患者肺部病变最有可能是 （　　）

   A. 大叶性肺炎　　　B. 小叶性肺炎

   C. 慢性支气管炎　　D. 肺结核

   E. 支气管扩张

20. 小叶性肺炎属于 （　　）

   A. 浆液性炎　　　　B. 纤维素性炎

   C. 化脓性炎　　　　D. 出血性炎

   E. 变质性炎

21. 不属于小叶性肺炎的是 （　　）

   A. 吸入性肺炎　　　B. 坠积性肺炎

   C. 手术后肺炎　　　D. 麻疹后肺炎

   E. 支原体肺炎

22. 小叶性肺炎的病变范围是 （　　）

   A. 以支气管为中心

   B. 以小支气管为中心

   C. 以细支气管为中心

   D. 以肺泡管为中心

   E. 以肺泡为中心

23. 下列不符合小叶性肺炎的特点是 （　　）

   A. 病变直径多在1cm左右

   B. 病变以肺的背部和下部较重

   C. 可导致心力衰竭

   D. 可引起肺脓肿

   E. 病灶可融合发展为肺肉质变

24. 不符合小叶性肺炎的描述是 （　　）

   A. 常由多种细菌混合感染引起

   B. 病灶以细支气管为中心

C. 好发于婴幼儿和年老体弱者

D. 变态反应较明显

E. 合并症较多

25. 关于大叶性肺炎和小叶性肺炎的异同点错误的是

（　　）

A. 都由细菌引起

B. 大叶性肺炎对组织的破坏较轻

C. 变态反应在小叶性肺炎的发病起重要作用

D. 小叶性肺炎的好发人群常有基础疾病

E. 小叶性肺炎的并发症更多更严重

26. 小叶性肺炎常见的并发症不包括　（　　）

A. 支气管扩张　　　　　B. 肺褐色硬化

C. 肺脓肿　　　　　　　D. 呼吸衰竭

E. 急性心力衰竭

27. 小叶性肺炎最严重的并发症是　（　　）

A. 大叶性肺炎　　　　　B. 脓毒败血症

C. 肺脓肿　　　　　　　D. 脓胸

E. 急性心力衰竭

28. 女，1岁，高热、咳嗽、呼吸困难5天，抢救无效死亡。尸体解剖见双肺散在多个小实变区，镜下小支气管上皮坏死脱落，细支气管周围肺泡腔内有炎性渗出物。该例应诊断为　（　　）

A. 大叶性肺炎

B. 小叶性肺炎

C. 病毒性肺炎

D. 严重急性呼吸综合征

E. 支原体肺炎

29. 下列不是军团菌肺炎的特点是　（　　）

A. 传染源是人、水源

B. 常见于军队

C. 属纤维素性化脓性炎

D. 缺乏特异性症状和体征

E. 病死率较高

30. 肺炎时肺泡上皮细胞形成巨细胞、透明膜形成常见于　（　　）

A. 链球菌性肺炎　　　　B. 葡萄球菌性肺炎

C. 军团菌肺炎　　　　　D. 病毒性肺炎

E. 支原体性肺炎

31. 病毒性肺炎最常见的病原体是　（　　）

A. 鼻病毒　　　　　　　B. 流感病毒

C. 副流感病毒　　　　　D. EB病毒

E. 呼吸道合胞病毒

32. 关于病毒性肺炎的描述错误的是

A. 常见病因是流感病毒

B. 多由上呼吸道病毒感染蔓延引起

C. 炎症主要累及肺间质

D. 一般肺泡内渗出物较少

E. 包涵体出现是诊断必要条件

33. 病毒性肺炎的特征不包括　（　　）

A. 属于间质性肺炎

B. 可有透明膜形成

C. 以浆液渗出为主

D. 较多淋巴细胞及浆细胞浸润

E. 一般无肺实变体征

34. 确诊病毒性肺炎的主要病理形态学依据是

（　　）

A. 淋巴细胞、单核细胞浸润

B. 巨细胞形成

C. 肺泡上皮细胞增生

D. 透明膜形成

E. 找到病毒包涵体

35. 下列不是严重急性呼吸综合征的特点是　（　　）

A. 属于急性传染病

B. 病原体为SARS冠状病毒

C. 以近距离空气飞沫传播为主

D. 病变局限于肺部

E. 主要表现为弥漫性肺泡损伤

36. 确诊肺炎支原体的主要依据是　（　　）

A. 支原体感染流行状况

B. 特征性临床表现

C. 血清学检查

D. 病原学检查

E. 影像学检查

37. 符合支原体肺炎的病变特点是　（　　）

A. 肺的纤维素性炎

B. 干酪样肺炎

C. 透明膜形成

D. 化脓性炎

E. 间质性肺炎

【B/型/题】

　A. 纤维素性炎

　B. 化脓性炎

　C. 出血性炎

　D. 纤维素性化脓性炎

　E. 间质性炎

　F. 慢性肉芽肿性炎

1. 大叶性肺炎属于　　　　　　　　　　　　（　　）

2. 小叶性肺炎属于　　　　　　　　　　　　（　　）

3. 军团菌肺炎属于　　　　　　　　　　　　（　　）

4. 病毒性肺炎属于　　　　　　　　　　　　（　　）

【X/型/题】

1. 大叶性肺炎的特点是　　　　　　　　　　（　　）

　A. 急性纤维素性渗出性炎症

　B. 多见于青壮年，起病急骤，寒战、高热和白细胞升高

　C. 90%以上病例由肺炎链球菌引起

　D. 炎症的变质性和增生性改变不明显

　E. 肺实质结构常明显破坏

2. 病毒性肺炎常见的镜下表现有　　　　　　（　　）

　A. 支气管壁、肺泡壁充血水肿

　B. 浸润的炎症细胞以淋巴细胞、单核细胞为主

　C. 肺泡腔内渗出一般较明显

　D. 部分病例可形成透明膜

　E. 病毒包涵体是诊断病毒性肺炎的必要条件

二、名词解释

肺肉质变

三、简答题

大叶性肺炎和小叶性肺炎临床病理特征的鉴别要点。

四、病例分析题

男，26岁，某日足球比赛淋雨后出现寒战、高热，数日后有胸痛及咳铁锈色痰。既往病史：三岁时曾患结核，后治愈。有吸烟史8年，每日10~20支。

请分析：

1. 该患者最可能患的疾病是　　　　　　　　（　　）

　A. SARS　　　　　　　　B. 继发性肺结核

　C. 大叶性肺炎　　　　　D. 小叶性肺炎

　E. 原发性肺结核　　　　F. 肺癌

　G. 支气管扩张症

2. 根据你所作出的诊断回答下列问题：

（1）该疾病的主要病理改变特征是＿＿＿＿＿。

（2）患者胸痛的原因是＿＿＿＿＿；铁锈色痰的原因是＿＿＿＿＿。

第二节　慢性阻塞性肺疾病

一、选择题

【A/型/题】

1. 女，35岁，咳嗽、咳痰10年，间歇咯血，咯血量与体位相关，体检左下肺背部闻及湿啰音，杵状指（+）。诊断应首先考虑　　　　　　（　　）

　A. 肺结核　　　　　　　B. 慢性支气管炎

　C. 慢性肺脓肿　　　　　D. 支气管扩张症

　E. 肺心病

2. 下列哪种疾病最常表现出反复大量咯血　（　　）

　A. 肺气肿　　　　　　　B. 肺炎

　C. 支气管扩张症　　　　D. 肺源性心脏病

　E. 硅肺

3. 慢性支气管炎的病变性质是　　　　　　（　　）

　A. 黏液性炎

　B. 慢性非特异性炎症

　C. 浆液性炎症

　D. 增生性炎症

　E. 化脓性炎症

4. 最常见的慢性阻塞性肺病是　　　　　　（　　）

　A. 支气管扩张症

　B. 慢性支气管炎

　C. 支气管哮喘

　D. 肺气肿

　E. 肺癌压迫大支气管

5. 不属于慢性支气管炎的特征是　　　　　（　　）

　A. 属于常见病、多发病

　B. 中老年人常见

　C. 反复发作的咳嗽、咳痰

　D. 不伴有喘息

　E. 症状每年至少持续3个月，连续2年以上

6. 关于慢性支气管炎患者咳痰一般为　　　（　　）

　A. 咳铁锈色痰

B. 咳血丝痰

C. 咳黏液泡沫痰

D. 咳黏液脓痰

E. 咳黄绿色脓痰

7. 慢性支气管炎伴哮喘的主要因素是　　（　　）

    A. 支气管黏膜内杯状细胞增多

    B. 支气管黏膜水肿

    C. 支气管壁平滑肌痉挛

    D. 支气管腔内黏液增多

    E. 支气管管壁炎细胞浸润

8. 关于慢性支气管炎的描述错误的是　　（　　）

    A. 黏膜上皮变性坏死脱落

    B. 支气管壁充血水肿，淋巴细胞、浆细胞浸润

    C. 黏膜腺体增生肥大

    D. 支气管壁平滑肌断裂、萎缩

    E. 是一种由呼吸道过敏引起的以支气管可逆性发作性痉挛为特征的慢性阻塞性炎性疾病

9. 慢性支气管炎患者通气功能障碍的病变基础是

    （　　）

    A. 支气管上皮损伤

    B. 小气道阻塞

    C. 黏液腺增生

    D. 黏液分泌增多

    E. 气管软骨变性萎缩

10. 慢性支气管炎咳嗽咳痰的病理基础不包括

    （　　）

    A. 支气管软骨萎缩或骨化

    B. 杯状细胞增多

    C. 黏液腺化生

    D. 黏液腺增生肥大

    E. 管壁充血水肿伴炎性渗出

11. 慢性支气管炎的病因不包括　　（　　）

    A. 病毒和细菌感染

    B. 遗传因素

    C. 吸烟

    D. 空气污染与过敏因素

    E. 机体抵抗力降低

12. 男，55岁，咳痰10余年，冬春季明显。有吸烟史30余年。体查示桶状胸，两肺闻及少量湿啰音，则该病例可诊断为　　（　　）

A. 小叶性肺炎

B. 支气管扩张症

C. 慢性支气管炎合并肺气肿

D. 肺结核

E. 肺癌

13. 关于支气管哮喘镜下病理变化错误的是　　（　　）

    A. 黏液栓中常可见夏科-莱登（Charcot-Leyden）结晶

    B. 支气管壁平滑肌增生肥大

    C. 黏膜上皮脱落，黏液腺增生

    D. 支气管壁大量肥大细胞及嗜碱性粒细胞浸润

    E. 病变支气管壁充血、水肿及黏液分泌增加

14. 引起支气管哮喘发作的主要机制是　　（　　）

    A. 管壁炎性水肿

    B. 黏膜上皮损伤

    C. 腔内黏液栓阻塞

    D. 支气管壁平滑肌痉挛

    E. 黏膜上皮杯状细胞增多、黏液腺增生

15. 关于支气管哮喘的描述，不正确的是　　（　　）

    A. 发作间期可完全无症状

    B. 患者大多具有特异性变态反应体质

    C. 为可逆性发作性疾病

    D. 伴有哮鸣音

    E. 表现为发作性吸气性呼吸困难

16. 支气管哮喘的转归不正确的是　　（　　）

    A. 一般不能自行缓解

    B. 抗炎药物治疗有效

    C. 可致胸廓变形

    D. 可致弥漫性肺气肿

    E. 可合并自发性气胸

17. 肺气肿的病变部位发生在　　（　　）

    A. 肺泡

    B. 支气管

    C. 呼吸性细支气管以远肺组织

    D. 管径<2mm的小支气管

    E. 终末细支气管

18. 下列疾病不会引起肺气肿的是　　（　　）

    A. 慢性支气管炎

    B. 大叶性肺炎

    C. 支气管扩张症

D. 支气管哮喘

E. 尘肺

19. 引起肺气肿最常见的病因是　　　　（　　）
　　A. 吸烟
　　B. 空气污染
　　C. α_1-抗胰蛋白酶缺乏
　　D. 慢性支气管炎
　　E. 尘肺

20. 关于慢性阻塞性肺气肿大体描述错误的是
　　　　　　　　　　　　　　　　（　　）
　　A. 体积膨胀
　　B. 边缘顿圆
　　C. 表面有肋骨压痕
　　D. 切面蜂窝状
　　E. 柔软弹性增强

21. 女，70岁，慢性支气管炎病史10余年，近来感觉胸闷、呼吸困难，X线检查见肺野扩大、横膈下降、透明度增加。该患者的诊断是（　　）
　　A. 慢性支气管炎
　　B. 支气管扩张
　　C. 支气管哮喘
　　D. 肺气肿
　　E. 慢性肺源性心脏病

22. 支气管扩张症最重要的病变基础是（　　）
　　A. 支气管周围肺纤维化
　　B. 气管管腔阻塞或狭窄
　　C. 先天性支气管发育畸形
　　D. 支气管周围肺组织实变
　　E. 支气管壁支撑结构破坏

23. 关于支气管扩张症的特征，错误的是（　　）
　　A. 多发生于叶及段等大支气管
　　B. 肺脓肿为其常见合并症
　　C. 支气管壁的炎症损伤是主要发病基础
　　D. 临床表现咳大量脓痰及反复咯血
　　E. 可发展为慢性肺源性心脏病

24. 支气管扩张症引起慢性肺源性心脏病的主要原因是　　　　　　　　　　　　　（　　）
　　A. 慢性阻塞性细支气管炎
　　B. 炎症破坏支气管壁结构
　　C. 细支气管炎及其周围炎

D. 肺组织高度纤维化

E. 支气管壁腺体肥大、增生

25. 男，30岁，咳嗽、大量脓痰及反复咯血1年，年幼时曾患麻疹性肺炎。胸部CT显示左下肺支气管呈圆柱状或囊状扩张，并延伸至脏层胸膜下。则该患者可诊断为　　　　　　（　　）
　　A. 慢性支气管炎
　　B. 支气管哮喘
　　C. 先天性支气管发育畸形
　　D. 支气管扩张症
　　E. 支气管结核

26. 全腺泡性肺气肿常见于　　　　　（　　）
　　A. 早产新生儿
　　B. 老年人
　　C. 长期吸烟者
　　D. 先天性α_1-抗胰蛋白酶缺乏者
　　E. 免疫缺陷者

27. 不引起病变肺重量增加的疾病是（　　）
　　A. 大叶性肺炎
　　B. 成人呼吸窘迫综合征
　　C. 肺气肿
　　D. 肺梗死
　　E. 肺癌

【B型题】

　　A. 腺泡中央型肺气肿
　　B. 腺泡周围型肺气肿
　　C. 全腺泡型肺气肿
　　D. 间质性肺气肿
　　E. 斑痕旁肺气肿
　　F. 代偿性肺气肿

1. 主要累及呼吸性细支气管的肺气肿为（　　）
2. 在小叶间隔与肺膜连接处形成串珠状小气泡，应诊断为　　　　　　　　　　　（　　）
3. 肺叶切除后，残余肺组织过度充气称为（　　）
4. 肺腺泡各部分均累及的肺气肿为（　　）

【X型题】

1. 下列哪些属于真性肺气肿　　　　（　　）
　　A. 肺泡性肺气肿　　　　B. 大泡性肺气肿
　　C. 瘢痕旁肺气肿　　　　D. 老年性肺气肿

E. 间质性肺气肿

2. 慢性阻塞性肺疾病包括 （　　）

    A. 慢性支气管炎   B. 肺气肿

    C. 支气管扩张症   D. 支气管哮喘

    E. 肺硅沉着病

3. 慢性支气管炎镜下常见的化生有 （　　）

    A. 鳞状上皮化生   B. 移行上皮化生

    C. 黏液腺化生   D. 嗜酸细胞化生

    E. 肠上皮化生

4. 支气管哮喘的发病机制有 （　　）

    A. 机体的特应性

    B. 多种炎症介质和细胞因子也参与反应过程

    C. 气道壁的炎性增生

    D. 气道的高反应性

    E. 可为速发性反应或迟发型反应

5. 肺气肿的发病机制包括 （　　）

    A. 鳞状上皮化生

    B. 肺泡壁破坏、弹性减弱

    C. 气道的狭窄、阻塞

    D. 弹性蛋白酶增多

    E. 先天性性 α_1 - 抗胰蛋白酶缺乏

二、名词解释

1. 全腺泡型肺气肿

2. 肺大疱

三、简答题

慢性支气管炎镜下主要病理变化。

第三节 肺尘埃沉着病

一、选择题

【A/型/题】

1. 关于肺硅沉着病下列不正确的是 （　　）

    A. 肺及肺门淋巴结内硅结节形成

    B. 在尘肺中最常见、进展最快、危害最严重

    C. 肺间质弥漫性纤维化

    D. 易并发硅肺结核病

    E. 易并发恶性胸膜间皮瘤

2. 最易引起肺部病变的硅尘颗粒大小是 （　　）

    A. 1μm   B. 2μm

    C. 3μm   D. 5μm

    E. 7μm

3. 早期硅结节的主要细胞成分是 （　　）

    A. 淋巴细胞   B. 成纤维细胞

    C. 浆细胞   D. 巨噬细胞

    E. 嗜酸性粒细胞

4. 肺硅沉着病最早的病变出现在 （　　）

    A. 两肺上叶   B. 肺门淋巴结

    C. 两肺下叶   D. 两肺背段

    E. 胸膜

5. 肺硅沉着病的基本病变是 （　　）

    A. 硅结节形成和肺组织弥漫纤维化

    B. 支气管变形损毁

    C. 硅结节形成并梗死

    D. 肺部空洞形成

    E. 弥漫胸膜纤维化

6. 以下不是肺硅沉着病分期的特点是 （　　）

    A. Ⅰ期硅肺以淋巴结内引起硅结节为特点

    B. Ⅱ期硅肺硅结节散布于双肺

    C. Ⅱ期硅肺总的病变范围不超过全肺的1/2

    D. Ⅲ期硅肺肺内结节直径超过2cm

    E. Ⅲ期硅肺新鲜肺标本可竖立

7. 关于肺硅沉着病的描述错误的是 （　　）

    A. 长期吸入游离的二氧化硅引起

    B. 发病机制与巨噬细胞有关

    C. 及时脱离硅尘环境可防止病情发展

    D. 易合并肺部感染

    E. 晚期可导致慢性肺源性心脏病

8. 男，65岁，呼吸困难持续加重10年，曾伴有消瘦及午后潮热，后因右心衰竭治疗无效死亡。曾在采石厂工作20年。尸体解剖见双肺组织内多个灰白色结节样病变，较大的结节中心部有坏死，形成空洞，则该病例肺部疾病最可能为 （　　）

    A. 肺结核   B. 肺硅沉着病

    C. 硅肺结核病   D. 肺石棉沉着病

    E. 肺癌

9. 肺石棉沉着病并发的最常见的恶性肿瘤是 （　　）

    A. 喉癌   B. 肺癌

    C. 食管癌   D. 胃癌

    E. 恶性胸膜间皮瘤

10. 石棉肺的病理诊断依据是 （　）

    A. 闭塞性小动脉内膜炎

    B. 出现腺样肺泡

    C. 脱屑性肺泡炎

    D. 胸膜弥漫结节状增厚

    E. 弥漫性纤维化的肺组织内可见石棉小体

【X/型/题】

1. 肺硅沉着病引起慢性肺源性心脏病的机制包括

    （　）

    A. 肺间质广泛纤维化

    B. 肺毛细血管床减少

    C. 闭塞性血管内膜炎

    D. 肺小动脉痉挛

    E. 支气管扩张

2. 肺硅沉着病的并发症包括 （　）

    A. 恶性胸膜间皮瘤

    B. 慢性肺源性心脏病

    C. 阻塞性肺气肿

    D. 肺结核病

    E. 肺部感染

二、名词解释

硅结节

第四节　慢性肺源性心脏病

一、选择题

【A/型/题】

1. 下列疾病不易导致肺动脉高压的是 （　）

    A. 支气管扩张症

    B. 肺气肿

    C. 肺结核

    D. 肺硅沉着病

    E. 纤维素性肺炎

2. 慢性肺源性心脏病发病机制的核心内容是 （　）

    A. 肺循环阻力增加

    B. 体循环阻力增加

    C. 血气交换障碍

    D. 肺组织塌陷

E. 气道阻塞

3. 引起慢性肺源性心脏病最常见的原因是 （　）

    A. 肺硅沉着病

    B. 慢性肺结核

    C. 支气管哮喘

    D. 支气管扩张症

    E. 慢性支气管炎并发阻塞性肺气肿

4. 下列不是慢性肺源性心脏病的心脏改变是 （　）

    A. 右心室乳头肌增粗

    B. 室上嵴增厚、增粗

    C. 心尖钝圆，肥厚

    D. 左心室扩张

    E. 肺动脉圆锥膨隆

5. 下列疾病可引起慢性肺源性心脏病的是 （　）

    A. 支气管肺炎

    B. 间质性肺炎

    C. 大叶性肺炎

    D. 慢性支气管炎

    E. 肺癌

6. 诊断慢性肺源性心脏病的主要病理标准是

    （　）

    A. 肺动脉圆锥显著膨隆

    B. 右心室扩张

    C. 肺动脉下 2cm 处右心室前壁厚超过 5mm

    D. 横位心

    E. 心尖钝圆

7. 下列病变能引起明显的右心肥大的是 （　）

    A. 肺心病

    B. 二尖瓣狭窄

    C. 二尖瓣关闭不全

    D. 主动脉瓣狭窄

    E. 主动脉瓣关闭不全

8. 下列不属于慢性肺源性心脏病患者的表现是

    （　）

    A. 呼吸困难、发绀

    B. 肺栓塞

    C. 双下肢水肿

    D. 槟榔肝

    E. 肺性脑病

【X/型/题】

以下疾病可引起慢性肺源性心脏病的是 （ ）

    A. 慢性支气管炎

    B. 支气管扩张症

    C. 胸膜广泛粘连

    D. 肺气肿

    E. 胸廓畸形

    F. 肺癌

    G. 小叶性肺炎

二、病例分析题

患者，男，70岁，慢性支气管炎伴阻塞性肺气肿20余年，加重一年，治疗无效死亡。尸体解剖见双肺体积增大，充气膨胀，表面见肋骨压痕。右心室壁明显增厚，右心腔扩张，乳头肌及肉柱显著增粗，肺动脉圆锥膨隆，左心及各瓣膜未见明显病变。肝大、腹水，双下肢浮肿。

1. 该病例心脏病变的诊断是＿＿＿＿＿＿＿。

2. 该诊断的病理形态标准是＿＿＿＿＿＿＿。

3. 该例的病因是＿＿＿＿＿＿＿。

4. 该诊断的发病机制的核心内容是＿＿＿＿＿＿。

第五节　呼吸窘迫综合征

一、选择题

【A/型/题】

1. 成人呼吸窘迫综合征发病的核心机制是 （ ）

    A. 呼吸膜损伤

    B. 微血栓形成

    C. 缺氧

    D. 肺泡活性物质合成减少

    E. 肺泡壁充血水肿

2. 成人呼吸窘迫综合征早期最有诊断意义的病理变化是 （ ）

    A. 肺不张

    B. 透明膜形成

    C. 肺泡腔充满水肿液

    D. 肺泡壁充血

    E. 微血栓形成

3. 新生儿呼吸窘迫综合征的主要病理变化是 （ ）

    A. 肺泡壁充血水肿　　　B. 肺泡内出血

    C. 肺透明膜形成　　　　D. 肺不张

    E. 微血栓形成

4. 下列疾病无肺透明膜形成的是 （ ）

    A. 大叶性肺炎

    B. 腺病毒肺炎

    C. 流感病毒肺炎

    D. 成人呼吸窘迫综合征

    E. 新生儿呼吸窘迫综合征

5. 关于成人呼吸窘迫综合征和新生儿呼吸窘迫综合征的异同点，错误的是 （ ）

    A. 两者病因不同

    B. 两者均有透明膜形成

    C. 均有微血栓形成

    D. 均有肺水肿

    E. 均有肺不张

6. 关于成人呼吸窘迫综合征的描述，错误的是 （ ）

    A. 又称休克肺或创伤后湿肺

    B. 白细胞及某些介质可能参与发病

    C. 双肺肿胀、暗红色、湿润，一般无出血

    D. 镜下表现为充血、水肿、透明膜形成等

    E. 预后差，常并发小叶性肺炎

7. 32周早产新生儿，出生后突发呼吸急促、发绀，抢救无效死亡，尸体解剖见双肺质地较实，色暗红，镜下肺充血、水肿并透明膜形成，则最有可能的诊断为。 （ ）

    A. 小叶性肺炎

    B. 羊水吸入性肺炎

    C. 病毒性肺炎

    D. 支原体肺炎

    E. 新生儿呼吸窘迫综合征

8. 成人呼吸窘迫综合征的镜下病理变化不包括 （ ）

    A. 肺泡壁充血

    B. 肺水肿

    C. 肺透明膜形成

    D. 上皮内包涵体形成

    E. 微血栓形成

【X/型/题】

以下能引起肺透明膜形成的疾病有 （ ）

    A. 大叶性肺炎   B. 小叶性肺炎

    C. 病毒性肺炎   D. 支原体肺炎

    E. 呼吸窘迫综合征

二、名词解释

新生儿肺透明膜病

第六节　呼吸系统常见肿瘤

一、选择题

【A/型/题】

1. 男，60岁，胸痛、咳嗽、咯血痰2月，胸片见右上肺周边一直径为5cm结节状阴影，边缘毛刺状，应首先考虑为 （ ）

    A. 肺结核球   B. 周围型肺癌

    C. 团块状硅结节   D. 肺脓肿

    E. 肺肉质变

2. 以下肺癌类型与吸烟关系最为密切的是 （ ）

    A. 肺肉瘤样癌与大细胞癌

    B. 肺大细胞癌与腺泡状腺癌

    C. 肺腺癌与肉瘤样癌

    D. 肺支气管原位癌与大细胞癌

    E. 肺小细胞癌与肺鳞状细胞癌

3. 鼻咽部最常见的上皮源性恶性肿瘤为 （ ）

    A. 高分化鳞状细胞癌

    B. 中分化鳞状细胞癌

    C. 角化性鳞状细胞癌

    D. 未分化型非角化性癌

    E. 鼻咽部腺癌

4. 下列致癌因素与肺癌相关性最低的是 （ ）

    A. 吸烟   B. 空气污染

    C. 3，4-苯并芘   D. 黄曲霉毒素

    E. 放射性物质

5. 下列不是中央型肺癌的特点是 （ ）

    A. 发生于主支气管或叶支气管

    B. 肺门部肿块

    C. 常不伴支气管狭窄

    D. 为肺癌最常见的大体类型

    E. 镜下多为鳞状细胞癌

6. 肺癌的组织学类型不包括 （ ）

    A. 腺鳞癌   B. 恶性间皮瘤

    C. 肉瘤样癌   D. 类癌

    E. 涎腺型腺癌

7. 关于肺腺癌的描述错误的是 （ ）

    A. 发生突变的主要癌基因为 kras

    B. 多有吸烟史

    C. 多发生于女性

    D. 常为周围型肺癌

    E. 易累及胸膜

8. 肺癌的组织学类型中目前已不再使用的类型为 （ ）

    A. 类癌   B. 肉瘤样癌

    C. 细支气管肺泡癌   D. 大细胞癌

    E. 小细胞癌

9. 中央型肺癌最常见的组织学类型是 （ ）

    A. 鳞状细胞癌   B. 腺癌

    C. 小细胞癌   D. 大细胞癌

    E. 腺鳞癌

10. 肺癌中常引起副肿瘤综合征的是 （ ）

    A. 鳞状细胞癌   B. 腺癌

    C. 小细胞癌   D. 大细胞癌

    E. 腺鳞癌

11. 肺癌中分化最差、恶性程度最高的类型是 （ ）

    A. 鳞状细胞癌   B. 腺癌

    C. 小细胞癌   D. 大细胞癌

    E. 腺鳞癌

12. 发现时常为晚期，但对放化疗较敏感的肺癌类型是 （ ）

    A. 鳞状细胞癌   B. 腺癌

    C. 小细胞癌   D. 大细胞癌

    E. 腺鳞癌

13. 常表达神经内分泌标记物的肺癌类型是 （ ）

    A. 鳞状细胞癌   B. 腺癌

    C. 小细胞癌   D. 大细胞癌

    E. 腺鳞癌

14. 关于肺癌的扩散途径，错误的是 （ ）

A. 中央型肺癌常直接侵犯纵隔、心包等

B. 周围型肺癌常侵犯胸膜

C. 首先转移到支气管旁淋巴结

D. 小细胞癌常在诊断时已有转移

E. 血道转移常转移至肝、肾

15. 可引起 Horner 综合征的肺癌位于　　　（　　）

    A. 肺尖　　　　　　　B. 肺门

    C. 下肺　　　　　　　D. 背段

    E. 心包旁

16. 常见的肺癌相关综合征不包括　　　（　　）

    A. 肌无力综合征

    B. 布加氏综合征

    C. 类癌综合征

    D. 类 Cushing 综合征

    E. Horner 综合征

17. 肺癌可引起的临床表现不包括　　　（　　）

    A. 咳嗽，咳粉红色泡沫痰

    B. 癌组织压迫支气管引起局限性肺不张

    C. 合并感染咳脓痰

    D. 侵犯胸膜引起血性胸水

    E. 刺激性呛咳，痰中带血

18. 男，65岁，刺激性干咳伴咯血2月，有吸烟史45年。X线示左肺门处不规则巨大阴影，边界不清。则最有可能的诊断是　　　（　　）

    A. 大叶性肺炎　　　　B. 小叶性肺炎

    C. 肺脓肿　　　　　　D. 肺癌

    E. 结核球

19. 女，60岁，发热并咳嗽1月。X线示右下肺不规则阴影，经抗炎治疗后阴影无明显变化。则最有可能的诊断为　　　（　　）

    A. 大叶性肺炎　　　　B. 小叶性肺炎

    C. 肺脓肿　　　　　　D. 肺结核

    E. 肺癌

20. 男，65岁，发作性喘息、心动过速及皮肤潮红半年。胸部CT示右肺上叶肿块，边缘为毛刺状。则最可能的诊断为　　　（　　）

    A. 肺鳞癌　　　　　　B. 肺腺癌

    C. 肺小细胞癌　　　　D. 肺大细胞癌

    E. 肺转移癌

21. 肺癌的诊断中最有价值的检查是　　　（　　）

A. 痰涂片

B. 纤维支气管镜活检

C. 核素扫描

D. CT 检查

E. 血清学检查

22. 鼻咽癌的好发部位是位于鼻咽的　　　（　　）

    A. 顶部　　　　　　　B. 侧壁

    C. 前壁　　　　　　　D. 咽隐窝

    E. 后壁

23. 鼻咽癌最早转移的淋巴结是　　　（　　）

    A. 颈前淋巴结　　　　B. 咽后壁淋巴结

    C. 颈上深淋巴结　　　D. 锁骨上淋巴结

    E. 耳后淋巴结

24. 关于鼻咽癌的描述，错误的是　　　（　　）

    A. 与 EB 病毒感染密切相关

    B. 我国珠三角地区高发

    C. 好发年龄为 60 岁以上

    D. 最常见于鼻咽的顶部

    E. 早期发生淋巴道转移

25. 鼻咽癌不常侵犯的器官或部位是　　　（　　）

    A. 颅内　　　　　　　B. 气管

    C. 眼眶　　　　　　　D. 中耳

    E. 鼻腔

26. 鼻咽癌最常见的转移途径是　　　（　　）

    A. 同侧耳后淋巴结

    B. 同侧颈上深淋巴结

    C. 同侧锁骨上淋巴结

    D. 经血道转移到脑

    E. 经血道转移到肺

27. 鼻咽癌常见的临床表现不包括　　　（　　）

    A. 涕中带血

    B. 耳鸣

    C. 颈部无痛性淋巴结肿大

    D. 鼻塞

    E. 咳嗽

28. 喉癌的主要组织学类型是　　　（　　）

    A. 鳞状细胞癌　　　　B. 黏液腺癌

    C. 涎腺腺癌　　　　　D. 小细胞癌

    E. 大细胞癌

【B/型/题】

A. 鳞状细胞癌　　　　　B. 腺癌

C. 小细胞癌　　　　　　D. 大细胞癌

E. 腺鳞癌

1. 常分泌 5 - 羟色胺的肺癌类型为　　　　（　　）

2. 周围型肺癌最常见的组织学类型是　　　（　　）

3. 不吸烟的女性肺癌患者最常为　　　　　（　　）

4. 常在发现时即已发生转移的肺癌类型是　（　　）

【X/型/题】

1. 关于鼻咽癌的叙述，正确的是　　　　　（　　）

　　A. 是鼻咽部上皮组织发生的恶性肿瘤

　　B. 最常见于鼻咽顶侧壁

　　C. 早期即可发生转移

　　D. 组织学上多为分化好的鳞状细胞癌

　　E. 与 EB 病毒感染密切相关

2. 关于早期肺癌的描述正确的是　　　　　（　　）

　　A. 中央型早期肺癌指肿块直径小于 2cm

　　B. 中央型早期肺癌局限于管壁生长

　　C. 中央型早期肺癌无淋巴结转移

　　D. 周围型早期肺癌指肿块直径小于 2cm

　　E. 周围型早期肺癌无淋巴结转移

3. 肺小细胞癌的特点是　　　　　　　　　（　　）

　　A. 癌细胞体积小，胞质少，似裸核

　　B. 常呈圆形或卵圆形，又称燕麦细胞癌

　　C. 核分裂象易见

　　D. 常伴大片坏死

　　E. 可形成假菊形团结构

二、名词解释

隐性肺癌

三、简答题

肺小细胞癌病理学特点。

四、病例分析题

患者，男，42 岁，咳嗽 2 月余，X 线检查时发现右下肺近横膈上方有一圆形致密阴影。

1. 该患者可能患有的疾病有　　　　　　　（　　）

　　A. 肺脓肿　　　　　　B. 肺结核球

　　C. 周围型肺癌　　　　D. 大叶性肺炎

　　E. 小叶性肺炎

2. 手术切除病灶，见肺膜下有一 3cm×3cm×2cm 球

形病灶，灰白色，镜下病变由异型腺体构成。则该病变可诊断为 _____ 。

患者，男，46 岁，广东人。出现耳鸣、视物模糊、回吸性涕血半年，颈部肿块一周就诊，血清学抗 EBV 抗体 VCA - IgA 升高。家族史：其父 20 年前因鼻出血并颈部肿物死亡，诊断不明。请回答以下问题

3. 该患者最可能患有的疾病是

　　A. 鼻咽癌　　　　　　B. 淋巴瘤

　　C. 淋巴结结核　　　　D. 淋巴结炎

　　E. 甲状腺癌

4. 患者耳鸣、视物模糊是因为 _____ ，颈部的肿物最可能是 _____ 。

第七节　胸膜疾病

选择题

【A/型/题】

1. 干性胸膜炎是指　　　　　　　　　　　（　　）

　　A. 浆液性胸膜炎　　　B. 纤维素性胸膜炎

　　C. 化脓性胸膜炎　　　D. 出血性胸膜炎

　　E. 真菌性胸膜炎

2. 下列疾病合并胸膜炎时不属于纤维素性胸膜炎的是　　　　　　　　　　　　　　　　　　（　　）

　　A. 大叶性肺炎　　　　B. 小叶性肺炎

　　C. 肺结核　　　　　　D. 尿毒症

　　E. 风湿病

3. 最易合并恶性胸膜间皮瘤的疾病是　　　（　　）

　　A. 肺硅沉着病　　　　B. 肺石棉沉着病

　　C. 农民肺　　　　　　D. 肺结核

　　E. 肺炎

【B/型/题】

A. 浆液性胸膜炎　　　　B. 纤维素性胸膜炎

C. 化脓性胸膜炎　　　　D. 肉芽肿性胸膜炎

E. 真菌性胸膜炎

1. 金黄色葡萄球菌引起的胸膜炎常为　　　（　　）

2. 类风湿性关节炎患者发生胸腔积液常为　（　　）

3. 典型的结核性胸膜炎属于　　　　　　　（　　）

4. 大叶性肺炎患者伴发的胸膜炎为　　　　（　　）

5. 重症小叶性肺炎常合并 （ ）

6. 尿毒症患者伴发的胸膜炎为 （ ）

【X/型/题】

关于恶性胸膜间皮瘤的特征，正确的有 （ ）

    A. 与肺硅沉着病密切相关

B. 多见于老年人

C. 大体表现为胸膜弥漫结节状增厚

D. 可延及腹膜

E. 镜下组织学构象复杂

【参考答案】

第一节　呼吸道和肺炎症性疾病

一、选择题

【A 型题】

1. C

[解析] 透明膜形成是病毒性肺炎的特点之一。

2. D

[解析] 急性化脓性炎症是小叶性肺炎的病理学特征，病毒性肺炎表现为急性间质性肺炎。

3. D

[解析] 急性气管支气管炎常见于儿童及老年人。

4. B

[解析] 大叶性肺炎以肺泡腔内弥漫性纤维素渗出为特点。

5. C　6. C　7. C　8. D

9. A

[解析] 小叶性肺炎病变以细支气管为中心。

10. C

[解析] 大叶性肺炎以肺泡腔内弥漫性纤维素渗出为特点，病变不同阶段可伴有红细胞、中性粒细胞等炎症渗出。

11. C

12. C

[解析] 大叶性肺炎红色肝样变期病理变化特征是大量的红细胞渗出。

13. C

[解析] 大叶性肺炎红色肝样变期由于肺实变区肺泡壁明显充血，病变肺叶实变，较多静脉血流经此处肺泡，不能进行气体交换而回流入左心，导致动脉

血中氧分压和氧饱和度降低，出现明显的缺氧和发绀症状。

14. A

[解析] 大叶性肺炎灰色肝样变期肺泡壁处于受压贫血状态。

15. A

[解析] 肺肉质变是大叶性肺炎的主要并发症之一。

16. E

17. E

[解析] 大叶性肺炎时，若肺内炎性病灶中中性粒细胞渗出过少，释放的蛋白酶量不足以溶解渗出物中的纤维素，大量未能被溶解吸收的纤维素被肉芽组织取代而机化，病变肺组织呈褐色肉样外观，称肺肉质变。

18. C

[解析] 肺泡腔内的红细胞被巨噬细胞吞噬、崩解后，形成含铁血黄素随痰液咳出，致使痰液呈铁锈色。

19. B

[解析] 儿童、体弱老人及久病卧床者是小叶性肺炎的好发人群。

20. C　21. E

22. C

[解析] 小叶性肺炎以肺小叶为病变单位，常以细支气管为中心，又称支气管肺炎。

23. E

[解析] 肺肉质变是大叶性肺炎的常见并发症。

24. D

[解析] 小叶性肺炎的本质是急性化脓性炎症，常为多种细菌混合感染引起，变态反应并非其特征。

25. C

[解析] 变态反应在大叶性肺炎的发病中起非常重要的作用。

26. B

[解析] 长期的左心衰竭和慢性肺淤血，会引起肺间质网状纤维胶原化和纤维结缔组织增生，使肺质地变硬，加之大量含铁血黄素的沉积，肺呈棕褐色，称为肺褐色硬化。

27. E

28. B

[解析] 儿童、体弱老人及久病卧床者是小叶性肺炎的好发人群。

29. B

[解析] 军团菌性肺炎于1976年首次暴发流行于参加费城退伍军团会议的人员而得名，并非指常见于军队。

30. D

[解析] 病毒性肺炎时，浆液纤维素性渗出物浓缩在肺泡腔面形成一层均匀红染的膜状物，即透明膜；细支气管和肺泡上皮可增生、肥大，并形成多核巨细胞，如麻疹性肺炎时出现的巨细胞较多，又称巨细胞肺炎。

31. B

32. E

[解析] 病毒性肺炎的病理诊断重要依据是找到病毒包涵体，常呈圆形或椭圆形，约红细胞大小，周围常有透明晕，嗜酸性或嗜碱性，可位于胞核内和/或胞质内，但并非所有的病毒性肺炎都有病毒包涵体的出现。

33. C

[解析] 病毒性肺炎时，支气管、细支气管及其周围组织和小叶间隔等肺间质充血水肿，致使肺泡间隔明显增宽，内见大量单核细胞、淋巴细胞浸润，肺泡腔内无渗出物或仅见少量浆液。

34. E

35. D

[解析] 严重急性呼吸综合征以肺和免疫系统的病变最为突出，心、肝、肾、肾上腺等实质性器官也不同程度受累。

36. D

[解析] 病原学检查是确诊各种类型肺炎的主要依据。

37. E

[解析] 肺的纤维素性炎主要见于大叶性肺炎，干酪样肺炎见于结核，透明膜形成常见于病毒性肺炎，化脓性炎是小叶性肺炎的病理学特征。

【B型题】

1. A   2. B   3. D   4. E

【X型题】

1. ABCD

[解析] 大叶性肺炎发病后一周左右，病原菌被巨噬细胞吞噬、溶解，中性粒细胞变性、坏死，并释放出大量蛋白水解酶，使渗出的纤维素逐渐溶解，由于炎症未破坏肺泡壁结构，无组织坏死，故最终肺组织可完全恢复正常的结构和功能。

2. ABD

二、名词解释

大叶性肺炎时，由于肺泡内渗出物中性粒细胞过少或功能缺陷，其释出的蛋白酶不足，以致纤维素性渗出物不能被及时溶解吸收，而由增生的肉芽组织将其机化，肉眼观病变肺组织呈红褐色肉样，故称肺肉质变。

三、简答题

	大叶性肺炎	小叶性肺炎
好发人群	青壮年	儿童、体弱老人及久病卧床者
常见致病菌	肺炎链球菌	葡萄球菌等
炎症性质	纤维素性炎	化脓性炎
病变分布	累及肺大叶的全部或大部	累及肺小叶，以细支气管为中心
是否累及胸膜	常累及胸膜，引起胸痛	一般不累及胸膜
病变的转归	多数可以完全吸收痊愈，一般不引起肺组织结构的破坏	可引起局部肺组织的破坏
并发症	少见，肺肉质变等	严重者并发症较多、危险性大
咳痰	铁锈色痰	黏液脓痰或脓痰
X线表现	大片致密阴影	肺内散在不规则小片状或斑点状模糊阴影

四、病例分析题

1. C

2. （1）纤维素性炎。（2）病变累及胸膜，引起纤维素性胸膜炎；肺泡腔内红细胞被巨噬细胞吞噬，崩解后形成含铁血黄素混入痰中。

[解析]　咳铁锈色痰是大叶性肺炎患者特征性的临床表现，另外，患者以青壮年为主、急性病程、疲劳后发病以及伴有胸痛，均支持大叶性肺炎的诊断。题干中提供的病史属干扰信息，与本次发病并无关系。

第二节　慢性阻塞性肺疾病

一、选择题

【A 型题】

1. D

[解析]　支气管扩张症时，若支气管壁血管遭破坏则可咯血，血液聚集于扩张的支气管腔内，常因体位变化而导致聚集的血液突然涌出，造成较大量的咯血。

2. C

3. B

[解析]　慢性支气管炎指的是发生于支气管黏膜及周围组织的慢性非特异性炎症。

4. B

5. D

[解析]　慢性支气管炎的临床特征为反复发作的咳嗽、咳痰或伴有喘息症状，症状每年至少持续 3 个月，连续 2 年以上。

6. C

[解析]　咳铁锈色痰是大叶性肺炎的特征；咳血丝痰可见于多种肺部疾病，肺癌的早期可以表现为咳血丝痰；慢性支气管炎时，因支气管黏膜受炎症刺激及分泌的黏液增多而出现咳嗽，咳白色黏液泡沫状痰；小叶性肺炎时可表现为咳黏液脓痰；化脓性细菌感染时常咳黄绿色脓痰。

7. C

[解析]　慢性支气管炎时，支气管的痉挛或狭窄，以及黏液和渗出物阻塞管腔常致喘息。

8. E

[解析]　支气管哮喘是一种由呼吸道过敏引起的以支气管可逆性发作性痉挛为特征的慢性阻塞性炎性疾病。

9. B

[解析]　慢性支气管炎时，小气道的狭窄和阻塞可致阻塞性通气障碍，此时呼气阻力的增加大于吸气，久之，使肺过度充气，肺残气量明显增多而并发肺气肿，进而发展成慢性肺源性心脏病。

10. A

11. B

[解析]　慢性支气管炎与病毒和细菌感染、吸烟、空气污染与过敏因素及机体内在因素，如机体抵抗力降低等相关，但与遗传因素关系不确定。

12. C

13. D

[解析]　支气管哮喘时，支气管管壁各层均可见嗜酸性粒细胞、淋巴细胞和浆细胞浸润。

14. D

15. E

[解析]　支气管哮喘的主要症状为反复发作的伴有哮鸣音的呼气性呼吸困难、咳嗽或胸闷。

16. A

[解析]　支气管哮喘的症状可自行缓解或经治疗后缓解。

17. C

18. B

[解析]　大叶性肺炎时，由于炎症未破坏肺泡壁结构，无组织坏死，故最终肺组织可完全恢复正常的结构和功能。

19. D

20. E

[解析]　慢性阻塞性肺气肿肉眼观表现为：肺体积显著膨大，表面可见肋骨压痕，肺组织柔软而缺乏弹性，色灰白，切面因肺气肿类型不同，所见囊腔的大小、分布的部位及范围均有所不同，累及部位肺组织呈蜂窝状，捻发音增强。

21. D

[解析]　肺气肿最常继发于慢性支气管炎，本例的 X 线检查所见为典型的肺气肿表现。

22. E

[解析] 因反复感染，特别是化脓性炎症常导致管壁平滑肌、弹力纤维和软骨等支撑结构破坏，是支气管扩张症最重要的发病因素。

23. A

[解析] 支气管扩张症是以肺内小支气管管腔持久性扩张伴管壁纤维性增厚为特征的慢性呼吸道疾病。

24. D

[解析] 支气管扩张症镜下表现为：支气管壁明显增厚，黏膜上皮增生伴鳞状上皮化生；黏膜下充血，淋巴细胞、浆细胞甚或中性粒细胞浸润，管壁腺体、平滑肌、弹力纤维和软骨不同程度遭受破坏，萎缩或消失，代之以肉芽组织或纤维组织；扩张支气管周围纤维组织增生，逐渐发生纤维化；晚期可并发肺动脉高压和慢性肺源性心脏病。

25. D

[解析] 支气管扩张症多继发于慢性支气管炎、麻疹和百日咳后的支气管肺炎及肺结核病等。该例的临床表现和胸部 CT 改变是典型的支气管扩张症。

26. D

[解析] 遗传性 α_1-抗胰蛋白酶缺乏者因血清中 α_1-抗胰蛋白酶水平极低，从而对弹性蛋白酶的抑制减弱，使其活性增强，过多降解肺组织中的弹性硬蛋白，使肺组织中的支撑组织受破坏，肺泡间隔断裂，肺泡融合成肺气肿，常表现为全腺泡性肺气肿。

27. C

【B 型题】

1. A　2. D　3. F　4. C

【X 型题】

1. ABCE

[解析] 老年性肺气肿是因老年人的肺组织弹性回缩力减弱使肺残气量增多而引起的肺膨胀，通常不伴气道和肺泡壁的破坏，故非真性肺气肿。

2. ABCD　3. AC　4. ABCDE

5. BCDE

[解析] 慢性支气管炎时常见支气管黏膜鳞状上皮化生。

二、名词解释

1. 见于 α_1-抗胰蛋白酶（α_1-AT）缺乏症的患者，由于 α_1-AT 缺乏或水平下降不能抑制弹性蛋白酶对肺组织中弹性蛋白、IV 型胶原和蛋白多糖的降解而导致肺组织的破坏，表现为从呼吸性细支气管直至远端的肺泡管、肺泡囊及肺泡均发生扩张。

2. 肺组织瘢痕灶周围肺泡破裂融合形成的气肿囊腔直径超过 2cm，破坏了肺小叶间隔时，称肺大疱，位于肺膜下的肺大疱破裂可引起气胸。

三、简答题

①呼吸道黏膜-纤毛排送系统受损，纤毛柱状上皮变性、坏死脱落，再生的上皮杯状细胞增多，并发生鳞状上皮化生；②黏膜下腺体增生肥大和浆液上皮发生黏液腺化生，导致分泌黏液增多；③管壁充血水肿，淋巴细胞、浆细胞浸润；④管壁平滑肌断裂、萎缩，软骨可变性、萎缩或骨化。

第三节　肺尘埃沉着病

一、选择题

【A 型题】

1. E

[解析] 石棉肺易并发恶性胸膜间皮瘤。

2. A

[解析] 吸入空气中游离二氧化硅粉尘是硅肺发病的主要原因。发病与吸入二氧化硅的数量、形状及其颗粒大小密切相关：一般硅尘颗粒直径 $>5\mu m$ 被吸入后，经过上呼吸道时易附着于黏膜表面，大多被黏液纤毛排送系统清除出体外，不能进入肺内；$<5\mu m$ 者则可被吸入肺内，直达肺泡并被聚集于肺泡间隔或支气管周围的巨噬细胞吞噬，形成早期硅肺的细胞性结节，尤以 $1\sim2\mu m$ 的硅尘颗粒致病性最强。

3. D

[解析] 硅肺发病机制目前认为主要与二氧化硅的性质和巨噬细胞有关。硅尘颗粒被巨噬细胞吞噬后，硅尘表面的二氧化硅与水作用形成硅酸，从而改变了溶酶体膜的稳定性和完整性，使膜的通透性增强，导致巨噬细胞溶酶体崩解，使细胞崩解死亡，硅尘释放，又被其他巨噬细胞吞噬，如此反复，多在接

触硅尘 10～15 年后发病，即使脱离硅尘接触后，肺部病变仍继续发展。早期硅结节为巨噬细胞聚集形成境界清楚的圆形或椭圆形结节。

4. B

5. A

6. C

[解析] Ⅰ期硅肺硅结节数量少、体积小，主要局限于肺门淋巴结；Ⅱ期硅肺硅结节散布于双肺，总的病变范围不超过全肺的 1/3，硅结节直径小于 1cm；Ⅲ期硅肺硅结节密度增大并与肺纤维化融合成团块，肺内结节直径超过 2cm，肺重量和硬度明显增加，新鲜肺标本可竖立，入水可下沉。

7. C

[解析] 参见第 3 题解析。

8. C

[解析] 长期从事开矿、采石等作业的工人是肺硅沉着病的主要患病人群，多在接触硅尘 10～15 年后发病；肺硅沉着病患者对结核杆菌的防御能力降低，易并发结核病，症状常表现为消瘦及午后潮热，称硅肺结核病。

9. E

10. E

【X 型题】

1. ABCD

[解析] 支气管扩张症晚期可并发慢性肺源性心脏病，但肺硅沉着病并不会导致支气管扩张症。

2. BCDE

[解析] 石棉肺可并发恶性胸膜间皮瘤，除此项之外，其余选项均是肺硅沉着病的并发症。

二、名词解释

是肺硅沉着病的基本病变，硅结节为境界清楚的圆形或椭圆形结节，直径 3～5mm，色灰白，触之有沙砾感，早期阶段由吞噬了硅尘的巨噬细胞构成，称细胞性硅结节；结节发生纤维化形成纤维性结节，其内胶原纤维呈同心圆状排列，中央常可见管壁增厚管腔狭窄的小血管，硅结节内可检见硅尘颗粒。

第四节 慢性肺源性心脏病

一、选择题

【A 型题】

1. E

[解析] 纤维素性肺炎，如大叶性肺炎，炎症未破坏肺泡壁结构，无组织坏死，故最终肺组织可完全恢复正常的结构和功能，不易导致肺动脉高压。

2. A 3. E

4. D

[解析] 肺循环压力增高导致右心肥厚；体循环阻力增高导致左心肥厚，失代偿期表现为左心室扩张。

5. D

[解析] 慢性支气管炎并发阻塞性肺气肿是慢性肺源性心脏病的最常见病因。肺炎常为急性病程，或不破坏肺的组织结构，肺癌仅为局部病变，均不会导致肺动脉压升高。

6. C

7. A

[解析] 肺循环压力增高导致右心肥厚；二尖瓣和主动脉瓣病变常致左心改变。

8. B

[解析] 慢性肺源性心脏病代偿期主要为原有肺、胸廓疾病的症状和体征，并逐渐出现肺、右心衰竭的征象，表现为呼吸困难、发绀，右心衰竭表现为双下肢水肿和慢性肝瘀血（槟榔肝）。由于肺组织的严重损伤导致缺氧和二氧化碳潴留，严重者出现肺性脑病。

【X 型题】

ABCDE

[解析] 最常引起慢性肺源性心脏病的是慢性阻塞性肺疾病、胸廓运动障碍性疾病和肺血管疾病，引起肺循环阻力增加，肺动脉压升高而导致慢性肺源性心脏病。

二、病例分析题

1. 慢性肺源性心脏病

2. 肺动脉下 2cm 处右心室前壁厚超过 5mm

3. 慢性支气管炎伴阻塞性肺气肿

4. 肺循环阻力增加或肺动脉高压

[解析] 慢性肺源性心脏病最常见的病因是慢性阻塞性肺疾病，其中又以慢性支气管炎并发阻塞性肺气肿最常见，本例患者即有该基础疾病，现已发展为肺心病，尸体解剖所示右心扩张改变及肝大、腹水、双下肢浮肿皆为右心衰竭的表现。

第五节　呼吸窘迫综合征

一、选择题

【A 型题】

1. A

2. B

[解析] 成人呼吸窘迫综合征多继发于严重的全身感染、创伤、休克和肺的直接损伤，肺毛细血管和肺泡上皮的严重损伤；毛细血管的损伤使管壁通透性升高，导致肺泡内及间质水肿和纤维素大量渗出；肺泡上皮，特别是 Ⅱ 型上皮损伤后，使肺泡表面活性物质缺失，导致肺泡表面透明膜形成及肺萎陷。

3. C

4. A

[解析] 透明膜形成是病毒性肺炎和呼吸窘迫综合症的病理变化之一。

5. C

[解析] 成人呼吸窘迫综合征主要表现为肺间质毛细血管扩张、充血，肺泡腔和肺间质内有大量含蛋白质的浆液（肺水肿），可见透明膜和微血栓形成；新生儿呼吸窘迫综合征的主要病理变化是透明膜形成，伴有不同程度的肺不张和肺水肿，严重病例肺间质及肺泡腔内可见较明显的出血。

6. C

[解析] 成人呼吸窘迫综合征大体改变为双肺肿胀、暗红色、湿润，可有散在出血点或出血斑。

7. E

[解析] 透明膜形成是新生儿呼吸窘迫综合征的主要病理改变，本例为早产新生儿，出生后即发病，均为新生儿呼吸窘迫综合征的典型表现。

8. D

[解析] 上皮内包涵体形成见于病毒性肺炎。

【X 型题】

CE

二、名词解释

新生儿出生后出现进行性呼吸困难、发绀等急性呼吸窘迫症状和呼吸衰竭综合征，多见于早产儿、过低体重儿或过期产儿，病理改变主要为呼吸性细支气管、肺泡管和肺泡壁内表面肺透明膜形成。

第六节　呼吸系统常见肿瘤

一、选择题

【A 型题】

1. B

[解析] 胸痛、咳嗽、咯血痰常为肺癌的早期症状，结节状阴影伴毛刺状边缘为肺癌的典型影像学征象。

2. E　3. D

4. D

[解析] 吸烟（香烟燃烧的烟雾中已确定的致癌物质有 3，4–苯丙芘、尼古丁、焦油等）、空气污染和接触放射性物质均是肺癌的病因；黄曲霉毒素与肝细胞癌发生相关。

5. C

[解析] 中央型肺癌发生于主支气管或叶支气管等大支气管，早期病变气管壁可弥漫增厚或形成息肉状或乳头状肿物突向管腔，导致支气管狭窄或闭塞。

6. B

[解析] 恶性间皮瘤可发生于胸腔，但不属于肺癌范畴。

7. B

[解析] 与吸烟密切相关的肺癌类型主要为鳞状细胞癌和肺小细胞癌。

8. C

[解析] 2011 年国际肺癌研究学会、美国胸科学会、欧洲呼吸学会公布了肺腺癌的国际多学科分类新标准，其最主要的改变是推荐不再使用细支气管肺泡癌的名称，将肺腺癌分为原位腺癌、微浸润腺癌和浸润性腺癌。

9. A

10. C

[解析] 肺小细胞癌属神经内分泌癌，因可有异位内分泌作用而引起副肿瘤综合征。

11. C

12. C

[解析] 肺小细胞癌是肺癌中恶性程度最高的一型，生长迅速，转移早，手术切除效果差，但对放化疗敏感。

13. C

[解析] 肺小细胞癌电镜下癌细胞胞质内可见神经分泌颗粒，属于神经内分泌肿瘤，表达神经内分泌标记物。

14. E

[解析] 肺癌血道转移常见于脑、肾上腺、骨等器官和组织，也可转移至肝、肾、甲状腺和皮肤等处。

15. A

[解析] 位于肺尖部的肺癌压迫或侵蚀颈交感神经及颈神经根引起 Horner 综合征，表现为病侧眼睑下垂、瞳孔缩小和胸壁皮肤无汗等交感神经麻痹症状。

16. B

[解析] 神经内分泌型肺癌，如小细胞癌，因可有异位内分泌作用而引起副肿瘤综合征，包括：因 5 - 羟色胺分泌过多而引起类癌综合征，还可出现肺性骨关节病、肌无力综合征和类 Cushing 综合征等；位于肺尖部的肺癌压迫或侵蚀颈交感神经及颈神经根引起 Horner 综合征；布加氏综合征由各种原因所致肝静脉及其开口以上段下腔静脉阻塞性病变引起的常伴有下腔静脉高压为特点的一种肝后门脉高压症，与肺癌不相关。

17. A

[解析] 咳粉红色泡沫痰是急性左心衰的表现。

18. D

[解析] 吸烟与肺鳞状细胞癌和肺小细胞癌密切相关，两者主要表现为中央型肺癌，而刺激性干咳伴咯血常为中央型肺癌的临床表现。

19. E

[解析] 经抗炎治疗后无明显变化的肺部阴影，要警惕肺癌的可能，尤其是老年患者。

20. C

[解析] 神经内分泌型肺癌，如小细胞癌，因可有异

位内分泌作用而引起副肿瘤综合征，包括：因 5 - 羟色胺分泌过多而引起类癌综合征，表现为支气管痉挛、阵发性心动过速、水样腹泻和皮肤潮红等。

21. B　22. A　23. B

24. C

[解析] 鼻咽癌的发病年龄多在 40～50 岁。

25. B

[解析] 鼻咽癌向上蔓延可破坏颅底骨质侵入颅内；向下侵犯梨状隐窝、会厌及喉上部；向外侧可破坏耳咽管侵入中耳；向前可蔓延至鼻腔甚至眼眶；向后则可破坏上段颈椎、脊髓。

26. B　27. E　28. A

【B型题】

1. C　2. B　3. B　4. C

【X型题】

1. ABCE

[解析] 鼻咽癌组织学上多为未分化性鳞状细胞癌（未分化型非角化性癌）。

2. BCDE

[解析] 中央型早期肺癌：发生于段支气管以上的大支气管的癌组织仅局限于管壁内生长，包括腔内型和管壁浸润型，后者不突破外膜，未侵及肺实质，且无局部淋巴结转移；周围型早期肺癌：发生于小支气管者，癌块直径 <2cm，且无局部淋巴结转移。

3. ABCDE

二、名词解释

隐性肺癌的诊断标准是：肺内无明显肿块，影像学检查阴性，而痰细胞学检查癌细胞阳性，手术切除标本经病理学证实为支气管黏膜原位癌或早期浸润癌，且无淋巴结转移。

三、简答题

①多为中央型肺癌。②癌细胞体积小，胞质少，似裸核，常呈圆形或卵圆形，又称燕麦细胞癌；核分裂象易见，常伴大片坏死；可形成假菊形团结构。③电镜下部分病例胞质内可见神经内分泌颗粒。④免疫组化染色显示肿瘤细胞表达神经内分泌标记（CD56、syn、CgA 等）。

四、病例分析题

1. ABC

2. 肺腺癌

3. A

4. 肿瘤侵犯脑神经；淋巴结转移癌

[解析]

鼻咽癌的发生与EB病毒相关。广东是鼻咽癌的高发地区，发病年龄多在40～50岁，早期常可有颈部淋巴结的转移，且一半以上患者以颈部出现无痛性肿块为首发症状而就诊。

第七节　胸膜疾病

选择题

【A 型题】

1. B

[解析] 纤维素性胸膜炎又称干性胸膜炎，渗出物主要为纤维素伴不等量中性粒细胞浸润。

2. B

[解析] 小叶性肺炎属于化脓性炎，合并胸膜炎时亦属于化脓性胸膜炎。

3. B

【B 型题】

1. C　2. A　3. D　4. B　5. C　6. B

【X 型题】

BCDE

[解析] 恶性胸膜间皮瘤与肺石棉沉着病相关，50%～80%以上恶性胸膜间皮瘤患者有石棉接触史。

（林　原）

第九章 消化系统疾病

第一节 食管炎

一、选择题

【A型题】

1. 反流性食管炎的好发部位是 （ ）
   A. 食管上段 　　　　　　B. 食管中段
   C. 食管下段 　　　　　　D. 贲门
   E. 食管各段

2. 反流性食管炎的组织学改变有 （ ）
   A. 食管黏膜充血
   B. 食管黏膜中性粒细胞浸润
   C. 食管黏膜嗜酸性粒细胞浸润
   D. 局灶黏膜上皮坏死或浅表溃疡形成
   E. 以上均正确

3. Barrett 食管的主要原因是 （ ）
   A. 细菌感染
   B. 自身免疫因素
   C. 放射性损伤
   D. 胃食管反流
   E. 过热的食物

4. Barrett 食管的病理形态，正确的是 （ ）
   A. 由类似胃黏膜或小肠黏膜的上皮细胞和腺体构成
   B. 柱状上皮间有杯状细胞
   C. 腺体排列紊乱
   D. 炎症细胞浸润
   E. 以上均正确

5. Barrett 食管的病理诊断，最主要的是 （ ）
   A. 鳞状上皮发生柱状上皮化生
   B. 柱状上皮间见杯状细胞
   C. 可见腺体结构
   D. 可见胃黏膜上皮
   E. 食管壁炎症细胞浸润

6. Barrett 食管继发癌变，癌组织的类型是 （ ）
   A. 腺癌
   B. 鳞癌
   C. 小细胞癌
   D. 未分化癌
   E. 腺鳞癌

【X型题】

1. Barrett 食管，正确的是 （ ）
   A. 慢性活动性食管炎长期作用也可引起
   B. 反流性食管炎可形成 Barrett 食管
   C. 食管远端黏膜的鳞状上皮发生柱状上皮化生
   D. 贲门柱状上皮发生鳞状上皮化生
   E. 发生于食管下段

2. Barrett 食管的内镜下形态，正确的是 （ ）
   A. 呈橘红色天鹅绒样不规则病灶
   B. 呈灰白色颗粒状粗糙病灶
   C. 病灶可继发糜烂或溃疡
   D. 病灶在正常食管黏膜背景上似补丁状分布
   E. 病灶位于食管远端，齿状线数厘米以上

二、名词解释

Barrett 食管

第二节　胃炎

选择题

【A/型/题】

1. 慢性胃炎的病因包括　　　　　　　（　）
   A. 幽门螺杆菌感染
   B. 饮酒、药物等长期慢性刺激
   C. 十二指肠液反流
   D. 自身免疫性损伤
   E. 以上均正确

2. 慢性浅表性胃炎的好发部位是　　　（　）
   A. 贲门　　　　　　　B. 胃底
   C. 胃体　　　　　　　D. 胃窦
   E. 胃小弯侧

3. 慢性浅表性胃炎的炎症程度是依据　（　）
   A. 炎症细胞的数量
   B. 炎症细胞浸润的深度
   C. 炎症细胞浸润灶大小
   D. 腺体萎缩程度
   E. 内镜所见病灶大小

4. 我国慢性萎缩性胃炎患者的特征常为　（　）
   A. 病变多见于胃窦
   B. 伴恶性贫血
   C. 属于自身免疫病
   D. 血中抗壁细胞抗体阳性
   E. 血中内因子抗体阳性

5. 慢性萎缩性胃炎的病变程度，依据　（　）
   A. 炎症细胞的数量
   B. 炎症细胞浸润的深度
   C. 炎症细胞浸润灶大小
   D. 腺体萎缩程度
   E. 内镜所见病灶大小

6. 关于肥厚性胃炎，错误的是　　　（　）
   A. 黏膜层增厚
   B. 皱襞肥大加深似脑回
   C. 病变常发生于胃窦
   D. 病变常发生于胃底和胃体
   E. 黏膜固有层炎症细胞浸润不明显

7. 可引起恶性贫血的胃炎是　　　　（　）
   A. 慢性浅表性胃炎
   B. 慢性萎缩性胃炎
   C. 嗜酸性胃炎
   D. 肥厚性胃炎
   E. 疣状胃炎

8. 慢性萎缩性胃炎与慢性浅表性胃炎的区别点主要为　　　　　　　　　　（　）
   A. 部位
   B. 有无黏膜糜烂
   C. 有无腺体萎缩
   D. 炎症细胞浸润深度
   E. 炎症细胞数量

【X/型/题】

1. 慢性浅表性胃炎的病理变化，正确的是　（　）
   A. 病变常累及黏膜全层
   B. 黏膜充血、水肿
   C. 固有层淋巴细胞、浆细胞浸润
   D. 固有腺体常保持完整
   E. 可伴黏膜糜烂

2. 慢性萎缩性胃炎的病理变化，正确的是　（　）
   A. 固有腺体萎缩、数量减少
   B. 固有膜内有大量淋巴细胞、浆细胞浸润
   C. 肠上皮化生
   D. 幽门腺化生
   E. 以上均错误

3. 慢性萎缩性胃炎的肠上皮化生，正确的是（　）
   A. 不完全肠上皮化生（Ⅱb型）与肠型胃癌关系密切
   B. 可见杯状细胞
   C. 可见吸收上皮细胞
   D. 可见潘氏细胞（Paneth细胞）
   E. 以上均错误

4. A型慢性萎缩性胃炎的特点是　　　（　）
   A. 病变多见于胃体和胃底
   B. 伴恶性贫血
   C. 血中抗壁细胞抗体阳性
   D. 血中内因子抗体阳性
   E. 以上均错误

第三节　消化性溃疡

一、选择题

【A/型/题】

1. 消化道消化性溃疡最常见于　　　（　　）
   A. 十二指肠降段　　　　B. 十二指肠升段
   C. 十二指肠球部　　　　D. 胃小弯幽门部
   E. 胃体

2. 下列原因与消化性溃疡有关的是　　（　　）
   A. 胃酸分泌过多　　　　B. 幽门螺杆菌感染
   C. 迷走神经兴奋　　　　D. 遗传因素
   E. 以上均正确

3. 胃消化性溃疡常见于　　　　　（　　）
   A. 胃幽门小弯侧　　　　B. 胃幽门大弯侧
   C. 胃底　　　　　　　　D. 胃体
   E. 贲门

4. 消化性溃疡的病理形态有　　　（　　）
   A. 炎性渗出和坏死
   B. 增生性/闭塞性动脉内膜炎
   C. 肉芽组织
   D. 纤维瘢痕
   E. 以上均正确

5. 消化性溃疡最常见并发症是　　（　　）
   A. 出血　　　　　　　　B. 穿孔
   C. 幽门狭窄　　　　　　D. 癌变
   E. 急性腹膜炎

6. 胃溃疡与十二指肠溃疡相比较，正确的是（　　）
   A. 更多见　　　　　　　B. 溃疡灶小
   C. 溃疡灶较浅　　　　　D. 易癌变
   E. 易愈合

7. 复合性溃疡指　　　　　　　（　　）
   A. 胃溃疡并癌变
   B. 胃溃疡并出血
   C. 胃和十二指肠溃疡并存
   D. 十二指肠溃疡并穿孔
   E. 十二指肠溃疡并出血

【X/型/题】

1. 胃消化性溃疡的肉眼特点，正确的是（　　）
   A. 常单个
   B. 深浅不一
   C. 溃疡边缘整齐
   D. 溃疡边缘黏膜皱襞隆起如火山口状
   E. 底部较平坦洁净

2. 十二指肠溃疡与胃溃疡相比较，正确的是（　　）
   A. 更多见　　　　　　　B. 溃疡灶小
   C. 溃疡灶较深　　　　　D. 易愈合
   E. 易穿孔

3. 消化性溃疡的并发症有　　　（　　）
   A. 出血　　　　　　　　B. 穿孔
   C. 幽门狭窄　　　　　　D. 癌变
   E. 食管下段静脉曲张

二、名词解释

消化性溃疡病

第四节　阑尾炎

选择题

【A/型/题】

1. 急性蜂窝织炎性阑尾炎最主要的病理特征是
   （　　）
   A. 充血水肿
   B. 纤维素渗出
   C. 阑尾壁各层中性粒细胞弥漫浸润
   D. 淋巴细胞浸润
   E. 黏膜上皮缺损

2. 急性坏疽性阑尾炎最主要的病理特征是（　　）
   A. 充血水肿
   B. 阑尾坏死
   C. 淋巴细胞浸润
   D. 纤维素渗出
   E. 黏膜上皮缺损

3. 急性阑尾炎的并发症有　　　（　　）
   A. 急性弥漫型腹膜炎
   B. 阑尾周围脓肿
   C. 肝脓肿
   D. 阑尾积脓
   E. 以上均正确

4. 急性单纯性阑尾炎的病理变化 （　）

　　A. 中性粒细胞浸润

　　B. 炎症以黏膜层和黏膜下层较明显

　　C. 黏膜上皮缺损

　　D. 阑尾充血、肿胀

　　E. 以上均正确

5. 最易发生穿孔的阑尾炎是 （　）

　　A. 急性单纯性阑尾炎

　　B. 急性蜂窝织炎性阑尾炎

　　C. 急性坏疽性阑尾炎

　　D. 慢性阑尾炎

　　E. 慢性阑尾炎急性发作

第五节　炎性肠病

一、选择题

【A/型/题】

1. Crohn 病最常累及 （　）

　　A. 近端回肠　　　　B. 回肠末端

　　C. 结肠　　　　　　D. 空肠

　　E. 直肠

2. Crohn 病可并发 （　）

　　A. 肠穿孔　　　　　B. 肠瘘管

　　C. 肠梗阻　　　　　D. 癌变

　　E. 以上均正确

3. Crohn 病的临床表现有 （　）

　　A. 腹痛腹泻

　　B. 体重减轻

　　C. 肠梗阻

　　D. 肠外免疫性疾病表现

　　E. 以上均正确

4. 下列哪项特征提示 Crhon 病的可能性大 （　）

　　A. 病灶呈连续性分布

　　B. 黏膜充血、水肿、糜烂

　　C. 隐窝脓肿

　　D. 可见假息肉

　　E. 肠壁全层慢性炎症细胞浸润，伴裂隙状溃疡

5. 溃疡性结肠炎最常累及 （　）

　　A. 近端回肠　　　　B. 回肠末端

　　C. 结肠　　　　　　D. 空肠

　　E. 直肠

6. 下列哪项特征提示溃疡性结肠炎的可能性大 （　）

　　A. 病灶从直肠累及结肠

　　B. 假息肉

　　C. 隐窝脓肿

　　D. 大片溃疡

　　E. 以上均正确

7. 溃疡性结肠炎可并发 （　）

　　A. 结肠周围脓肿　　　B. 腹膜炎

　　C. 结肠癌　　　　　　D. 中毒性巨结肠

　　E. 以上均正确

8. 溃疡性结肠炎相关结直肠癌的特点，正确的是 （　）

　　A. 常为单发病灶

　　B. 病灶明显隆起

　　C. 黏液腺癌和印戒细胞癌多见

　　D. 癌组织分化好

　　E. 与病程长短无关

9. Crohn 病的并发症，错误的是 （　）

　　A. 肠瘘　　　　　　B. 腹腔脓肿

　　C. 腹膜炎　　　　　D. 中毒性巨结肠

　　E. 癌变

10. 溃疡性结肠炎最常见的临床症状是 （　）

　　A. 黏液脓血便

　　B. 腹泻

　　C. 腹痛

　　D. 里急后重

　　E. 肠外免疫性疾病表现

【X/型/题】

1. Crohn 病的肉眼形态，正确的是 （　）

　　A. 病变呈连续性

　　B. 黏膜皱襞呈铺路石样

　　C. 纵行裂隙状溃疡

　　D. 肠壁粘连

　　E. 肠壁增厚变硬

2. Crohn 病的显微镜下形态，正确的是 （　）

　　A. 肉芽肿

B. 干酪样坏死

C. 裂隙状溃疡

D. 黏膜下层淋巴管扩张

E. 肠壁全层淋巴细胞、浆细胞浸润

3. 溃疡性结肠炎的肉眼形态，正确的是　　（　　）

A. 裂隙状纵行溃疡

B. 黏膜呈息肉样隆起

C. 溃疡穿孔

D. 肠壁增厚

E. 肠壁与邻近器官组织粘连

4. 溃疡性结肠炎的显微镜下形态，正确的是（　　）

A. 隐窝脓肿

B. 表浅溃疡

C. 炎症细胞常浸润在黏膜层和黏膜下层表浅部位

D. 肉芽肿

E. 纤维组织增生

5. Crohn 病和溃疡性结肠炎的并发症，正确的是

（　　）

A. 腹泻

B. 腹痛

C. 癌变，Crohn 病比溃疡性结肠炎的癌变率高

D. 肠外免疫性疾病表现

E. 肠瘘

二、名词解释

1. Crhon 病

2. 溃疡性结肠炎

三、简答题

请从好发部位、肉眼形态及镜下形态比较 Crhon 病与溃疡性结肠炎的不同点。

第六节　急性出血性坏死性肠炎

选择题

【A 型题】

1. 急性出血性坏死性肠炎最常发生于　（　　）

A. 十二指肠　　　　B. 空肠及回肠

C. 降结肠　　　　　D. 盲肠

E. 直肠

2. 急性出血性坏死性肠炎，正确的是　　（　　）

A. 常见于儿童

B. 病变常呈节段性分布

C. 肠壁坏死出血

D. 可引起肠穿孔

E. 以上均正确

第七节　病毒性肝炎

一、选择题

【A 型题】

1. 急性病毒性肝炎的病理特点是　　　（　　）

A. 肝细胞增生

B. 肝细胞变性坏死

C. 汇管区炎症细胞浸润

D. 纤维组织增生

E. 汇管区小胆管增生

2. 慢性病毒性肝炎时，毛玻璃样肝细胞的改变是

（　　）

A. 线粒体肿胀

B. 滑面内质网内有大量 HBsAg 颗粒

C. 粗面内质网内有大量 HBsAg 颗粒

D. 高尔基体复合体内有大量 HBsAg 颗粒

E. 核糖体增多

3. HBV 引起肝细胞损害的主要机制是　　（　　）

A. 病毒直接攻击肝细胞

B. 病毒损害肝细胞的线粒体

C. 病毒代谢产物的损害作用

D. CD8$^+$T 淋巴细胞对感染 HBV 肝细胞的杀伤作用

E. B 淋巴细胞产生特异性抗体损害肝细胞

4. 病毒性肝炎的基本病变不包括　　　（　　）

A. 气球样变　　　　　B. 凋亡

C. 点状坏死　　　　　D. 溶解坏死

E. 淀粉样变性

5. 关于乙型病毒性肝炎，错误的是　　　（　　）

A. 为 RNA 病毒

B. 主要经血液、亲密接触传播

C. 母婴也可传播

D. 感染可导致携带者状态

E. 最终可导致肝硬化

6. 关于甲型病毒性肝炎，错误的是 （　）

　　A. 经消化道感染

　　B. 不直接损伤肝细胞

　　C. 会导致慢性肝炎

　　D. 通常急性起病

　　E. 一般不引起携带者状态

7. 关于丙型病毒性肝炎，错误的是 （　）

　　A. 为 DNA 病毒

　　B. 主要传播途径是注射或输血

　　C. 病毒可直接破坏肝细胞

　　D. 可导致携带者状态和慢性感染

　　E. 与肝癌发生关系密切

8. 下列病毒一般不会导致慢性肝炎的是 （　）

　　A. HAV　　　　　　B. HBV

　　C. HCV　　　　　　D. HDV

　　E. HGV

9. 与急性重型病毒性肝炎发生有关的是 （　）

　　A. 免疫功能不足，感染病毒数量多、毒力强

　　B. 免疫功能过强，感染病毒数量多、毒力强

　　C. 免疫功能正常，感染病毒数量多、毒力强

　　D. 免疫功能正常，感染病毒数量少、毒力弱

　　E. 免疫功能不足，感染病毒数量少、毒力弱

10. 与慢性病毒性肝炎发生有关的是 （　）

　　A. 免疫功能不足，感染病毒数量多、毒力强

　　B. 免疫功能过强，感染病毒数量多、毒力强

　　C. 免疫功能正常，感染病毒数量多、毒力强

　　D. 免疫功能正常，感染病毒数量少、毒力弱

　　E. 病毒感染，但免疫功能不足，未被杀灭的病毒在未受损伤的肝细胞内反复复制，导致肝细胞反复损害

11. 肝穿组织活检，下列免疫组化抗体有助于诊断乙型病毒性肝炎的是 （　）

　　A. HBsAg　　　　　B. HBcAg

　　C. HBeAg　　　　　D. HBsAg 和 HBcAg

　　E. 以上均错误

12. 男性，37 岁，肝穿刺组织活检，显微镜下见大量毛玻璃样肝细胞，以下最可能的病因是 （　）

　　A. 酒精性肝炎

　　B. 自身免疫性肝炎

　　C. 肝血吸虫病

　　D. 病毒性肝炎

　　E. 药物性/化学物性肝损伤

【B/型/题】

　　A. 点状坏死

　　B. 界面炎（碎片状坏死）

　　C. 桥接坏死

　　D. 大片坏死

　　E. 不规则坏死灶

1. 急性普通型病毒性肝炎常见的是 （　）

2. 重型病毒性肝炎最常见的是 （　）

3. 轻度和中度慢性病毒性肝炎均可出现的是 （　）

【X/型/题】

1. 慢性病毒性肝炎的肝组织汇管区改变有 （　）

　　A. 淋巴细胞浸润

　　B. 多量中性粒细胞浸润

　　C. 纤维组织增生

　　D. 小胆管增生

　　E. 肉芽肿形成

2. 毛玻璃样肝细胞可出现于 （　）

　　A. 乙型肝炎病毒携带者

　　B. 急性普通型乙型病毒性肝炎患者

　　C. 慢性普通型乙型病毒性肝炎患者

　　D. 急性重症乙型病毒性肝炎患者

　　E. 亚急性重症乙型病毒性肝炎患者

3. 亚急性重型病毒性肝炎的形态改变有 （　）

　　A. 肝细胞的大片坏死

　　B. 结节状肝细胞再生

　　C. 纤维组织增生

　　D. 淋巴细胞、单核细胞浸润

　　E. 小胆管增生

二、名词解释

1. （肝细胞）桥接坏死

2. 毛玻璃样肝细胞

3. 急性黄（红）色肝萎缩

三、简答题

病毒性肝炎有哪些常见的基本病理改变？

第八节　酒精性肝病

选择题

【A/型/题】

1. 酒精性肝病最常导致的是 （　　）

　　A. 肝细胞坏死　　　　　　B. 肝细胞脂肪变性

　　C. 肝细胞水样变性　　　　D. 肝细胞凋亡

　　E. 肝细胞淤胆

2. 酒精性肝炎时，小叶内浸润的炎症细胞主要是 （　　）

　　A. 淋巴细胞　　　　　　　B. 浆细胞

　　C. 中性粒细胞　　　　　　D. 嗜酸性粒细胞

　　E. 以上均不正确

3. 酒精性肝病的纤维化特点是 （　　）

　　A. 桥接纤维化

　　B. 窦周纤维化及小静脉周围纤维化

　　C. 汇管区纤维化

　　D. 汇管区周围纤维化

　　E. 无规律

第九节　肝硬化

一、选择题

【A/型/题】

1. 门脉高压表现不包括 （　　）

　　A. 腹腔积液　　　　　　　B. 脾肿大

　　C. 黄疸　　　　　　　　　D. 侧支循环建立

　　E. 胃肠道淤血

2. 我国门脉性肝硬化最常见的病因是 （　　）

　　A. 病毒性肝炎　　　　　　B. 慢性酒精中毒

　　C. 营养不良　　　　　　　D. 药物性肝损伤

　　E. 其他肝病导致

3. 下列不属于肝功能障碍的临床表现是 （　　）

　　A. 脾大　　　　　　　　　B. 出血倾向

　　C. 黄疸　　　　　　　　　D. 肝昏迷

　　E. 蜘蛛痣

4. 下列哪项是门脉性肝硬化的特点 （　　）

　　A. 结节大小不等，纤维间隔厚薄不均

　　B. 结节呈细颗粒状，深绿色

　　C. 结节大小相仿，纤维间隔薄而均匀

　　D. 汇管区呈树干状扩大，未见结节

　　E. 散在多个大结节

5. 较容易进展为肝细胞癌的是 （　　）

　　A. 胆汁性肝硬化　　　　　B. 淤血性肝硬化

　　C. 酒精性肝硬化　　　　　D. 坏死后性肝硬化

　　E. 门脉性肝硬化

6. 下列不是肝硬化晚期腹腔积液形成的原因是 （　　）

　　A. 门静脉高压

　　B. 肝细胞合成蛋白功能低下

　　C. 利尿激素，醛固酮在血内水平增高

　　D. 肝细胞合成凝血酶原减少

　　E. 肝门脉系统液体漏入腹腔

7. 肝硬化的典型形态学特点是 （　　）

　　A. 肝细胞增生　　　　　　B. 肝细胞坏死

　　C. 纤维组织增生　　　　　D. 小胆管增生

　　E. 假小叶

8. 肝功能障碍最严重的表现是 （　　）

　　A. 蛋白质合成障碍

　　B. 出血倾向

　　C. 黄疸

　　D. 对激素的灭活作用减弱

　　E. 肝性脑病（肝昏迷）

9. 诊断肝硬化，最主要的形态特征是 （　　）

　　A. 肝脏表面和切面凹凸不平

　　B. 肝组织内结节形成

　　C. 肝组织内纤维增生

　　D. 大量假小叶形成

　　E. 肝细胞呈团巢状分布

10. 下列不属于胆汁性肝硬化形态特征的是 （　　）

　　A. 肝脏呈绿色

　　B. 肝脏表面和切面的硬化结节细小

　　C. 大量肝细胞脂肪变性

　　D. 肝细胞羽毛状变性

　　E. 肝细胞淤胆和/或胆管胆栓形成

11. 男性患者，乙肝病史二十年，近来食欲不振，有腹腔积液、黄疸，血清学显示 ALT 和 AST 较明显升高，内镜显示食管下段、胃底静脉曲张，超声显示肝脏表面不平整。最先考虑的临床诊断是 （　　）

A. 消化道出血　　　　B. 心功能不全

C. 肺淤血　　　　　　D. 肝细胞癌

E. 门脉高压、肝硬化

【B/型/题】

A. 小结节型肝硬化　　B. 大结节型肝硬化

C. 混合结节型肝硬化　D. 不全分割型肝硬化

E. 以上均不正确

1. 门脉性肝硬化相当于 （　　）
2. 胆汁性肝硬化相当于 （　　）

A. 门脉性肝硬化　　　B. 坏死后性肝硬化

C. 胆汁性肝硬化　　　D. 淤血性肝硬化

E. 寄生虫性肝硬化

3. 因肝细胞损伤较严重，因而肝功能障碍表现较早出现且较明显，而门脉高压症较轻且出现晚的是 （　　）

4. 由慢性胆道阻塞导致的肝硬化是 （　　）

【X/型/题】

1. 假小叶的形态可表现为 （　　）

A. 被纤维包裹的肝细胞团

B. 肝细胞排列紊乱

C. 其内可见中央静脉

D. 其内可见汇管区

E. 其内未见中央静脉

2. 肝硬化门脉高压的原因有 （　　）

A. 肝血窦闭塞或窦周纤维化

B. 胃肠道淤血、水肿

C. 假小叶压迫小叶下静脉

D. 腹腔积液形成

E. 肝内肝动脉小分支与门静脉小分支在汇入肝窦前形成异常吻合支

二、名词解释

1. 肝硬化（liver cirrhosis）

2. 假小叶（pseudolobule）

3. 胆汁性肝硬化（biliary cirrhosis）

三、简答题

肝硬化时，门脉高压和肝功能障碍分别有哪些临床表现？

第十节　肝代谢性疾病与循环障碍

了解内容，试题略。

第十一节　胆囊炎胆石症

选择题

【A/型/题】

女性，37 岁，长期右上腹部隐痛，突然发作性绞痛 1 天就诊。超声示胆囊内移动性强回声团。最可能的诊断为 （　　）

A. 胆囊息肉

B. 胆囊腺瘤

C. 胆囊结石（胆石症）

D. 胆囊癌

E. 胆囊囊肿

第十二节　胰腺炎

了解内容，试题略。

第十三节　消化系统常见肿瘤

一、选择题

【A/型/题】

1. 食管癌最常见组织学类型是 （　　）

A. 鳞状细胞癌　　　　B. 腺癌

C. 腺鳞癌　　　　　　D. 小细胞癌

E. 未分化癌

2. 食管癌最好发于 （　　）

A. 上段　　　　　　　B. 中段

C. 下段　　　　　　　D. 无特殊规律

E. 以上均错误

3. 胃癌好发于 （ ）

 A. 贲门   B. 胃底

 C. 胃体   D. 胃窦小弯侧

 E. 胃窦大弯侧

4. 胃和肠道的癌最常见的组织学类型是 （ ）

 A. 鳞状细胞癌   B. 腺癌

 C. 腺鳞癌   D. 小细胞癌

 E. 未分化癌

5. 结直肠癌好发部位最常见于 （ ）

 A. 直肠   B. 升结肠

 C. 乙状结肠   D. 横结肠

 E. 降结肠

6. 根据 WHO 定义，结直肠癌指 （ ）

 A. 黏膜上皮癌变

 B. 癌组织局限于黏膜内

 C. 高级别上皮内瘤变

 D. 癌组织浸润至黏膜下层

 E. 低级别上皮内瘤变

7. 胃肠道最常见间叶组织来源肿瘤是 （ ）

 A. 平滑肌瘤   B. 神经纤维瘤

 C. 神经鞘瘤   D. 纤维瘤

 E. 胃肠间质瘤（GIST）

8. 原发性肝癌是指 （ ）

 A. 肝细胞癌

 B. 胆管上皮来源的癌

 C. 肝细胞和肝内胆管细胞

 D. 肝细胞癌和肝外胆管腺癌

 E. 肝脏的上皮来源恶性肿瘤

9. 肝细胞癌最常见的组织学类型是 （ ）

 A. 梁索型   B. 假腺样型

 C. 实性型   D. 硬化型

 E. 纤维板层型

10. 男性患者，55 岁，乙肝病史 30 年，血清 AFP 水平 2000μg/L，超声显示肝脏占位，高度提示 （ ）

 A. 肝脓肿

 B. 肝硬化

 C. 转移瘤

 D. 肝细胞癌

E. 肝脏内胚窦瘤（卵黄囊瘤）

11. 肝细胞癌最常见的转移途径是 （ ）

 A. 经肝静脉转移 B. 经脾静脉转移

 C. 门静脉转移   D. 种植性转移

 E. 淋巴道转移

12. 男性，46 岁，肝脏肿瘤，瘤结节 1 个，直径 2.5cm，病理诊断为肝细胞癌，伴门静脉癌栓，则此肝癌为 （ ）

 A. 早期肝癌   B. 小肝癌

 C. 微小肝癌   D. 进展期肝癌

 E. 以上均错误

13. 原发性肝癌最常见的组织学类型是 （ ）

 A. 肝细胞癌

 B. 肝内胆管细胞癌

 C. 鳞状细胞癌

 D. 腺癌

 E. 混合癌

14. 男性，53 岁，肝脏肿瘤，瘤结节 1 个，直径 6.5cm，显微镜下瘤结节内部分为肝细胞癌，部分为胆管细胞癌，则应诊断为 （ ）

 A. 肝细胞癌

 B. 胆管细胞癌

 C. 混合性肝癌（混合性肝细胞癌和胆管细胞癌）

 D. 肝细胞癌伴胆管分化

 E. 胆管细胞癌伴肝细胞分化

15. 男性，53 岁，肝脏肿瘤，瘤细胞异型性明显，排列成假腺样结构，腺腔内含胆汁，则该肿瘤最先考虑 （ ）

 A. 转移癌   B. 肝细胞腺瘤

 C. 肝内胆管细胞癌 D. 肝细胞癌

 E. 混合性肝癌

16. 肝细胞癌分化程度最高的是 （ ）

 A. I 级   B. II 级

 C. III 级   D. IV 级

 E. 以上均错误

17. 女，57 岁，胰头占位，诊断胰腺癌，以下症状最能提示该肿瘤的是 （ ）

 A. 低血糖   B. 腹痛

 C. 梗阻性黄疸   D. 消瘦

 E. 腹胀

18. 胰腺癌最常见的组织学类型是 （ ）

    A. 腺泡细胞癌   B. 导管腺癌

    C. 浆液性囊腺癌   D. 黏液性囊腺癌

    E. 鳞状细胞癌

19. 胰腺癌最好发部位为 （ ）

    A. 全胰腺   B. 胰尾

    C. 胰体   D. 胰头

    E. 以上均错误

【X 型题】

1. 浅表性食管鳞状细胞癌的特点包括 （ ）

    A. 癌组织局限于黏膜层和黏膜下层

    B. 伴或不伴淋巴结转移

    C. 癌组织浸润食管壁肌层

    D. 癌组织浸润食管壁外膜层

    E. 以上均错误

2. 早期胃癌指 （ ）

    A. 肿瘤体积小

    B. 一定不伴淋巴结转移

    C. 癌组织局限于黏膜层或黏膜下层者

    D. 伴或不伴淋巴结转移

    E. 癌组织浸润固有肌层

3. 关于胃肠间质瘤（GIST），下列正确的是 （ ）

    A. 胃肠道常见的间叶组织来源肿瘤

    B. 起源于胃肠 Cajal 细胞或 Cajal 细胞的祖细胞

    C. 常表现为梭形细胞肿瘤

    D. 免疫组化显示瘤细胞 CD117、DOG1 或 CD34 阳性

    E. 为良性肿瘤

4. 胃肠间质瘤（GIST）的危险度与哪些因素有关 （ ）

    A. 肿瘤原发部位

    B. 肿瘤大小

    C. 瘤细胞大小

    D. 瘤细胞密度

    E. 瘤细胞核分裂象多少

5. 原发性肝癌，下列哪些特征考虑为肝细胞癌 （ ）

    A. 癌细胞排列成梁索状

    B. 血窦丰富

    C. 血清 AFP 明显升高

    D. 间质纤维组织丰富

    E. 伴慢性乙肝病史和肝硬化

6. 原发性肝癌，下列哪些特征考虑为肝内胆管细胞癌 （ ）

    A. 癌细胞排列成腺样结构

    B. 血窦丰富

    C. 血清 AFP 明显升高

    D. 间质纤维组织丰富

    E. 腺腔含胆汁

7. 肝细胞癌的发生可能与下列哪些因素有关 （ ）

    A. 慢性病毒性肝炎   B. 慢性酒精性肝病

    C. 非酒精性脂肪性肝病   D. 肝硬化

    E. 黄曲霉毒素

8. 胃肠胰神经内分泌肿瘤的分级标准是根据 （ ）

    A. 肿瘤大小

    B. 肿瘤部位

    C. 瘤细胞核分裂象计数

    D. 瘤细胞 ki - 67 指数

    E. 瘤细胞分化程度

9. 胃肠胰神经内分泌肿瘤的特点包括 （ ）

    A. 瘤细胞排列成实性巢状、缎带状、小梁状或腺管样

    B. 瘤细胞形态较均匀一致

    C. 瘤细胞 CK 阳性

    D. 瘤细胞 Syn 阳性

    E. 瘤细胞 CK5/6 阳性

二、名词解释

1. 早期胃癌

2. 革囊胃

3. 克鲁根勃（Krukenberg）瘤

4. 家族性腺瘤性息肉病

5. 胃肠道间质瘤（GIST）

6. 小肝癌

7. 混合性腺神经内分泌癌

三、简答题

简述胃良恶性溃疡的不同点。

【参考答案】

第一节　食管炎

一、选择题

【A型题】

1. C

[解析] 反流性食管炎由功能性或器质性疾病引起胃内容物流入食管下段，导致食管黏膜损伤而引起炎症。

2. E

3. D

[解析] 胃食管反流是 Barrett 食管形成的主要原因。

4. E　5. B

[解析] 食管与胃交界的齿状线数厘米以上活检的黏膜出现柱状上皮化生时，为 Barrett 食管。光镜下 Barrett 食管黏膜由类似胃黏膜或小肠黏膜的上皮细胞和腺体构成，柱状上皮间有杯状细胞就可确诊。Barrett 食管属于慢性食管炎，可有腺体排列紊乱及炎症细胞浸润等。

6. A

[解析] Barrett 食管时鳞状上皮柱状化生，因此其继发癌变常为腺癌。

【X型题】

1. ABCE

[解析] 食管与胃交界的齿状线数厘米以上活检的黏膜出现柱状上皮化生时，为 Barrett 食管，所以病变部位是食管下段，非贲门，亦非柱状上皮鳞状上皮化生，所以 D 选项不对。慢性活动性食管炎长期作用也可引起 Barrett 食管，反流性食管炎是常见原因。

2. ACDE

[解析] 内镜下食管黏膜呈橘红色、天鹅绒样不规则病变，非灰白色颗粒粗糙病灶。

二、名词解释

Barrett 食管指食管与胃交界的齿状线数厘米以上的黏膜出现柱状上皮化生，食管黏膜由类似胃黏膜或小肠黏膜的上皮细胞和腺体构成，柱状上皮间有杯状细胞可诊断 Barrett 食管。主要由胃食管反流导致。Barrett 食管可发生癌变（Barrett 食管腺癌）。

第二节　胃炎

选择题

【A型题】

1. E

2. D

[解析] 慢性浅表性胃炎是胃黏膜活检中最常见的病变之一，以胃窦部常见。

3. B

[解析] 根据炎症细胞浸润深度，将慢性浅表性胃炎分为三级。轻者仅累及黏膜浅表1/3层，中度为1/3~2/3，重度为超过2/3。

4. A

[解析] 根据慢性萎缩性胃炎又可分为 A、B、C 三种类型。A 型属于自身免疫性疾病，患者血中抗壁细胞抗体和内因子抗体检查阳性，胃酸分泌降低，并伴有恶性贫血，病变主要在胃体和胃底部。B 型慢性萎缩性胃炎的发病原因可能是由于幽门螺杆菌感染，体内不产生抗体，胃酸分泌也不减少，无恶性贫血，病变多见于胃窦部。我国患者多属于 B 型。

5. D

[解析] 参见第3题解析。

6. C

[解析] 肥厚性胃炎又称肥厚性胃病，病变常位于胃底和胃体，黏膜层增厚，皱襞肥大加深似脑回。显微镜下病理变化在不同亚型表现不同，黏膜固有层炎症细胞浸润不明显。

7. B

[解析] 自身免疫性胃炎（A 型胃炎）患者血中抗壁细胞抗体和内因子抗体检查阳性，胃酸分泌降低，并伴有恶性贫血，病变主要在胃体和胃底部。自身免疫性胃炎（A 型胃炎）可引起慢性萎缩性胃炎。

8. C

[解析] 慢性浅表性胃炎又称慢性单纯性胃炎，相当

于新悉尼系统中的非萎缩性胃炎。

【X型题】

1. BCDE

[解析] 慢性浅表性胃炎，病变主要位于黏膜浅层即黏膜层上1/3。

2. ABCD   3. ABCD

4. ABCD

[解析] A型慢性萎缩性胃炎（自身免疫性胃炎）患者血中抗壁细胞抗体和内因子抗体检查阳性，胃酸分泌降低，并伴有恶性贫血，病变主要在胃体和胃底部。

第三节　消化性溃疡

一、选择题

【A型题】

1. C

[解析] 十二指肠溃疡较胃溃疡多见，前者约70%，后者仅约25%。十二指肠溃疡多发生于十二指肠球部前壁或后壁。十二指肠球部位于十二指肠上部。

2. E

3. A

[解析] 胃溃疡多位于胃小弯侧，尤多见于胃窦部。胃底及大弯则十分罕见。

4. E

[解析] 慢性溃疡底部从表层到深层可以分为四层。①炎性渗出层：以中性粒细胞为主的炎症细胞浸润。②坏死层：由渗出的纤维素和坏死组织组成。③肉芽组织层。④瘢痕层：瘢痕层内的中小动脉常呈增生性/闭塞性动脉内膜炎，管壁增厚，管腔狭窄，常有血栓形成。

5. A

[解析] 出血为消化性溃疡最常见并发症。溃疡底部毛细血管破裂而致少量出血。实验室检查可显示大便潜血阳性。少数患者可因较大血管被侵蚀破坏导致大出血。临床上可出现呕血及黑便，严重时因失血性休克而危及生命。

6. D

[解析] 十二指肠溃疡较胃溃疡多见，最少见的是胃

和十二指肠两者并存的复合性溃疡。胃溃疡直径多在2cm以内，深浅不一。十二指肠溃疡多位于球部前壁或后壁，直径常小于1cm，溃疡较浅且较易愈合。癌变多发生于长期胃溃疡患者，十二脂肠溃疡几乎不发生癌变。

7. C

【X型题】

1. ABCE

解析：胃溃疡病灶常一个，呈圆形或椭圆形，直径多在2cm以内，溃疡边缘整齐，状如刀切，底部平坦、洁净、深浅不一，通常穿越黏膜下层，深者可达肌层甚至浆膜层。溃疡周围的胃黏膜皱襞向溃疡处集中，常呈放射状或者轮辐状。恶性胃溃疡（溃疡型胃癌）则溃疡边缘黏膜皱襞隆起如火山口状。

2. ABDE

3. ABCD

[解析] 消化性溃疡病并发症有出血、穿孔、幽门狭窄及癌变。而食管下段静脉曲张是门脉高压的表现。

二、名词解释

消化性溃疡病又称慢性消化性溃疡，是以胃或十二指肠黏膜形成慢性溃疡为特征的一种常见病，其发生与胃液的自我消化作用有关。溃疡病灶由炎性渗出层、坏死层、肉芽组织层和瘢痕层构成。

第四节　阑尾炎

选择题

【A型题】

1. C

[解析] 阑尾壁各层皆为中性粒细胞弥漫浸润，是急性蜂窝织炎性阑尾炎最主要的病理特征。充血水肿、纤维素渗出、黏膜上皮缺损可见于各类型的急性阑尾炎。淋巴细胞浸润常见于慢性阑尾炎。

2. B

[解析] 阑尾坏死是急性坏疽性阑尾炎最主要的病理特征。

3. E   4. E

5. C

[解析] 急性坏疽性阑尾炎时阑尾壁发生坏死，常导

致穿孔。

第五节　炎性肠病

一、选择题

【A 型题】

1. B

[解析] Crohn 病病变主要累及回肠末端，其次为结肠、回肠近端和空肠等处。跟进病变主要累及肠管部位不同，有助于鉴别 Crohn 病与溃疡性结肠炎。

2. E

[解析] Crohn 病并发症常见的有瘘管、腹腔脓肿、肠狭窄和梗阻、肛周病变（肛周脓肿、肛周瘘管、皮赘、肛裂等），较少见的有消化道大出血、急性穿孔，病程长者肠黏膜上皮细胞可由不典型增生发生癌变。

3. E

[解析] Crohn 病临床主要表现为腹痛、腹泻、体重减轻，还可有血便、肠溃疡穿孔、肠瘘形成、肠梗阻，以及肠外免疫性疾病表现，如游走性多关节炎、强直性脊柱炎等。

4. E

[解析] Crhon 病的病变呈节段性，肠壁各层大量淋巴细胞、浆细胞浸润，黏膜下层水肿，其中淋巴管扩张，可见结核样肉芽肿，但无干酪样坏死改变，可见裂隙状溃疡。而病变的结直肠黏膜隐窝脓肿及假息肉为慢性溃疡性结肠炎的病理特征。

5. E

[解析] 溃疡性结肠炎最常累及直肠，然后向上进展累及左半结肠直至全结肠，偶尔见于回肠。根据病变主要累及肠管部位不同，有助于鉴别 Crohn 病与溃疡性结肠炎。

6. E

7. E

[解析] 溃疡性结肠炎的溃疡灶如穿透肠壁，即肠穿孔，可引起结肠周围脓肿、腹膜炎。还可导致下消化道大出血。此外，在暴发型病例，结肠可因中毒丧失蠕动功能而发生麻痹，故有急性中毒性巨结肠之称。溃疡性结肠炎可合并结直肠上皮内瘤变和结直肠癌。

8. C

[解析] 溃疡性结肠炎相关结直肠癌常为多发性，病灶平坦、浸润性，低分化腺癌、黏液腺癌及印戒细胞癌多见；长期患病（溃疡性结肠炎）及发病年龄低是癌变的危险因素。

9. D

[解析] 中毒性巨结肠常见于溃疡性结肠炎的暴发型病例，结肠可因中毒丧失蠕动功能而发生麻痹。

10. A

[解析] 溃疡性结肠炎临床表现为持续或反复发作的腹泻、黏液脓血便伴腹痛、里急后重和不同程度的全身症状，病程多在 4 ~ 6 周以上。黏液血便是溃疡性结肠炎的最常见症状。全身症状可有皮肤、黏膜、关节、眼和肝胆等的肠外免疫性疾病表现，如游走性多关节炎、葡萄膜炎、原发性硬化性胆管炎等。

【X 型题】

1. BCDE

[解析] Crohn 病病变呈节段性，病变之间的黏膜正常，而非连续性（溃疡性结肠炎则常连续性）。

2. ACDE

[解析] Crhon 病时，肉芽肿由类上皮细胞和多核巨细胞形成，不发生干酪样坏死，据此可与结核性肉芽肿鉴别。

3. BCDE

[解析] 裂隙状纵行溃疡常见于 Crohn 病，而溃疡性结肠炎早期见表浅小溃疡，病变进一步发展，肠黏膜可出现大片坏死并可出现大片坏死并形成大的溃疡。

4. ABCE

[解析] 肉芽肿常见于 Crohn 病或肠结核而非溃疡性结肠炎。

5. ABDE

[解析] Crohn 病病程长者肠黏膜上皮细胞可由不典型增生发生癌变，但癌变率明显小于溃疡性结肠炎。

二、名词解释

1. Crohn 病是一种病因未明的主要侵犯消化道的全身性疾病，病变主要累及回肠末端，其次为结肠、回肠近端和空肠等处。典型病例病变呈节段性

（跳跃性），病变之间的黏膜正常，肉眼呈铺路石改变，镜下可见肠壁全层炎症、裂隙状溃疡和肉芽肿等改变。

2. 溃疡性结肠炎是一种原因不明的慢性结肠炎症。最常累及直肠，然后向上进展累及左半结肠直至全结肠，偶尔见于回肠。病变弥漫性和连续性，无跳跃区，炎症主要位于黏膜层和黏膜下层表浅部位，可见隐窝炎和隐窝脓肿、溃疡及假息肉等改变。

三、简答题

Crohn 病与溃疡性结肠炎的不同点见下表。

	Crohn 病	溃疡性结肠炎
好发部位	回肠末端	直肠
肉眼（内镜）形态	病变呈节段性（跳跃性），病变之间的黏膜正常，肉眼呈铺路石改变，阿弗他溃疡，纵行溃疡	病变弥漫性和连续性，无跳跃区，浅表溃疡，黏膜弥漫充血水肿、颗粒状，脆性增加
镜下形态	肠壁全层炎症、裂隙状溃疡和肉芽肿、神经组织增生等改变	炎症主要位于黏膜层和黏膜下层表浅部位，可见隐窝炎和隐窝脓肿、溃疡及假息肉等改变

第六节　急性出血性坏死性肠炎

选择题

【A 型题】

1. B

[解析] 急性出血性坏死性肠炎以小肠急性出血坏死性炎症为主要病变，以空肠及回肠最为多见且严重。

2. E

第七节　病毒性肝炎

一、选择题

【A 型题】

1. B

[解析] 急性病毒性肝炎以肝细胞变性、坏死为主要特点。

2. B

[解析] 毛玻璃样肝细胞电镜下见细胞质滑面内质网增生，内质网池内可见较多的 HBsAg 颗粒。

3. D

[解析] 乙型肝炎的发生与人体对病毒的细胞毒性免疫反应有密切关系。HBV 在感染的肝细胞表面可分泌大量 HBsAg，使机体免疫系统尤其是 CD8$^+$T 细胞识别并攻击感染细胞，导致肝细胞变性、凋亡或坏死。在机体缺乏有效的免疫反应的情况下则表现为携带者状态。

4. E

[解析] 淀粉样变性非病毒性肝炎的基本病变。

5. A

[解析] HBV 是 DNA 病毒。而 HAV、HCV、HDV、HEV 和 HGV 为 RNA 病毒。

6. C

[解析] HAV 经消化道感染。可能主要通过细胞免疫机制而导致肝细胞损伤。一般不导致携带者状态和慢性肝炎。

7. A

[解析] HCV 是 RNA 病毒。HCV 可直接破坏肝细胞，免疫因素也是肝细胞损伤的重要原因。

8. A

[解析] HAV、HEV、HGV 通常不导致慢性肝炎。

9. B

[解析] 乙型肝炎的发生与人体对病毒的细胞毒性免疫反应有密切关系。免疫功能过强，感染病毒数量多而毒力又强时，则发生重型肝炎。

10. E

[解析] 乙型肝炎的发生与人体对病毒的细胞毒性免疫反应有密切关系。有病毒感染，但免疫功能不足，使部分未被杀灭的病毒在未受损伤的肝细胞内反复复制，导致肝细胞反复损害而成为慢性肝炎。

11. D

[解析] 肝穿组织行 HBsAg 和 HBcAg 免疫组化，阳性提示乙型肝炎病毒感染。（执业医师考题，扩大思维。）

12. D

[解析]　毛玻璃样肝细胞多见于乙型病毒性肝炎。药物性/化学物性肝损伤时也可见到类似形态的肝细胞，称"诱导细胞"。

【B型题】

1. A　2. D　3. B

[解析]　急性普通型病毒性肝炎常见点状或小灶坏死。重型病毒性肝炎最常见大片坏死。桥接坏死可见于轻度和中度慢性病毒性肝炎。

【X型题】

1. ACD

[解析]　病毒性肝炎时肝组织中浸润的细胞主要是淋巴细胞，非中性粒细胞。

2. AC

[解析]　毛玻璃样肝细胞可见于乙型肝炎表面抗原（HBsAg）携带者和慢性肝炎患者的肝组织。

3. ABCDE

二、名词解释

1. 指发生于连接两个中央静脉之间，或汇管区之间，或中央静脉与汇管区之间的条带状肝细胞坏死，坏死处伴有肝细胞不规则再生及纤维组织增生；后期增生的纤维组织形成纤维间隔分隔肝小叶。常见于中、重度肝炎。

2. 多见于HBsAg携带者及慢性肝炎患者的肝组织，表现为肝细胞胞质嗜酸性细颗粒状，不透明，似毛玻璃样，免疫组化呈HBsAg阳性，为大量HB-sAg排列于光面内质网导致。

3. 指急性重症（病毒性）肝炎时，肝脏体积显著缩小，质量减少，质地柔软，被膜皱缩，切面呈黄色或红褐色，称为急性黄（红）色肝萎缩，是由于肝细胞坏死广泛而严重，呈大块或亚大块坏死而导致。

三、简答题

病毒性肝炎常见以下基本病理改变：①肝细胞变性、坏死与凋亡，包括肝细胞水肿、气球样变、淤胆、羽毛样变性、嗜酸性变、点状坏死、碎片状坏死（界面炎）、桥接坏死、大片坏死，或凋亡。②炎症细胞浸润，主要为淋巴细胞和单核细胞呈散在性，或灶状浸润于肝小叶内或汇管区。③肝细胞再生。④间质反应性增生包括Kupffer细胞增生，纤维组织

增生及小胆管增生。

第八节　酒精性肝病

选择题

【A型题】

1. B

[解析]　酒精性肝病最常导致肝细胞脂肪变性。

2. C

[解析]　酒精性肝炎时小叶内以中性粒细胞为主的炎症细胞浸润。

3. B

[解析]　酒精性肝病的纤维化主要见于窦周及小静脉周围，继而可以形成桥接纤维化，甚至形成肝硬化。可见终末肝静脉纤维性阻塞，伴静脉周围组织坏死和纤维化（称硬化性透明坏死）。

第九节　肝硬化

一、选择题

【A型题】

1. C

[解析]　肝硬化时，黄疸不属于门脉高压表现，而是肝功能障碍的表现。

2. A

[解析]　我国门脉性肝硬化最常见的病因是病毒性肝炎，尤其乙型和丙型病毒性肝炎。

3. A

[解析]　肝硬化时，脾大属于门脉高压的表现，而非肝功能障碍表现。

4. C

[解析]　门脉性肝硬化相当于小结节型肝硬化，肝表面和切面呈弥漫性分布的小结节，结节分布较均匀，大小相仿，直径多在 $0.15 \sim 0.5 cm$ 之间，结节间纤维间隔宽窄较一致。坏死后性肝硬化常表现为结节大小不等，纤维间隔厚薄不均。胆汁性肝硬化常表现为结节不明显或细颗粒状，深褐色。寄生虫感染所致的干线型肝硬化则汇管区呈树干状扩大，结节不明显。

5. D

[解析] 坏死后性肝硬化的癌变率较门脉性肝硬化或其他类型高。

6. D

[解析] 肝细胞合成凝血酶原减少导致出血倾向，非腹腔积液形成原因。

7. E

[解析] 肝硬化的典型形态学特点是假小叶形成。

8. E

[解析] 肝性脑病（肝昏迷）是肝功能极度衰竭的表现，是由于含氨物质不能在肝内解毒而引起氨中毒，是导致肝硬化患者死亡的重要原因。

9. D

[解析] 弥漫、大量假小叶形成是诊断肝硬化最主要的形态特征。

10. C

[解析] 大量肝细胞脂肪变性常见于酒精性或非酒精性脂肪性肝病，而不常见于胆汁性肝硬化。

11. E

[解析] 临床表现和内镜提示患者有门脉高压和肝功能障碍表现，且临床病史提示慢性乙肝病史，超声检查提示肝脏表面不平整，故考虑为肝硬化。（执业医师资格考题，扩大思维。）

【B 型题】

1. A　2. D

[解析] 门脉性肝硬化相当于小结节型肝硬化。胆汁性肝硬化时肉眼结节不明显，相当于不全分割型肝硬化。

3. B　4. C

【X 型题】

1. ABCDE

[解析] 肝硬化时正常肝小叶结构被破坏，广泛增生的纤维组织将肝细胞再生结节分割包绕成大小不等、圆形或椭圆形的肝细胞团，称为假小叶。假小叶内的肝细胞排列紊乱，可有变性，坏死及再生的肝细胞，中央静脉常缺如，偏位或两个以上，亦可见汇管区。

2. ACE

[解析] 肝硬化时门脉高压的原因有窦性（广泛增生的纤维组织增生，肝血窦闭塞或窦周纤维化，使门

静脉循环受阻）、窦后性（假小叶压迫小叶下静脉，使肝窦内血液流出受阻，进而影响门静脉血流入肝窦）、窦前性（肝内肝动脉小分支与门静脉小分支在汇入肝窦前形成异常吻合支，是压力高的动脉血流入门静脉内）。而胃肠道淤血、水肿以及腹腔积液形成均是门脉高压症的结果而非原因。

二、名词解释

1. 肝硬化是一种慢性肝病，由多种原因导致肝细胞弥漫变性、坏死，继而纤维组织增生和肝细胞结节状再生这 3 种改变反复交错进行，导致肝小叶结构和血液循环途径逐渐被改建，肝脏变形、变硬，肉眼肝脏表面及切面可呈弥漫结节状或颗粒状，显微镜下多见假小叶形成。临床可表现为门静脉高压和肝功能障碍。

2. 指肝硬化时，正常肝小叶结构被破坏后，由广泛增生的纤维组织将肝小叶重新分割、包绕形成的大小不等、圆形或椭圆形的肝细胞团。假小叶内肝细胞排列紊乱，可有变性、坏死及再生现象，中央静脉缺如、偏位或有 2 个以上，并可见汇管区结构。

3. 指因胆管阻塞、胆汁淤积而引起的肝硬化，可分为继发性与原发性 2 类。肉眼肝脏表面平滑或呈细颗粒状，相当于不全分隔型肝硬化，深绿色或绿褐色，硬度中等，镜下可见肝细胞淤胆、羽毛状坏死，毛细胆管淤胆及小胆管增生，纤维组织增生和假小叶形成较为轻微。

三、简答题

(1) 门脉高压症临床表现　慢性淤血性脾肿大，常伴脾功能亢进；腹腔积液；侧支循环形成，包括食管下段静脉丛曲张、直肠静脉丛曲张、脐周浅静脉扩张；胃肠淤血、水肿，导致食欲不振、消化不良。

(2) 肝功能障碍的临床表现　蛋白质合成障碍，使血浆蛋白减少；出血倾向，如皮肤、黏膜或皮下出血；胆色素代谢障碍，如肝细胞性黄疸表现；对激素的灭活作用减弱，如男性乳房发育、蜘蛛状血管痣（系体内雌激素水平升高，小动脉末梢扩张所致）等；肝性脑病（肝昏迷）。

第十节　肝代谢性疾病与循环障碍

略

第十一节　胆囊炎胆石症

选择题

【A 型题】

C

[解析] 临床表现符合胆囊结石表现，且超声提示胆囊结石。

第十二节　胰腺炎

略

第十三节　消化系统常见肿瘤

一、选择题

【A 型题】

1. A

[解析] 食管癌的组织类型有鳞状细胞癌、腺癌、小细胞癌等，最常见组织学类型是鳞状细胞癌。

2. B

[解析] 食管癌好发于三个生理性狭窄部，以中段最多见，其次为下段，而上段最少。

3. D

[解析] 胃癌好发于胃窦部尤以小弯侧多见。

4. B

[解析] 胃肠道癌的组织类型有腺癌、小细胞癌、未分化癌等，最常见的组织学类型是腺癌。

5. A

[解析] 结直肠癌好发部位以直肠最多见，其余依次为乙状结肠、盲肠及升结肠、横结肠、降结肠。

6. D

[解析] WHO 肿瘤分类对结直肠癌的定义已有明确界定，结直肠肿瘤组织只有侵犯黏膜肌层到达黏膜

下层才称为癌。只要不超过黏膜肌层，就不称为癌，而称为上皮内瘤变。原先的上皮重度非典型增生和原位癌归入高级别上皮内瘤变，黏膜内癌称黏膜内瘤变。

7. E

[解析] 胃肠间质瘤（GIST）是胃肠道最常见的间叶组织来源肿瘤。

8. C

[解析] 原发性肝癌是肝细胞或肝内胆管上皮细胞发生的恶性肿瘤，包括肝细胞癌、胆管细胞癌，以及肝细胞癌 – 胆管细胞癌混合型肝癌。

9. A

[解析] 肝细胞癌的癌细胞常排列成梁索状、假腺样等结构（梁索型、假腺样型等），梁索型是最常见组织学类型。

10. D

[解析] 肝细胞癌和卵黄囊瘤时，血清 AFP 水平均可明显升高，该例患者有慢性乙肝病史，且超声显示肝脏占位，故首先考虑肝细胞癌可能。

11. C

[解析] 肝细胞癌易于沿门静脉分支在肝内播散、转移。

12. B

[解析] 小肝癌指单个癌结节最大直径 <3cm 或两个癌结节合计最大直径 <3cm 的原发性肝癌。根据 2010 年版的 WHO 肿瘤分类，小肝癌不完全等同于早期肝癌，因为少数小肝癌已发生肝内血管癌栓。

13. A

[解析] 原发性肝癌组织学类型包括肝细胞癌、胆管细胞癌，以及肝细胞癌 – 胆管细胞癌混合型肝癌，其中肝细胞癌是最常见的组织学类型。

14. C

[解析] 肝脏单个结节肿瘤，瘤组织含肝细胞癌和胆管细胞癌，形态符合混合性肝癌（混合性肝细胞癌和胆管细胞癌）。

15. D

[解析] 肝脏肿瘤的瘤细胞形成假腺样结构，腺腔内含胆汁，应该考虑肝细胞癌（肿瘤性肝细胞分泌胆汁）。

16. A

[解析] 分化程度高即高分化，肝细胞癌 Edmondson 分级中的 I 级肝细胞癌为高分化肝细胞癌。

17. C

[解析] 胰头占位且出现梗阻性黄疸，提示肿瘤可能性大。

18. B

[解析] 胰腺癌组织学类型有导管腺癌、腺泡细胞癌等，最常见组织学类型是导管腺癌。

19. D

[解析] 胰腺癌根据其发生的部位可分为胰头癌、胰体癌、胰尾癌和全胰癌，其中胰头癌最常见。

【X 型题】

1. AB

[解析] 如果鳞状细胞癌浸润局限于黏膜层和黏膜下层，无论是否存在淋巴结转移，均称为"浅表性食管癌"。在中国和日本也采用"早期癌"的概念，指癌组织浸润深度局限于黏膜层，伴或不伴淋巴结转移。

2. CD

[解析] 不论肿瘤面积大小，是否伴淋巴结转移，只要病变限于黏膜层或黏膜下层者均称为早期胃癌。

3. ABCD

[解析] GIST 根据危险度分级，不全为良性肿瘤。

4. ABE

[解析] 根据肿瘤大小和核分裂象计数（50 个/HP），结合肿瘤原发部位，将 GIST 分为极低危险度、低危险度、中危险度和高危险度 4 级。

5. ABCE

[解析] 肝细胞癌间质常为丰富血窦，而胆管细胞间质纤维组织丰富。

6. AD

[解析] 癌组织血窦丰富、癌细胞形成的腺腔样结构内含胆汁、血清 AFP 明显升高均倾向肝细胞癌而非胆管细胞癌。

7. ABCDE

[解析] 慢性酒精性肝病与非酒精性脂肪性肝病均可导致肝纤维化、肝硬化、肝细胞癌。（执业医师资格考题，扩大思维）。

8. CD

[解析] 胃肠胰神经内分泌肿瘤的分级标准是根据核分裂象和（或）Ki - 67 阳性指数，将其分为 G1，G2，G3。

9. ABCD

[解析] CK5/6 免疫组化多用于鳞状细胞等来源肿瘤的判读，而非神经内分泌肿瘤。（执业医师资格考题，扩大思维）。

二、名词解释

1. 早期胃癌指癌组织局限于胃壁黏膜层或黏膜下层，无论有无淋巴结转移。

2. 革囊胃指（弥漫）浸润型胃癌时，癌组织在胃壁内弥漫浸润，使整个胃壁增厚、变硬，黏膜皱襞大部分消失，弹性减退，胃腔缩小，形状似皮革制成的囊袋。

3. 克鲁肯勃（Krukenberg）瘤指卵巢转移性腺癌，为胃癌特别是胃黏液腺癌或印戒细胞癌浸润至浆膜后，癌细胞种植性转移至卵巢，多为双侧卵巢受累。

4. 家族性腺瘤性息肉病又称家族性多发性息肉病，是一种常染色体显性遗传病，特点是在结肠和直肠中存在大量的腺瘤性息肉，并且这些腺瘤有进展成腺癌的内在倾向（癌变率高）。该病是由结肠腺瘤性息肉病（APC）基因突变所致。腺瘤性息肉满布结肠或直肠，多数为管状腺瘤。

5. 胃肠道间质瘤（GIST）是来源于间叶组织的肿瘤，是胃肠道常见的间叶组织来源肿瘤，起源于胃肠 Cajal 细胞或 Cajal 细胞的祖细胞。镜下多表现为梭形细胞肿瘤，免疫组化大多数病例肿瘤细胞表达 CD117、DOG1 或 CD34。分子检测可提示存在 c - kit 基因突变。根据肿瘤大小和核分裂象计数（50 个/HP），结合肿瘤原发部位，将 GIST 分为极低危险度、低危险度、中危险度和高危险度 4 级。

6. 小肝癌指单个癌结节最大直径 < 3cm 或两个癌结节合计最大直径 < 3cm 的原发性肝癌。

7. 混合性腺神经内分泌癌指同时具有腺管形成的经典型腺癌和神经内分泌肿瘤形态特点的上皮性肿瘤，每种成分至少各占肿瘤的 30%，均为恶性，应当分别进行组织学分级。（执业医师资格考题，扩大思维。）

三、简答题

胃良恶性溃疡的不同点见下表。

慢性胃溃疡与溃疡型胃癌的鉴别

特征	良性溃疡（胃溃疡）	恶性溃疡（溃疡型胃癌）
外形	圆或椭圆	不规则或火山口状
大小	直径一般 <2cm	直径一般 >2cm
深度	较深（底部低于正常黏膜）	较浅（底有时高出胃黏膜）

续表

特征	良性溃疡（胃溃疡）	恶性溃疡（溃疡型胃癌）
边缘	平整，不隆起	不规则，隆起
底部	平坦，清洁	凹凸不平，出血，坏死
周围黏膜	皱襞向溃疡集中	皱襞中断或增粗呈结节状

（廖 冰）

第十章 淋巴造血系统疾病

【同步习题】

第一节 淋巴结非肿瘤性增生

一、选择题

【A/型/题】

1. 慢性非特异性淋巴结炎（淋巴结反应性增生）的病理特点除外以下哪项 （　　）
   - A. 淋巴滤泡反应性增生
   - B. 副皮质区增生
   - C. 窦组织细胞增生
   - D. 肉芽肿形成
   - E. 细胞异型性明显

2. Kikuchi 病最易与以下哪种疾病相混淆 （　　）
   - A. 经典型霍奇金淋巴瘤
   - B. 结节性淋巴细胞为主型霍奇金淋巴瘤
   - C. 弥漫大 B 细胞性淋巴瘤
   - D. 外周 T 细胞性淋巴瘤
   - E. Langerhans 细胞组织细胞增生症

3. Kikuchi 病的形态学特点除外 （　　）
   - A. 年轻女性多见
   - B. 淋巴结轻度肿大
   - C. 淋巴结部分坏死
   - D. 出现较多细胞碎片
   - E. 大量中性粒细胞聚集

4. 以下不属于淋巴结特殊性感染的是 （　　）
   - A. 结核性淋巴结炎
   - B. 淋巴结细菌性炎
   - C. 新型隐球菌性淋巴结炎

   - D. 淋巴结猫抓病
   - E. 曲菌性淋巴结炎

二、简答题

试述淋巴结反应性增生的形态学特点。

第二节 淋巴瘤

一、选择题

【A/型/题】

1. 淋巴细胞的免疫标记物不包括 （　　）
   - A. CD20
   - B. CD3
   - C. CD79a
   - D. CD68
   - E. LCA

2. 非霍奇金 T 细胞性淋巴瘤的常用免疫标记物是 （　　）
   - A. CD20
   - B. CD15
   - C. CD3
   - D. CD30
   - E. CD68

3. 以下非霍奇金淋巴瘤中，既可以有 B 细胞标记，也可以有 T 细胞标记的是 （　　）
   - A. 淋巴母细胞淋巴瘤
   - B. 滤泡性淋巴瘤
   - C. 小淋巴细胞性淋巴瘤
   - D. Burkitt 淋巴瘤
   - E. 蕈样霉菌病

4. 经典型霍奇金淋巴瘤细胞的特征性免疫标记物是 （　　）
   - A. CD20
   - B. CD3

C. CD79a　　　　　　　D. Mac387

E. CD30

5. 以下哪项是经典型霍奇金淋巴瘤最典型的肿瘤细胞 （　　）

A. 镜影细胞　　　　　B. 单核 R - S 细胞

C. 陷窝细胞　　　　　D. 木乃伊细胞

E. 爆米花细胞

6. 以下不是常见的非霍奇金 B 细胞性淋巴瘤的是 （　　）

A. 滤泡性淋巴瘤

B. 小淋巴细胞性淋巴瘤

C. 蕈样霉菌病

D. Burkitt 淋巴瘤

E. 弥漫大 B 细胞性淋巴瘤

7. 常见的非霍奇金 B 细胞性淋巴瘤的免疫标记物是 （　　）

A. CD3　　　　　　　B. CD5

C. CD20　　　　　　　D. CD15

E. CD30

8. 下列 B 细胞性非霍奇金淋巴瘤经常合并 EBV 感染的是 （　　）

A. 滤泡性淋巴瘤

B. Burkitt 淋巴瘤

C. 弥漫大 B 细胞性淋巴瘤

D. B 淋巴母细胞性淋巴瘤

E. 小淋巴细胞性淋巴瘤

9. 经典型霍奇金淋巴瘤与非霍奇金淋巴瘤的形态学区别要点是 （　　）

A. 破坏整个淋巴结

B. 细胞成分复杂

C. 组织分型多样化

D. 细胞形态相对单一

E. 可有瘤巨细胞

10. 下列非霍奇金淋巴瘤几乎全部合并 EBV 感染的是 （　　）

A. 滤泡性淋巴瘤

B. 外周 T 细胞淋巴瘤

C. 弥漫大 B 细胞性淋巴瘤

D. NK/T 细胞淋巴瘤

E. 小淋巴细胞性淋巴瘤

11. 以下为最常见的非霍奇金淋巴瘤的是 （　　）

A. 滤泡性淋巴瘤

B. 外周 T 细胞性淋巴瘤

C. 蕈样霉菌病

D. Burkitt 淋巴瘤

E. 弥漫大 B 细胞性淋巴瘤

12. NK/T 细胞性淋巴瘤与外周 T 细胞性淋巴瘤最大的区别在于 （　　）

A. 好发于结外器官

B. 细胞异型性明显

C. 伴坏死灶形成

D. CD56 阳性

E. EBER 阳性

13. 诊断急性淋巴母细胞性白血病/淋巴母细胞性淋巴瘤的最特异性标记物是 （　　）

A. CD20　　　　　　　B. TdT

C. CD117　　　　　　　D. CD3

E. MPO

14. 诊断淋巴瘤需要考虑的因素是 （　　）

A. 患者临床表现　　　B. 组织形态学

C. 免疫表型　　　　　D. 遗传学改变

E. 以上都是

15. 以下属于惰性淋巴瘤，临床进展比较慢，预后比较好的是 （　　）

A. 弥漫大 B 细胞淋巴瘤

B. 滤泡性淋巴瘤

C. Burkitt 淋巴瘤

D. 结外鼻型 NK/T 细胞性淋巴瘤

E. 非特殊性外周 T 细胞淋巴瘤

16. 以下是结节性淋巴细胞为主型霍奇金淋巴瘤常见的肿瘤细胞的是 （　　）

A. 镜影细胞

B. 单核 R - S 细胞

C. 陷窝细胞

D. 木乃伊细胞

E. 爆米花细胞

17. 以下不属于浆细胞性肿瘤的病变特点是 （　　）

A. 多见于老年人

B. 多发性骨质受累

C. 肿瘤细胞与成熟浆细胞相似

D. 肿瘤细胞多表达 CD20

E. 肿瘤细胞多出现免疫球蛋白轻链限制性表达

18. 滤泡性淋巴瘤与反应性增生的淋巴滤泡的区别要点在于常常表达 （ ）

A. CD20　　　　　B. CD10

C. BCL－2　　　　D. BCL－6

E. CD19

19. 以下淋巴瘤又可以命名为 MALT 淋巴瘤的是 （ ）

A. 弥漫大 B 细胞性淋巴瘤

B. 发生于黏膜的边缘区淋巴瘤

C. Burkitt 淋巴瘤

D. 发生于胃肠道的滤泡性淋巴瘤

E. 小淋巴细胞性淋巴瘤

20. 欧美地区罕见，而亚太地区相对多见的非霍奇金淋巴瘤是 （ ）

A. 弥漫大 B 细胞性淋巴瘤

B. 外周 T 细胞性淋巴瘤

C. 结外鼻型 NK/T 细胞性淋巴瘤

D. 小淋巴细胞性淋巴瘤

E. 滤泡性淋巴瘤

（21～24 题共用题干）

6 岁儿童，发热 1 个月，CT 示腹腔巨大肿物，切除肿物；镜下见腹膜后淋巴结明显肿大，淋巴结结构破坏，异型淋巴样细胞弥漫片状分布，瘤细胞胞体中等大，核大，核膜厚，染色质粗，可见明显核仁，核分裂象易见，间质组织细胞增生呈"满天星样"改变，并可见较多凋亡细胞和核碎片。

21. 本病最有可能是诊断是 （ ）

A. 平滑肌肉瘤　　　B. 淋巴瘤

C. 恶性黑色素瘤　　D. 横纹肌肉瘤

E. 神经母细胞瘤

22. 肿瘤细胞最可能出现以下哪项免疫组化指标阳性 （ ）

A. CD20　　　　　B. CD3

C. CD68　　　　　D. MyoD1

E. S－100

23. 一般应该做的分子检测指标是 （ ）

A. EGFR　　　　　B. ALK

C. MYC　　　　　D. EBER

E. EWSR1

24. 该肿瘤最可能的病理诊断是 （ ）

A. 弥漫大 B 细胞淋巴瘤

B. 滤泡性淋巴瘤

C. Burkitt 淋巴瘤

D. 结外鼻型 NK/T 细胞性淋巴瘤

E. 非特殊性外周 T 细胞性淋巴瘤

【X／型／题】

1. 某患者全身淋巴结无痛性肿大两月，临床拟取淋巴结活检，下列操作符合规范的是 （ ）

A. 提供患者详细临床病史

B. 一般取颈部表浅肿大淋巴结

C. 若一组淋巴结肿大，最好取最大淋巴结

D. 尽可能取完整淋巴结

E. 取腹股沟淋巴结

F. 提供全身影像学检查资料

G. 若疑为淋巴瘤，最好穿刺组织送检

H. 若疑为淋巴瘤，最好送检冰冻标本

2. 某患者出现鼻塞鼻衄 2 个月，伴头痛，发热，鼻腔镜显示鼻腔内新生物，堵塞后鼻孔。诊断必须的项目是 （ ）

A. 进行 CT 检查肿物大小

B. 必须检查全身 PET－CT

C. 取活检组织送病理检查

D. 观察送检组织的 HE 形态

E. 进行必要的免疫组化检查

F. 必要时行分子检测

G. 必须行分子检测

H. 为了减少出血，组织取得越少越好

二、名词解释

1. 镜影细胞

2. 陷窝细胞

3. 蕈样霉菌病

4. "星空"现象

5. 木乃伊细胞

6. "爆米花"细胞

三、简答题

1. 试述淋巴瘤的诊断原则。

2. 试述 Burkitt 淋巴瘤的形态学特点和免疫组化

特征。

3. 简述经典型霍奇金淋巴瘤的分型及其形态学特点。

四、病例分析题

患者男，56 岁，鼻塞、涕血、头痛 1 月余，鼻腔镜示鼻中隔及左后鼻孔肿物，堵塞鼻腔。CT 检查显示示骨质破坏。活检取少量组织，镜下见大片异型细胞团，呈围血管分布，细胞胞体大，核增大，大细胞至小细胞均可见，细胞核不规则，异型性明显，部分可见核仁；可见核分裂象，伴片状凝固性坏死。

1. 该病变需要考虑的鉴别诊断是　　　　（　　）

   A. 淋巴母细胞性淋巴瘤/白血病

   B. 淋巴组织反应性增生

   C. 弥漫大 B 细胞性淋巴瘤

   D. 滤泡性淋巴瘤

   E. NK/T 细胞性瘤

   F. 黏膜相关性边缘区淋巴瘤

   G. 鼻腔慢性溃疡

   H. 外周 T 细胞性淋巴瘤

   I. 鼻咽未分化型非角化性癌

2. 首先需要加做以下哪些基本的免疫项目以协助确定诊断方向　　　　（　　）

   A. CD20 + CD3 + CK + Ki67

   B. CD20 + CD10 + CK + Ki67

   C. CD20 + BCL − 6 + CK + Ki67

   D. CD20 + BCL − 2 + CK + Ki67

   E. CD3 + CD10 + CK + Ki67

   F. CD3 + BCL − 6 + CK + Ki67

   G. CD3 + BCL − 2 + CK + Ki67

3. 如果异型细胞 CD20 阳性，还需要加做的免疫组化或分子检测是　　　　（　　）

   A. CD10　　　　　　　B. BCL − 6

   C. CD56　　　　　　　D. BCL − 2

   E. TIA − 1　　　　　　F. C − Myc

   G. CD4　　　　　　　H. Mum1

   I. Granzyme B　　　　J. CD8

   K. EBER

4. 如果异型细胞 CD3 阳性，还需要加做的免疫组化或分子检测是　　　　（　　）

   A. CD10　　　　　　　B. BCL − 6

   C. CD56　　　　　　　D. BCL − 2

   E. TIA − 1　　　　　　F. CD2

   G. CD5　　　　　　　H. Mum1

   I. Granzyme B　　　　J. CD7

   K. EBER

第三节　髓系肿瘤

一、选择题

【A/型/题】

1. 以下哪项不是白血病的临床病理特点　（　　）

   A. 临床可表现为发热、贫血以及出血倾向

   B. 外周血白细胞可出现质和量的改变

   C. 肿瘤细胞形态单一

   D. 肿瘤细胞形态复杂多样

   E. 全身脏器都可被浸润，但不形成明显的瘤块

2. 下列不是慢性粒细胞性白血病的形态特点的是　　　　　　　　　　　　（　　）

   A. 骨髓增生极度活跃

   B. 粒系细胞显著增生

   C. 粒系细胞全部为幼稚细胞

   D. 红系细胞稀少

   E. 可见特征性单圆核巨核细胞

3. 急性髓细胞性白血病的免疫标记物除外　（　　）

   A. CD20　　　　　　　B. MPO

   C. CD34　　　　　　　D. CD117

   E. CD68

4. 以下肿瘤来源于幼稚阶段的造血细胞的是　（　　）

   A. 弥漫大 B 细胞淋巴瘤

   B. 慢性髓细胞性白血病

   C. Burkitt 淋巴瘤

   D. 浆细胞性肿瘤

   E. 急性髓细胞性白血病

5. 以下肿瘤出现费城染色体或 BCR − ABL − 1 融合基因的是　　　　　　　　　　（　　）

   A. 小淋巴细胞性淋巴瘤

   B. 慢性髓细胞性白血病

   C. 滤泡性淋巴瘤

   D. 弥漫大 B 细胞性淋巴瘤

   E. 急性髓细胞性白血病

二、名词解释

1. 髓样肉瘤
2. 费城染色体

三、填空题

慢性白血病累及肝脏，常不形成肿块，慢性淋巴细胞性白血病细胞主要浸润_____，慢性粒细胞性白血病主要浸润_____。

第四节　组织细胞与树状突细胞肿瘤

一、选择题

【A/型/题】

以下不是 Langerhans 细胞组织细胞增生症的病变特征是 　　　　　　　　　　　（　　）

A. 常见于婴幼儿或儿童
B. 常见于老年人
C. 可出现多系统病变
D. 可出现多器官累及
E. 肿瘤细胞表达 Langerin

二、填空题

Langerhans 细胞组织细胞增生症是一种疾病的谱系，包括_____，_____，_____；特征性的肿瘤细胞表现为细胞质_____，细胞核呈_____，出现_____；肿瘤细胞特征性的免疫标记物是_____，_____。

【参考答案】

第一节　淋巴结非肿瘤性增生

一、选择题

【A 型题】

1. E
[解析] 非特异性淋巴结炎时细胞无异型性。

2. D
[解析] Kikuchi 病即坏死性淋巴结炎，是一种发生于年轻人的病毒感染相关性疾病，组织学上表现为淋巴结副皮质区或被膜下出现楔形坏死灶，坏死灶周围多量组织细胞、T 淋巴细胞等明显增生，因为这些 T 淋巴细胞为转化淋巴细胞，可出现一定程度的异型性和核分裂象，易与 T 细胞性淋巴瘤相混淆。临床表现和免疫组化染色有助于鉴别。

3. E
[解析] Kikuchi 病不是细菌感染引起的，所以不会出现大量的中性粒细胞的聚集。

4. B
[解析] 淋巴结特殊性感染由特殊病原体引起，有特殊的病理形态学改变，如真菌感染，或巴尔通体引起的猫抓病；细菌感染引起的淋巴结炎为非特殊性感染。

二、简答题

淋巴结反应性增生包括淋巴滤泡增生，副皮质区淋巴组织增生，窦组织细胞增生。

第二节　淋巴瘤

一、选择题

【A 型题】

1. D
[解析] CD68 为组织细胞标记物。

2. C

3. A
[解析] 淋巴母细胞性淋巴瘤大多为 B 细胞性，少部分为 T 细胞性。

4. E　5. A　6. C
[解析] 蕈样霉菌病是 T 细胞性淋巴瘤的一种。

7. C　8. B
[解析] 常合并 EBV 感染的淋巴瘤包括 Burkitt 淋巴瘤和 NK/T 细胞性淋巴瘤。

9. B

[解析] 经典型霍奇金淋巴瘤组织分型多样，可以出现淋巴结破坏，出现特征性的瘤巨细胞；与非霍奇金淋巴瘤最主要的区别点在于细胞成分复杂，大的肿瘤细胞散在分布于多种炎症细胞的背景中。

10. D　11. E

[解析] 大数据统计显示，弥漫大 B 细胞性淋巴瘤占整个非霍奇金淋巴瘤的 40% 左右，发病率最高。

12. E

[解析] NK/T 细胞性淋巴瘤的重要特点是 EBV 感染标志物 EBER 阳性。

13. B　14. E

[解析] 淋巴瘤的诊断必须是临床、形态、免疫、遗传学改变等多位一体的。

15. B　16. E

[解析] 结节性淋巴细胞为主型霍奇金淋巴瘤常见的肿瘤细胞是"爆米花"细胞，即 L&H 细胞，而不是经典型霍奇金淋巴瘤中的镜影细胞。

17. D

[解析] CD20 抗体覆盖的 B 细胞谱系不包括分化较成熟的浆细胞，所以浆细胞性肿瘤 CD20 为阴性。

18. C　19. B　20. C

[解析] 亚太地区的 NK/T 细胞淋巴瘤的发病率明显高于欧美地区，可能与该地区的 EBV 感染率较高有关。

21. B　22. A　23. D　24. C

[解析] Burkitt 淋巴瘤是常见于儿童的侵袭性肿瘤，细胞中等大小，核分裂象易见，常见"满天星"现象，瘤细胞表达 CD20，常有 c - Myc/IgH 基因易位。

【X 型题】

1. ABCDF

[解析] 腹股沟淋巴结引流下肢淋巴液，受炎症影响较大，一般不宜取活检，淋巴结也不宜穿刺和冰冻送检。

2. ACDEF

二、名词解释

1. 经典型霍奇金淋巴瘤中典型的瘤巨细胞（即 R - S 细胞），呈圆形或椭圆形，细胞体积大，胞质丰富，核大，核膜厚，核内见一大的嗜酸性核仁，若为双核，呈面对面排列，彼此对称，呈镜影样，称为镜影细胞。

2. 常见于经典型霍奇金淋巴瘤结节硬化型，瘤细胞体积大，胞质丰富空亮（制片后收缩所致），细胞核呈分叶状，有皱褶，核膜薄，有一个或多个嗜碱性小核仁；因细胞胞质收缩似位于陷窝内而称为陷窝细胞。

3. 原发于皮肤的一种 T 细胞性淋巴瘤，主要浸润皮肤组织，病变后期可浸润皮肤以外器官如淋巴结、肝、脾、肺等实质器官，瘤细胞可侵犯表皮而形成 Pautrier 微脓肿，瘤细胞胞体小至中等大，异型性不明显，多数为 CD4 阳性 T 细胞。

4. 见于 Burkitt 淋巴瘤，瘤细胞中等大小，核大深染，核分裂象易见，细胞间可见散在分布的大的巨噬细胞，胞质丰富淡染，与深染的肿瘤细胞背景相衬，形成所谓的星空现象。

5. 经典型霍奇金淋巴瘤中凋亡的肿瘤细胞，瘤细胞胞质浓缩，红染，核固缩，染色深且结构不清，称为木乃伊细胞。

6. 见于结节性淋巴细胞为主型霍奇金淋巴瘤（非经典型霍奇金淋巴瘤），瘤细胞体积大，胞质淡染，分叶状核或多核，染色质细致，有多个小核仁，似爆米花样而得名。

三、简答题

1. 淋巴瘤的诊断原则包括：临床表型，形态学，免疫表型，分子遗传学改变。

2. Burkitt 淋巴瘤的形态学特点：瘤细胞中等大小，形态较一致，核膜厚，核分裂象易见，高凋亡率，瘤细胞之间散在分布吞噬有核碎片的巨噬细胞，形成特征性的"星空"现象。免疫表型：瘤细胞 CD20 阳性，CD10 或 BCL - 6 阳性，BCL - 2 阴性，Ki67 增值指数高达 90% 以上；EBER 原位杂交常常阳性；FISH 检测 c - Myc/IgH 重排阳性，BCL - 2/IgH 重排阴性可确诊。

3. 经典型霍奇金淋巴瘤分为结节硬化型，混合细胞型，淋巴细胞为主型，淋巴细胞消减型四型，其详细形态学特征见教材详述。

四、病例分析题

1. CEHI

[解析] 该病例符合大细胞性恶性肿瘤，考虑淋巴瘤

或鼻咽癌，淋巴瘤则考虑为大细胞性淋巴瘤，B 细胞性或 T 细胞性。

2. A

[解析] CD20 为 B 细胞标记物，CD3 为 T 细胞标记物，CK 为上皮标记物，Ki67 为增殖指数，这几个指标有助于首先明确肿瘤大的类型。

3. ABDFHK

4. CEFGIJK

第三节 髓系肿瘤

一、选择题

【A 型题】

1. D

[解析] 白血病细胞形态较为单一。

2. C

[解析] 慢粒表现为不同分化阶段的粒细胞显著性增生，幼稚细胞可以增多，但不是主要的改变。如果幼稚细胞比例超过 20%，则要诊断为急性粒细胞性白血病。

3. A

[解析] CD20 为 B 淋巴细胞标记物，MPO，CD68 都可标记髓系细胞，CD34，CD117 为幼稚髓系细胞标记物。

4. E 5. B

二、名词解释

1. 少数急性粒细胞性白血病病例中肿瘤细胞（白血细胞）可浸润骨髓外组织，在皮肤、淋巴结、骨等部位形成瘤样肿块，可早于血常规改变或与血常规改变同时发生，此瘤样肿块称为髓样肉瘤，又称为粒细胞肉瘤。

2. 慢性粒细胞性白血病的特征性标记染色体，患者体内第 9 号染色体长臂和第 22 号染色体长臂异位 [t（9，22）]，使得原来位于 22 染色体的 BCR 基因和位于 9 号染色体的 ABL 基因拼接形成新的融合基因——BCR/ABL 融合基因，新的融合基因位于变短了的 22 号染色体，此截短后的 22 染色体 [der（22q）] 称为费城染色体（即 Ph 染色体）。

三、填空题

门管区及其周围肝窦；肝窦

第四节 组织细胞与树状突细胞肿瘤

一、选择题

【A 型题】

B

二、填空题

勒雪氏病，汉许克病，嗜酸性肉芽肿；淡染，肾形，核沟；CD1a，S-100

（彭挺生）

第十一章 免疫性疾病

【同 步 习 题】

第一节 自身免疫性疾病

一、选择题

【A/型/题】

1. 自身免疫性疾病不具备的特征是 （　）
   - A. 女性多发
   - B. Th 细胞功能低下
   - C. 有高滴度的自身抗体
   - D. 反复发作和慢性迁延
   - E. 有遗传倾向

2. 对狼疮性肾炎具有诊断价值的形态特征是 （　）
   - A. 肾小球基膜增生
   - B. 狼疮小体
   - C. 电子致密物沉积
   - D. 肾小球系膜细胞增生
   - E. 内皮下大量免疫复合物沉积

3. 系统性红斑狼疮患者心脏典型病变为 （　）
   - A. 心外膜纤维素性炎
   - B. 心瓣膜闭锁缘单行白色赘生物
   - C. 心瓣膜钙化
   - D. 心瓣膜非细菌性疣状赘生物
   - E. Mc Callum 斑

4. 系统性红斑狼疮患者皮肤损害具有病理诊断意义的是 （　）
   - A. 表皮真皮交界处水肿
   - B. 狼疮带
   - C. 基底细胞液化

   - D. 血管周围淋巴细胞浸润
   - E. 表皮萎缩、角化过度、角质囊肿

5. 对类风湿小结描述错误的是 （　）
   - A. 外围为肉芽组织
   - B. 中央为干酪样坏死
   - C. 有细胞核呈栅栏状或放射状排列的上皮样细胞
   - D. 好发于皮肤
   - E. 约 1/4 的患者可出现类风湿皮下结节

6. 不属于类风湿性关节炎病变特点的是 （　）
   - A. 晚期关节畸形
   - B. 最常发生在手、足小关节
   - C. Aschoff 小体形成
   - D. 关节软骨表面形成血管翳
   - E. 滑膜下常有淋巴滤泡的形成

【B/型/题】

- A. RF
- B. 抗 dsDNA
- C. 抗 SS－A
- D. 抗 Jo－1
- E. 抗 Sc1－70

以下疾病对应的血清学指标为

1. 系统性红斑狼疮 （　）
2. 口眼干燥综合征 （　）
3. 类风湿性关节炎 （　）
4. 硬皮病 （　）
5. 多发性肌炎 （　）

【X/型/题】

对系统性红斑狼疮病变描述正确的是 （　）
   - A. 关节表面滑膜充血水肿
   - B. 肾脏可出现苏木素小体

C. 血管周围常有大量中性粒细胞

D. 系统性自身免疫性疾病

E. 皮肤面部蝶形红斑和狼疮带形成

二、名词解释

1. 自身免疫性疾病
2. 类风湿小结
3. 狼疮带

三、填空题

1. 类风湿关节炎主要病理表现为_____。最常累及的关节是_____。
2. 系统性红斑狼疮的基础病变是_____和_____，几乎存在于所有患者并累及全身器官。

四、简答题

1. 简述系统性红斑狼疮的病理改变。
2. 简述类风湿关节炎病理改变。

五、病例分析题

女性，28 岁，反复低热，乏力，全身关节肌肉酸痛 3 年余，加重 1 个月入院。查体：贫血面容，体格消瘦，眼睑水肿，颜面颊部蝶形红斑，左上肢红斑，双膝关节及小腿轻触痛，肾区叩痛，双下肢水肿。实验室检查：血常规 Hb 70g/L，白细胞 3.04×10^9/L；自身抗体：抗核抗体（＋＋＋）、抗双链 DNA（＋＋＋）、抗 Sm（＋＋＋）阳性；尿常规：蛋白（＋＋），红细胞 6 个/HP，肾穿刺见肾小球内系膜细胞和系膜基质增生，并见苏木素小体形成，免疫荧光出现"满堂亮"。

问题：

1. 该患者最有可能的诊断是？
2. 该病皮肤可能有哪些病理改变？

第二节 免疫缺陷病

一、选择题

【A/型/题】

1. 以下不是原发性免疫缺陷病的类型是　（　　）

A. 原发性丙种球蛋白缺乏症

B. 毛细血管扩张性共济失调症

C. 黏膜皮肤念珠菌病

D. DiGeorge 综合征

E. 巨细胞病毒感染

2. 与 AIDS 发病密切的病毒是　（　　）

A. HBV　　　　　　B. HIV

C. HCV　　　　　　D. HPV

E. EBV

3. 以下不是 AIDS 患者晚期淋巴结的病理变化是　（　　）

A. T 淋巴细胞明显减少

B. B 淋巴细胞明显减少

C. B 淋巴细胞增生

D. 可见少量巨噬细胞残留

E. 可显示分枝杆菌

4. AIDS 患者常发生的恶性肿瘤是　（　　）

A. 纤维肉瘤　　　　B. 尤文氏肉瘤

C. 血管肉瘤　　　　D. 横纹肌肉瘤

E. Kaposi 肉瘤

5. 对 AIDS 患者描述错误的是　（　　）

A. 血中抗 HIV 抗体阳性

B. 晚期淋巴结内可见肉芽肿

C. 早期淋巴结淋巴滤泡增生

D. 易出现各种机会性感染

E. 易发生恶性肿瘤

6. AIDS 患者减少最明显的淋巴细胞是　（　　）

A. Tc 细胞　　　　B. B 细胞

C. NK 细胞　　　　D. Th 细胞

E. Ts 细胞

【B/型/题】

A. 原发性免疫缺陷病

B. 继发性免疫缺陷病

以下疾病属于

1. AIDS　　　　　　　　　　　（　　）
2. 黏膜皮肤念珠菌病　　　　　（　　）
3. 孤立性 IgA 缺乏症　　　　　（　　）

【X/型/题】

1. AIDS 患者淋巴结早期病理变化　（　　）

A. 淋巴滤泡明显萎缩

B. 淋巴滤泡明显增生

C. 副皮质区淋巴细胞增生

D. 副皮质区淋巴细胞减少

E. 生发中心活跃

2. AIDS 的传播途径包括 （ ）

A. 性接触传播

B. 输血和血制品的应用

C. 应用污染的针头作静脉注射

D. 母婴传播

E. 医务人员职业性传播

二、名词解释

继发性免疫缺陷病

三、填空题

1. 免疫缺陷病有＿＿＿＿和＿＿＿＿两种类型。

2. 目前最受重视的继发性免疫缺陷病是＿＿＿＿，是因感染＿＿＿＿而引起的。

四、简答题

简述 AIDS 病程三个阶段的病理改变。

五、病例分析题

女性，40 岁，已婚，工人，乏力、气促半年，加重伴咳嗽 2 周，发热 3 天入院。查体：体温 39℃，近 6 年来反复出现发热，平均每年 5 次，伴有明显体重下降，淋巴结肿大。实验室检查：白细胞 8.3×10^9/L，中性粒细胞百分比 81%，淋巴细胞百分比 17%；HIV 抗体阳性；痰涂片可见卡氏肺孢子虫。胸片提示双肺有网状结节影。

问题：

1. 该患者最有可能的诊断是？

2. 该疾病淋巴结可能有哪些病理改变？

第三节 器官和骨髓移植

一、选择题

【A/型/题】

1. 属于移植物抗宿主反应的是 （ ）

A. 急性排斥反应

B. 超急性排斥反应

C. 亚急性排斥反应

D. 慢性排斥反应

E. 骨髓移植物抗宿主病

2. 排斥反应的发生及其严重程度和供受者间高度相关的指标是 （ ）

A. ABO 血型的配合程度

B. 组织特异性抗原的差异

C. 血缘亲近关系

D. 肾小球系膜细胞增生

E. 组织相容性抗原的差异

3. 肾移植后发生急性排斥反应，镜下不会见到以下细胞浸润 （ ）

A. 单核细胞 B. 淋巴细胞

C. 浆细胞 D. 异物巨细胞

E. 组织细胞

4. 最常见的移植排斥反应是 （ ）

A. 急性排斥反应

B. 超急性排斥反应

C. 移植物抗宿主反应

D. 慢性排斥反应

E. 骨髓移植排斥反应

5. 超急性排斥反应描述错误的是 （ ）

A. 与 ABO 血型不符有关

B. 本质上属Ⅲ型变态反应

C. 发生于移植后数分钟即可出现

D. 肉眼观肾脏迅速由粉红色转为暗红色

E. 镜下见血管内膜纤维化，管腔闭塞

【B/型/题】

A. ABO 血型不符

B. 间质内单个核细胞浸润

C. HLA 抗原

D. 血管内膜纤维化，管腔狭窄

以下病变可引起

1. 引起超急性排斥反应常见的原因 （ ）

2. 与引起移植排斥反应直接相关的是 （ ）

3. 急性排斥反应的主要表现为 （ ）

4. 慢性排斥反应的突出病变特点为 （ ）

【X/型/题】

与移植排斥反应有关的是 （ ）

A. Ⅲ型超敏反应

B. 补体依赖性细胞毒反应

C. 细胞免疫

D. 自身变态反应

E. IFN－γ 的释放

二、名词解释

1. 超急性排斥反应

2. 移植物抗宿主病

三、填空题

1. 根据供体的来源可将移植分为_____、_____、_____三种。

2. 移植排斥反应根据形态变化和发病机制的不同分为_____、_____、_____三类，其中急性

排斥反应又分为_____、_____两种类型。

四、简答题

简述急性排斥反应肾脏的病理改变。

五、病例分析题

女性，45 岁，因尿毒症行肾移植术，术后 10 小时突然无尿。剖腹可见移植肾体积明显增大，色泽由鲜红色变为暗红色，表面散在出现不规则青紫色纹理和斑块，质地变软。

问题：

该患者移植肾发生了什么变化？

【参考答案】

第一节　自身免疫性疾病

一、选择题

【A 型题】

1. B

[解析] 自身免疫性疾病时 Th 细胞功能过度，Ts 细胞功能低下，导致细胞功能失衡；其他选项均符合自身免疫病的特征。

2. B

[解析] 原发性肾小球肾炎的各种类型在狼疮性肾炎时均可出现，但是狼疮小体（苏木精小体）的出现才有明确的诊断意义；选项 E 出现在表现为弥漫增生型狼疮性肾炎时，选项 A、C、D 可出现，但是诊断意义不如 B。

3. D

[解析] 系统性红斑狼疮心脏的典型病变为心瓣膜非细菌性疣状赘生物，常累及二尖瓣或三尖瓣。选项 B、E 为风心病心脏的表现，选项 A、C 为心脏和瓣膜的一般病变。

4. B

[解析] 系统性红斑狼疮皮肤损害时，可以出现以上所有选项的病理改变，其中免疫荧光见到真皮表皮交界处有 IgG、IgM 及 C3 沉积，形成颗粒或团块状

的"狼疮带"具有诊断意义。

5. B

[解析] 类风湿小结好发于皮肤，约 1/4 的患者可出现；结节中央为大片纤维素样坏死，周围有细胞核呈栅状或放射状排列的上皮样细胞，外围为肉芽组织。选项 B 为结核结节出现。

6. C

[解析] Aschoff 小体的形成出现在风湿性心脏病的心肌间质。其余选项均符合类风湿关节炎的病变特点。

【B 型题】

1. B　2. C　3. A　4. E　5. D

【X 型题】

ABDE

[解析] 系统性红斑狼疮血管周围一般为淋巴细胞浸润。

二、名词解释

1. 是指由机体自身产生的抗体或致敏淋巴细胞破坏、损伤自身的组织和细胞成分，导致组织损害和器官功能障碍的原发性免疫性疾病。

2. 类风湿关节炎的皮下病变，具有一定特征性，镜下，小结中央为纤维素样坏死，周围有细胞核呈栅栏状或放射状排列的上皮细胞，外围为肉芽组织。

3. 系统性红斑狼疮的皮肤红斑，做免疫荧光检查时，可见真皮与表皮交界处有 IgG、IgM 及 C3 的沉积，形成颗粒状或团块状的荧光带，即"狼疮带"。

三、填空题

1. 多发性和对称性增生性滑膜炎；手、足小关节
2. 急性坏死性小动脉；细动脉炎

四、简答题

1. 急性坏死性小动脉、细动脉炎是基本病变；活动期病变以纤维素样坏死为主；慢性期血管壁纤维化明显，管腔狭窄，血管周围淋巴细胞浸润伴水肿及基质增加。

   （1）皮肤 皮肤损害，以面部蝶形红斑最为典型，镜下见表皮有萎缩、角化过度、毛囊角质栓形成、基底细胞液化、真皮和表皮交界处水肿，基底膜、小动脉壁和真皮的胶原纤维可发生纤维素样坏死，血管周围有淋巴细胞浸润，类似病变也可发生于躯干和四肢。免疫荧光可见真皮与表皮交界处有 IgG、IgM 及 C3 的沉积，形成颗粒状或团块状的荧光带，即"狼疮带"。

   （2）肾 出现以狼疮性肾炎为主要表现的肾损害，狼疮小体有诊断意义。

   （3）心 非细菌性疣状性心内膜炎。

   （4）关节 表现为滑膜充血水肿，单核细胞、淋巴细胞浸润等，紧接上皮处浅表部位的结缔组织内可出现灶性纤维素样坏死。

   （5）脾 小动脉周围纤维化，形成洋葱皮样结构。

   （6）肺纤维化和肝汇管区非特异性炎症。

2. 主要是小关节受累，多为多发性及对称性，最终引起永久性关节强直。镜下：①滑膜细胞的增生肥大，形成绒毛状突起；②滑膜下结缔组织多量淋巴细胞、巨噬细胞和浆细胞浸润，形成淋巴滤泡；③血管新生明显；④高度血管化，炎细胞浸润，增生状态的滑膜覆盖于关节软骨表面形成血管翳。

五、病例分析题

1. 系统性红斑狼疮、狼疮性肾炎、溶血性贫血。

   （1）临床症状和体征 反复低热、乏力；全身关节肌肉酸痛，双膝关节及小腿轻触痛；面颊部、

左上肢红斑；肾区叩痛，双下肢水肿，高度疑为系统性红斑狼疮，有皮肤、肾、关节损害。

   （2）实验室检查 ①血常规示白细胞低，血红蛋白低，有贫血；②抗核抗体、抗双链 DNA、抗 Sm 阳性；③尿常规蛋白（＋＋），红细胞 6 个/HP，提示肾功能受损。

   （3）肾穿刺为系膜增生型，见苏木素小体，免疫荧光"满堂亮"，提示 SLE 肾损害。

   （4）贫血面容，体格消瘦，Hb：70g/L，提示可能有溶血性贫血。

2. ①光镜：表皮萎缩、角化过度、毛囊角质栓形成、基底细胞液化，真皮和表皮交界处水肿，基底膜、小动脉壁和真皮的胶原纤维可发生纤维素样坏死，血管周围有淋巴细胞浸润；②免疫荧光显示真皮与表皮交界处有 IgG、IgM 及 C3 沉积，形成颗粒或团块状的荧光带即"狼疮带"。

第二节 免疫缺陷病

一、选择题

【A 型题】

1. E

[解析] 巨细胞病毒感染为继发性免疫缺陷病。

2. B

[解析] AIDS 与 HIV 感染密切相关。选项 A、C 与肝癌相关，D 与女性生殖系统恶性肿瘤相关，E 与鼻咽癌相关。

3. B

[解析] AIDS 患者晚期淋巴结呈现一片荒芜，淋巴细胞几乎消失殆尽，仅有一些巨噬细胞和浆细胞残留；有时特殊染色可见大量分枝杆菌。

4. E

[解析] 有30%的患者可发生 Kaposi 肉瘤，其次为淋巴瘤。

5. B

[解析] AIDS 患者晚期淋巴结呈现一片荒芜，淋巴细胞几乎消失殆尽，可以出现各种机会性感染，并发生恶性肿瘤，却很少见到肉芽肿形成等细胞免疫反应性病变。

6. D

[解析] CD4 分子是 HIV 的主要受体，故 Th 细胞在 HIV 直接和间接作用下，细胞功能受损和大量被破坏，导致免疫缺陷。

【B 型题】

1. B　2. A　3. A

【X 型题】

1. BDE

[解析] 早期，淋巴结肿大。镜下，淋巴小结明显增生，生发中心活跃，髓质内出现较多浆细胞，副皮质区淋巴细胞进行性减少。

2. ABCDE

[解析] 以上均为 AIDS 的传播途径。

二、名词解释

继发性免疫缺陷病是免疫系统发育正常，因感染、恶性肿瘤、自身免疫性疾病、蛋白丧失、免疫球蛋白合成不足、淋巴细胞丢失、免疫抑制剂治疗等导致的免疫缺陷称继发性免疫缺陷病。

三、填空题

1. 原发性免疫缺陷病；继发性免疫缺陷病

2. 获得性免疫缺陷综合征；HIV

四、简答题

（1）淋巴结的变化　早期，淋巴结肿大，镜下淋巴小结明显增生，生发中心活跃，髓质内出现较多细胞。晚期呈现一片荒芜的景象，淋巴细胞几乎消失殆尽，仅少量巨噬细胞和浆细胞残留；有时特殊染色可见大量分枝杆菌、真菌等病原微生物。

（2）继发性感染　多发性机会性感染是本病一大特点。70% ~80% 有卡氏肺孢子虫感染，对本病的诊断具有一定的参考价值；70% 患者有中枢神经系统的感染。

（3）恶性肿瘤　Kaposi 肉瘤最常见，其次是淋巴瘤。

五、病例分析题

1. 获得性免疫缺陷病（AIDS）。（1）临床症状和体征：反复发热、乏力、消瘦、易感冒等；淋巴结肿大；（2）实验室检查：①中性粒细胞百分比增多，淋巴细胞百分比下降；② HIV 抗体阳性；③痰涂片见卡氏肺孢子虫，胸片提示间质性肺

炎，考虑为机会性感染；（3）综合以上临床症状和检查，考虑为获得性免疫缺陷病（AIDS）。

2. AIDS 晚期淋巴结呈现一片荒芜的景象，淋巴细胞几乎消失殆尽，仅少量巨噬细胞和浆细胞残留；有时特殊染色可见大量分枝杆菌、真菌等病原微生物。

第三节　器官和骨髓移植

一、选择题

【A 型题】

1. E

[解析] 移植物抗宿主反应为供体的免疫活性细胞介导的免疫应答；其他类型的排斥反应是由宿主的免疫细胞介导的。

2. E

[解析] 受者的免疫系统对移植物产生的移植排斥反应涉及细胞和抗体介导的多种免疫损伤机制，皆针对移植物中的人类主要组织相容性抗原 HLA，供者与受者 HLA 的差异程度决定了排斥反应的轻重。

3. D

[解析] 急性排斥反应以细胞免疫为主时，主要表现为间质内单个核细胞浸润。异物巨细胞可见于手术缝线等异物引起的炎症。

4. A

[解析] 在各种移植排斥反应中，急性排斥反应最常见。

5. E

[解析] 选项 E 为慢性排斥反应的镜下特点，其余选项均正确。

【B 型题】

1. A　2. C　3. B　4. D

【X 型题】

ABCE

[解析] 选项 D 多引起自身免疫性疾病。

二、名词解释

1. 超急性排斥反应是受体对移植物的一种迅速而剧烈的排斥反应，一般于移植后数分钟至 24 小时内出现，该反应的发生与受体血循环中已有供体特

异性 HLA 抗体存在，或受体、供体 ABO 血型不符有关，本质上属于Ⅲ型变态反应，以广泛分布的急性小动脉炎、血栓形成和因引起的组织缺血性坏死为特征。

2. 移植物抗宿主病（GVHD）是由于移植后异体供者移植物中的 T 淋巴细胞，经受者发动的一系列"细胞因子风暴"刺激，大大增强了其对受者抗原的免疫反应，以受者靶细胞为目标发动细胞毒攻击，其中皮肤、肝及肠道是主要的靶目标。

三、填空题

1. 自体移植；同种异体移植；异种移植
2. 超急性排斥反应；急性排斥反应；慢性排斥反应；细胞型排斥反应；血管型排斥反应

四、简答题

（1）细胞型排斥反应　常发生在移植后数月，临床上表现为骤然发生的移植肾衰竭。镜下，可见肾间质明显水肿伴 T 细胞为主的单个核细胞浸润；肾小球及肾小管周围毛细血管中有大量单个核细胞，可侵袭肾小管壁，引起局部肾小管坏死。

（2）抗体介导的排斥反应　抗体及补体的沉积引起血管损伤，随后出现血栓形成及相应部位的梗死。有时更常出现亚急性血管炎，表现为成纤维细胞、肌细胞和泡沫状巨噬细胞增生引起内膜增厚，导致管腔狭窄或闭塞。

五、病例分析题

超急性排斥反应导致移植肾功能丧失。

①病变发生在术后 24 小时内，且突然无尿，疑为发生了移植后排斥反应；②移植肾出现体积明显增大，色泽由鲜红色变为暗红色，表面散在出现不规则青紫色纹理和斑块，质地变软符合超急性排斥反应所致的肾脏改变。

（陈文芳）

第十二章 泌尿系统疾病

第一节 肾小球肾炎

一、选择题

【A/型/题】

1. 关于肾小球肾炎的发病机制，目前认为主要原因是 （ ）
   - A. 感染直接损伤
   - B. 过敏反应
   - C. 自身抗体引起的损伤
   - D. 抗原抗体反应
   - E. 细胞介导的免疫损伤

2. 急性弥漫性增生性肾小球肾炎的主要病理变化是 （ ）
   - A. 系膜细胞，系膜基质增多和基膜增厚
   - B. 系膜细胞增生
   - C. 内皮细胞和系膜细胞增生
   - D. 系膜细胞和系膜基质增生
   - E. 内皮细胞和上皮细胞增生

3. 急进性肾小球肾炎的早期新月体主要组成成分是 （ ）
   - A. 成纤维细胞
   - B. 系膜细胞
   - C. 壁层上皮细胞
   - D. 脏层上皮细胞
   - E. 纤维细胞

4. 肉眼观为"大白肾"的肾小球肾炎其主要病变特点是 （ ）
   - A. 毛细血管基膜增厚伴钉突形成
   - B. 增多的细胞主要为系膜细胞

   - C. 毛细血管内皮细胞和系膜细胞增生
   - D. 六胺银染色见基膜呈双轨状
   - E. 电子致密物主要沉积在基膜致密层内

5. 免疫荧光显示 IgA 沿系膜区沉积为主的肾小球肾炎为 （ ）
   - A. Berger 病
   - B. Good pasture syndrome
   - C. FSGS
   - D. 膜性肾病
   - E. 感染后肾炎

6. 一般仅在电镜中发现足细胞改变的肾小球肾炎是 （ ）
   - A. 膜性肾病
   - B. 新月体性肾小球肾炎
   - C. 微小病变性肾小球肾炎
   - D. 局灶性节段性肾小球肾炎
   - E. 颗粒性固缩肾

【B/型/题】

   - A. 无沉积物
   - B. 脏层上皮细胞和基膜之间有沉积物，呈驼峰状
   - C. 肾小球基膜形成钉样突起

以下疾病对应的电镜检查显示

1. 微小病变性肾小球肾炎 （ ）
2. 膜性肾小球肾炎 （ ）
3. 急性弥漫性增生性肾小球肾炎 （ ）
   - A. 蚤咬肾
   - B. 大白肾
   - C. 颗粒性固缩肾

以下疾病对应的肾脏肉眼检查显示

4. 膜性肾小球肾炎 （ ）

5. 慢性肾小球肾炎 （ ）

6. 急性弥漫性增生性肾小球肾炎 （ ）

【X/型/题】

以肾病综合征为主要临床表现的肾小球肾炎有

（ ）

A. 局灶性节段性肾小球硬化

B. 急性弥漫性增生性肾小球肾炎

C. 膜性增生性肾小球肾炎

D. IgA 肾病

E. 微小病变性肾小球肾炎

二、名词解释

1. 新月体

2. IgA 肾病

三、填空题

1. 弥漫性毛细血管内增生性肾小球肾炎主要增生成分是_____ 和 _____ 。

2. 弥漫性新月体性肾小球肾炎的新月体主要由_____ 和 _____ 组成。

四、简答题

1. 急性弥漫性增生性肾小球肾炎有哪些病理变化和临床症状？

2. 简述慢性硬化性肾小球肾炎（慢性肾小球肾炎）的病理变化。

五、病例分析题

患者男性，25 岁，面部及下肢浮肿 1 月余，近两周尿量明显减少，出现肺部咯血症状。尿常规蛋白＋＋，红细胞＋＋＋，白细胞＋。血压 150/100mmHg，血尿素氮（BUN）10.2mmol/L，血肌酐（Scr）779μmol/L。患者血清中检出抗肾小球基底膜（GBM）抗体，经血浆置换后患者症状逐步好转，血尿素氮和肌酐水平下降。

问题：

1. 本病最有可能的诊断是？

2. 主要脏器有哪些病理改变？

第二节 肾小管－间质性肾炎

一、选择题

【A/型/题】

1. 引起急性肾盂肾炎最常见的致病菌是 （ ）

A. 链球菌   B. 葡萄球菌

C. 变形杆菌   D. 大肠埃希菌

E. 铜绿假单胞菌

2. 急性肾盂肾炎的基本病变属于 （ ）

A. 纤维素性炎   B. 卡他性炎

C. 急性增殖性炎   D. 化脓性炎

E. 肉芽肿性炎

3. 慢性肾盂肾炎与慢性肾小球肾炎最主要的区别是

（ ）

A. 表面颗粒状   B. 肾脏体积缩小

C. 颜色苍白   D. 皮髓质分界不清

E. 不规则凹陷性瘢痕

4. 慢性肾盂肾炎多尿、夜尿的主要原因是 （ ）

A. 肾小球通透性增高，滤过增加

B. 高血压

C. 肾间质结缔组织增生，牵拉肾小管扩张

D. 肾单位代偿性肥大

E. 肾小管严重受损，重吸收下降

5. 女性，34 岁，左腰痛伴发热、尿频、尿急、尿痛 2 天住院，既往无类似症状。尿常规示白细胞（＋＋＋），红细胞（＋），尿蛋白（＋），可见管型。血常规白细胞总数升高。泌尿系 B 超未见异常。最可能的诊断是 （ ）

A. 急性肾盂肾炎

B. 慢性肾盂肾炎

C. 急性膀胱炎

D. 慢性膀胱炎

E. 慢性肾盂肾炎急性发作

6. 女性，48 岁，因肾衰竭而亡，尸检发现双侧肾脏体积不对称变小，表面有不规则疤痕，皮髓质界限不清，肾乳头萎缩，肾盂肾盏变形；镜下见大部分肾小球纤维化，肾间质不规则纤维化及淋巴细胞、浆细胞浸润。该患者死亡原因为 （ ）

A. 高血压肾病　　　　B. 糖尿病肾病

C. 急性肾盂肾炎　　　D. 慢性肾盂肾炎

E. 慢性肾小球肾炎

【B/型/题】

A. 慢性肾小球肾炎

B. 急性肾盂肾炎

C. 慢性肾盂肾炎

D. 急进行性肾小球肾炎

以下肾脏改变对应的疾病是

1. 肾脏体积减小，表面颗粒弥漫均匀　（　　）

2. 肾脏出现不规则瘢痕　（　　）

3. 肾脏表面有隆起的黄白色脓肿　（　　）

【X/型/题】

急性肾盂肾炎的并发症有　（　　）

A. 坏死性乳头炎　　　B. 肾盂积脓

C. 肾周围脓肿　　　　D. 肾小球肾炎

E. 高血压

二、名词解释

急性肾盂肾炎

三、填空题

1. 肾盂肾炎的感染途径主要有＿＿＿＿和＿＿＿＿。

2. 急性肾盂肾炎尿检查可显示＿＿＿＿、＿＿＿＿、＿＿＿＿、＿＿＿＿和血尿。

四、简答题

1. 阐述肾盂肾炎的病因和发病机制。

2. 比较慢性肾小球肾炎和慢性肾盂肾炎的异同。

五、病例分析题

患者女，45岁，因"腰腹痛、尿频、尿急、尿痛1周，畏寒发热3天"入院。患者于1周前无明显诱因出现腰痛及下腹痛。尿频、尿急、尿痛，排尿不尽感，无肉眼血尿。伴恶心、呕吐，食欲下降、乏力。3天前出现畏寒、发热、寒战。查体：体温39℃，血压120/60mmHg，右肾区叩击痛。辅助检查结果：尿液分析：潜血（＋＋），白细胞（＋＋＋），镜检可见白细胞管型；血常规：白细胞12.95×10⁹，中性粒细胞百分比83.5%；尿液细菌培养为G⁻杆菌。患者既往体健。

问题：

1. 该患者最有可能的诊断是?

2. 病变脏器可能有哪些病理改变?

第三节　肾和膀胱常见肿瘤

一、选择题

【A/型/题】

1. 以下关于肾细胞癌描述正确的是　（　　）

A. 肿瘤细胞胞质淡染或嗜酸性，可见核周空晕

B. 肿瘤组织内可见软骨，横纹肌

C. 不发生出血

D. 肿瘤间质丰富，血管少

E. 最常见的组织学类型为透明细胞型

2. 肾细胞癌常发生的部位为　（　　）

A. 肾下极　　　　　　B. 肾上极

C. 肾门　　　　　　　D. 肾中部

E. 随机发生

3. 下列有关肾细胞癌的描述错误的是　（　　）

A. 中老年人男性患者多见

B. 切面灰白质实，边界不清

C. 分型以透明细胞癌最多见

D. 肿瘤常转移至肺、骨

E. 透明细胞癌的发病机制常与抑癌基因 *VHL* 突变有关

4. 膀胱癌最常见的组织学类型　（　　）

A. 鳞状细胞癌　　　　B. 腺癌

C. 移行细胞癌　　　　D. 混合型细胞癌

E. 未分化癌

5. 膀胱癌最易转移的途径是　（　　）

A. 淋巴道　　　　　　B. 血道

C. 输尿管　　　　　　D. 种植性

E. 尿道

6. 患儿，3岁。发现左上腹包块如拳头大小，质硬，可活动，无压痛。切除后肿瘤大小如拳头，边界清楚，切面呈鱼肉状，以下关于该肿瘤的描述不正确的是　（　　）

A. 肿瘤起源于后肾胚基组织

B. 胚基幼稚细胞胞体小、多边形或立方形，细胞质丰富

C. 可见幼稚的肾小球或肾小管结构

D. 可见横纹肌

E. 手术切除和化疗为常见的治疗手段

【B/型/题】

A. 肾细胞癌

B. 肾母细胞瘤

C. 膀胱移行细胞癌

以下组织起源发生的肿瘤为

1. 起源于后肾胚基　　　　　　　　　（　　）

2. 起源于肾小管上皮　　　　　　　　（　　）

3. 起源于尿路被覆上皮　　　　　　　（　　）

A. WT-1 基因突变

B. VHL 基因突变或缺失

C. p53/p16 基因缺失或突变

以下疾病对应的基因异常为

4. 肾透明细胞癌　　　　　　　　　　（　　）

5. 肾母细胞瘤　　　　　　　　　　　（　　）

6. 膀胱移行细胞癌　　　　　　　　　（　　）

【X/型/题】

1. 肾细胞癌的临床病理特点有　　　　（　　）

A. 肾上、下极多见

B. 易发生血道转移

C. 肿瘤切面为多彩状

D. 主要症状是出血、贫血

E. 癌组织间质少

2. 老年患者出现无痛性血尿可能的诊断是　（　　）

A. 肾细胞癌

B. 膀胱移行细胞癌

C. 膀胱尿路上皮乳头状瘤

D. 肾母细胞瘤

E. 肾嫌色细胞癌

二、名词解释

肾细胞癌

三、填空题

1. 肾癌的临床表现有三大症状_____、_____和_____。

2. 膀胱癌的好发部位为_____和_____。

四、简答题

肾细胞癌的组织学类型有哪些？简述肾透明细胞癌的主要组织学特点。

五、病例分析题

患者男性，42 岁，突发左腰腹痛，CT 检查发现左肾占位一周。患者一周前无明显诱因下突发左腰腹持续性钝痛，与进食无关。患者无发热、盗汗。尿常规红细胞 ++。腹部 CT：左肾中上极占位，大小70mm×60mm，肾周渗出性病变。

问题：

本病最有可能的诊断是什么？

【参考答案】

第一节　肾小球肾炎

一、选择题

【A 型题】

1. D

[解析] 以上 5 个原因在肾小球肾炎的发病机制中均有涉及，其中抗原抗体反应是肾小球损伤的主要原因。

2. C

[解析] 急性弥漫性增生性肾小球肾炎是以内皮细胞和系膜细胞增生为主。A 为膜增生性肾小球肾炎，B为 IgA 肾病，D 为系膜增生性肾小球肾病。

3. C

[解析] 早期为细胞性新月体，以肾小囊增生的壁层上皮细胞构成，以后纤维增多转变为纤维 - 细胞性新月体，最终成为纤维性新月体。

4. A

[解析] "大白肾"是膜性肾小球肾炎的肉眼观，银染色后显示毛细血管基膜增厚及与之垂直排列的钉突形成。B、D 为膜增生性肾小球肾炎的特征，C 为急性弥漫性增生性肾小球肾炎的特点，E 为急进性肾小球肾炎的特点。

5. A

[解析] IgA 肾病又称 Berger 病。

6. C

[解析] 微小病变性肾小球肾炎在光镜下肾小球结构正常，只有在电镜下可以观察到脏层上皮细胞足突消失。

【B 型题】

1. A   2. C   3. B   4. B   5. C   6. A

【X 型题】

ACDE

[解析] 急性弥漫性增生性肾小球肾炎以急性肾炎综合征为临床表现。

二、名词解释

1. 新月体：新月体性肾小球肾炎（急进行性肾小球肾炎）镜下可见增生的肾球囊壁层上皮细胞、渗出的单核巨噬细胞，在毛细血管球外侧，呈新月形或环状结构。

2. IgA 肾病：IgA 肾病是镜下或肉眼血尿最常见的原因，且是全世界范围内最常见的肾小球肾炎。光镜组织学变化很大，最常见的表现为系膜增生；免疫荧光可见 IgA 在系膜区沉积；电镜下系膜区可见电子致密物沉积。

三、填空题

1. 肾小囊壁层上皮细胞；单核巨噬细胞

2. 内皮细胞；系膜细胞

四、简答题

1. （1）概念 ①以弥漫性肾小球毛细血管内皮细胞和系膜细胞增生为主要病变的一种急性变态反应性炎症；②与 A 族 B 型溶血性链球菌感染相关。

（2）病理变化 1）肉眼：大红肾、蚤咬肾。2）光镜：①病变弥漫分布，肾小球体积增大，细胞数量增多，为肿胀的内皮细胞和系膜细胞，并有中性粒细胞等炎细胞浸润；②免疫荧光：肾小球基膜和系膜区有 IgG 和补体 C3 沉积，呈颗粒状分布；③电镜：基膜和脏层上皮细胞间见驼峰状电子致密沉积物。

（3）临床症状 主要表现为急性肾炎综合征，包括血尿、蛋白尿、水肿、高血压。

2. （1）不同类型肾小球肾炎发展的终末阶段。

（2）病理变化 1）肉眼：双肾呈弥漫性细颗粒

状，颗粒性固缩肾。2）光镜 ①肾小球：病变肾小球体积缩小、细胞减少、毛细血管闭塞、玻璃样变性和硬化；残留的肾小球代偿性肥大；②肾小管：病变肾小管萎缩、纤维化或消失；残留的肾小管扩张，可见管型；③肾间质：纤维组织增生；伴有多量淋巴细胞和浆细胞浸润；细、小动脉玻璃样变性和内膜增厚，管腔狭窄。

五、病例分析题

1. 肺出血 - 肾炎综合征（Goodpasture syndrome）

（1）临床症状 起病急，病情进展快，出现水肿，尿量明显减少，血压升高，症状较符合急进型肾炎综合征。（2）实验室检查 ①尿常规显示血尿、中度蛋白尿；②血浆中血尿素氮（BUN），血肌酐（Scr）水平明显升高，有氮质血症，结合临床症状考虑为急进型肾小球肾炎；③血清中检出抗肾小球基底膜（GBM）抗体，提示为 I 型新月体性肾小球肾炎。（3）血浆置换治疗有效。（4）以上临床症状和实验室检查，并结合肺部咯血症状，考虑为肺出血 - 肾炎综合征（Goodpasture syndrome）。

2. （1）肺脏 ①肉眼观肺组织有红色实变灶；②光镜下病变部位肺泡壁坏死，肺泡腔内出血，可见含铁血黄素细胞，可伴有肺泡隔纤维性增宽；③免疫荧光显示免疫球蛋白沿肺泡壁基膜呈线性沉积。

（2）肾脏 ①肉眼观双肾大，色苍白，皮质增厚；②光镜下弥漫性肾小球球囊内有新月体形成，毛细血管闭塞，肾小管上皮细胞玻璃样变性或萎缩、消失，肾间质水肿及炎症细胞浸润；③免疫荧光显示肾小球基膜呈连续线性荧光；④电镜见新月体，肾小球基底膜缺损、断裂。

第二节 肾小管 - 间质性肾炎

一、选择题

【A 型题】

1. D

[解析] 急性肾盂肾炎上行性感染为主要感染途径，绝大多数为大肠埃希菌感染；血源性（下行性）感染最常见的致病菌为金黄色葡萄球菌。

2. D

[**解析**] 急性肾盂肾炎是由细菌感染引起的肾盂、肾间质和肾小管的化脓性炎症。

3. E

[**解析**] 慢性肾盂肾炎与慢性肾小球肾炎相比，一侧肾脏缩小或双侧不对称缩小，颗粒分布不均匀，并出现不规则凹陷性瘢痕。

4. E

[**解析**] 慢性肾盂炎肾小管尿浓缩功能下降和丧失可导致多尿和夜尿。

5. A

[**解析**] 急性肾盂肾炎临床表现为发热，腰痛以及尿频、尿急、尿痛、排尿困难。患者的症状和尿常规提示急性肾盂肾炎。患者既往无类似发病不能提示慢性肾盂肾炎。急性膀胱炎全身症状不明显，体温正常，无腰痛。

6. D

[**解析**] 慢性肾盂肾炎双侧肾脏不对称变小，表面有不规则疤痕，肾盂肾盏变形；与之相比，选项 A、B、E 为双肾对称性缩小，表面呈均匀弥漫细颗粒状。镜下肾小球和肾间质纤维化及淋巴细胞、浆细胞浸润提示为慢性炎症改变，选项 C 为化脓性炎。

【B 型题】

1. A　2. C　3. B

【X 型题】

ABC

[**解析**] 急性肾盂肾炎一般不会累及肾小球；高血压可由慢性肾盂肾炎继发产生。

二、名词解释

由细菌感染引起的肾小管、肾盂和肾间质为主的化脓性炎症表现为发热、腰痛、脓尿等。

三、填空题

上行性感染；血源性感染

脓尿；菌尿；蛋白尿；管型尿

四、简答题

1. （1）病因　主要是革兰阴性菌感染，多数为大肠埃希菌，少数由其他细菌和真菌等引起。

（2）发病机制　1）入侵细菌的定植和繁殖为发病的决定因素，取决于细菌数量和毒力大小及机体抵抗力的强弱；2）感染途径：①上行性感染最常见，多数为大肠埃希菌感染，以一侧肾脏发病居多，也可双侧感染。尿道黏膜损伤、尿路梗阻和膀胱输尿管反流，肾内反流等是导致肾盂肾炎的主要因素；②血源性感染（下行性），常为败血症或感染性心内膜炎等，细菌随血液入肾脏，以金黄色葡萄球菌居多，两侧肾脏同时受累的多见；3）全身抵抗力下降，常见于慢性消耗性疾病，长期使用激素和免疫抑制剂等。

2. 慢性肾小球肾炎与慢性肾盂肾炎比较

项目		慢性肾小球肾炎	慢性肾盂肾炎
病因		与 A 组乙型溶血性链球菌感染相关，或多种抗原、抗体产生	细菌感染，上行性感染为主（大肠埃希菌），其次为血源性感染（金葡菌）
病变性质		变态反应性炎症发展而来	化脓性炎发展而来
发病机制		原位免疫复合物形成，循环免疫复合物沉积	致病菌直接作用
病理改变	肉眼	双肾体积缩小，表面呈弥漫性细颗粒状；两肾病变对称，分布较均匀	单侧受累或双肾不对称变小变硬，出现不规则瘢痕；切面肾乳头萎缩，肾盏和肾盂变形
	肾小球	早期肾小球具有相应类型肾炎的改变，随病情进展，出现玻璃样变和硬化；残留肾小球代偿性增大	早期肾小球很少受累，肾球囊周围纤维化；后期部分肾小球发生纤维化和玻璃样变
	肾小管	病变严重处肾小管萎缩消失，病变轻的肾小管扩张，可见各种管型	部分肾小管萎缩，部分肾小管扩张，内有胶样管型，似甲状腺滤泡
	肾间质	肾间质纤维组织增生，慢性炎性细胞浸润；细小动脉玻璃样变和内膜增厚，管腔狭窄	不规则灶状肾间质慢性炎、间质纤维化、瘢痕形成；细小动脉玻璃样变和硬化
临床表现		多尿、夜尿、低比重尿，高血压，贫血，氮质血症和尿毒症	多尿、夜尿、脓尿、菌尿，高热，腰痛，高血压，氮质血症和尿毒症

五、病例分析题

1. 急性肾盂肾炎。

(1) 临床症状和体征 ① 起病急，病程短，全身症状（高热、寒战、恶心、呕吐、乏力）明显，提示急性病变；② 泌尿系症状有膀胱和尿道刺激征，如尿频、尿急、尿痛、排尿困难、腰腹痛，提示可能为泌尿系感染，结合右肾区叩击痛考虑为肾盂肾炎。

(2) 实验室检查 ① 尿常规及尿液细菌培养提示有菌尿、管型尿和脓尿；② 血常规显示白细胞高，中性粒细胞百分比高，提示为细菌感染。

(3) 结合以上临床症状、体征和实验室检查，考虑为急性肾盂肾炎。

2. (1) 肉眼 肾脏体积增大，表面充血，被膜下有散在、稍隆起的黄白色脓肿，周围见紫红色充血带，切面可见脓肿大小不一，肾髓质内见黄色条纹，并向皮质延伸。肾盂、肾盏黏膜充血水肿，并有脓性渗出物覆盖或积脓。

(2) 光镜 上行性感染时，炎症首先累及肾盂，局部黏膜充血、水肿，并有大量中性粒细胞浸润，可有脓肿形成。随后炎症向肾实质蔓延，肾间质有大量中性粒细胞浸润，可伴脓肿形成，肾小管上皮细胞变性、坏死可形成中性粒细胞管型。此外还可有少量淋巴细胞、浆细胞、嗜酸性细胞浸润。肾小球一般无改变。血源性感染时常先累及肾皮质，病变发生于肾小球及其周围的肾间质，以后逐渐扩展，破坏临近组织，并向肾盂蔓延。急性期后，中性粒细胞减少，淋巴细胞、浆细胞及巨噬细胞增多，局部胶原纤维增多。

第三节　肾和膀胱常见肿瘤

一、选择题

【A 型题】

1. E

[解析] 肾细胞癌最常见的组织学类型为透明细胞型，癌中常有出血、坏死、囊变和钙化。镜下肿瘤细胞体积大，胞质透明，间质富有毛细血管。选项 A 为嫌色细胞癌的特点；选项 B 在肾母细胞瘤可见。

2. B

[解析] 肾细胞癌多见于肾上、下极，尤其是上极。

3. B

[解析] 肾癌的切面淡黄色或灰白色，常有出血、坏死、软化和钙化等改变，表现为红、黄、灰、白等多种颜色交错的多彩状。

4. C

[解析] 移行细胞癌是膀胱癌的主要组织学类型，其他选项的类型较少见。

5. A

[解析] 膀胱癌主要经淋巴道转移到局部淋巴结，分化差者晚期可发生血道转移。

6. B

[解析] 小儿发现上腹部肿块，常位于上腹一侧季肋区，表面光滑，中等硬度，无压痛，有一定活动度，即应想到肾母细胞瘤。肿瘤起源于起源于后肾胚基组织，细胞成分具有三向性，包括胚基幼稚细胞、上皮样细胞和间叶组织细胞。其中，胚基幼稚细胞胞体小、圆形或卵圆形，细胞质少。

【B 型题】

1. B　　2. A　　3. C　4. B　　5. A　　6. C

【X 型题】

1. ABCE

[解析] 肾细胞癌的主要症状为腰痛，肾区肿块和血尿。肿瘤可产生异位激素和激素样物质，可以出现副肿瘤综合征，如红细胞增多症、高钙血症、Cushing 综合征等。

2. ABCE

[解析] 无痛性血尿为肾细胞癌和膀胱肿瘤的常见症状。肾母细胞瘤的主要症状为腹部肿块，部分病例可出现腹痛、血尿和高血压等症状。

二、名词解释

是起源于肾小管上皮细胞的恶性肿瘤。

三、填空题

1. 血尿；肾区疼痛；肾区肿块
2. 膀胱侧壁；膀胱三角区近输尿管开口处

四、简答题

(1) 肾细胞癌的组织学类型 ① 普通型（透明细胞）肾癌；② 乳头状肾细胞癌；③ 嫌色细胞癌。

（2）肾透明细胞癌的组织学特点　1）肉眼：肿瘤位于肾上、下极多见，切面多彩状，假包膜。2）光镜：细胞体积大，圆形或多边形，胞质丰富，透明或颗粒状，间质富有毛细血管和血窦。

五、病例分析题

肾细胞癌。

（1）临床症状　中年男性，左腰腹持续性钝痛，无

发热、盗汗排除结核，考虑为肾脏肿瘤。

（2）检查　①尿常规显示血尿；②腹部 CT 显示肾脏占位。

（3）以上临床症状和实验室检查，考虑为肾细胞癌。

（陈文芳）

第十三章　生殖系统和乳腺疾病

【同步习题】

第一节　子宫颈疾病

一、选择题

【A 型题】

1. 下列病变不属于慢性子宫颈炎的是 （　）
   A. 上皮储备细胞增生
   B. 宫颈息肉
   C. 纳博特囊肿
   D. 子宫颈糜烂
   E. 宫颈上皮内瘤变

2. 宫颈鳞状上皮内瘤变是指 （　）
   A. 宫颈柱状上皮被鳞状上皮取代
   B. 鳞状上皮增生，上皮脚延长
   C. 异型增生的上皮细胞突破基底膜
   D. 上皮细胞大小、形态不一、核深染和核分裂象增加
   E. 上皮细胞完全失去分化成熟的能力

3. 子宫颈息肉的本质是 （　）
   A. 慢性宫颈炎
   B. 癌前病变
   C. 鳞状上皮化生
   D. 上皮细胞出现异型性
   E. 上皮细胞完全失去分化成熟的能力

4. 子宫颈原位癌的特点是指 （　）
   A. 癌细胞局限于子宫颈，未累及子宫体
   B. 高分化的癌细胞
   C. 异型细胞累及上皮全层尚未突破基底膜，局限

于上皮内
   D. 癌细胞突破基底膜，浸润深度 <5mm
   E. 宫颈上皮内的部分细胞具有异型性

5. CIN 是指 （　）
   A. 子宫颈上皮的轻度不典型增生
   B. 子宫颈上皮的中度不典型增生
   C. 子宫颈上皮的重度不典型增生
   D. 子宫颈上皮的原位癌
   E. 子宫颈上皮不同程度的不典型增生和原位癌

6. CIN 3 是指 （　）
   A. 子宫颈鳞状上皮的轻度不典型增生
   B. 子宫颈鳞状上皮的中度不典型增生
   C. 子宫颈鳞状上皮的重度不典型增生
   D. 子宫颈鳞状上皮的原位癌
   E. 子宫颈鳞状上皮重度不典型增生和原位癌

7. 子宫颈癌的发生与下列哪种病毒的感染有关
   （　）
   A. 单纯疱疹病毒（HSV）
   B. 巨细胞病毒（CMV）
   C. 人类乳头状瘤病毒（HPV）
   D. 乙型肝炎病毒（HBV）
   E. 腺病毒

8. 宫颈鳞状细胞癌发生与下列那种病毒感染有关
   （　）
   A. HSV　　　　　　　B. CMV
   C. HPV－16 型　　　　D. HBV
   E. HCV

9. 宫颈癌的癌前病变是指 （　）
   A. 宫颈息肉

B. 纳博特囊肿

C. 宫颈鳞状上皮内瘤变

D. 子宫颈糜烂

E. 宫颈鳞状上皮化生

【X/型/题】

子宫颈癌扩散的部位包括　　　　　（　　）

A. 子宫体部

B. 直肠

C. 子宫旁及盆腔组织

D. 阴道穹窿部

E. 膀胱

二、名词解释

1. 子宫颈腺体囊肿

2. 子宫颈上皮内瘤变（CIN）

三、简答题

子宫颈上皮内瘤变（CIN）的概念及分级。

第二节　子宫体疾病

一、选择题

【A/型/题】

1. 女性生殖系统最常见的肿瘤是　　　　（　　）

A. 子宫颈癌

B. 子宫内膜癌

C. 子宫腺肌瘤

D. 子宫平滑肌瘤

E. 子宫平滑肌肉瘤

2. 子宫内膜异位症最常见于　　　　　（　　）

A. 阴道　　　　　　　B. 卵巢

C. 直肠阴道陷窝　　　D. 外阴

E. 子宫阔韧带

3. 巧克力囊肿是指　　　　　　　　　（　　）

A. 子宫腺肌病

B. 子宫内膜增生症病灶

C. 直肠阴道陷窝血肿

D. 卵巢的子宫内膜异位囊肿

E. 表皮样囊肿伴出血

4. 与雌激素过多持续刺激有密切关系的肿瘤是

（　　）

A. 子宫颈鳞癌　　　　B. 子宫颈腺癌

C. 子宫内膜癌　　　　D. 绒毛膜癌

E. 畸胎瘤

5. 关于子宫平滑肌瘤的叙述，错误的是　（　　）

A. 可发生玻璃样变性

B. 常发生恶变

C. 肿瘤境界清楚，但常无包膜

D. 肿瘤细胞呈编织状排列

E. 是女性生殖系统最常见的肿瘤

7. 常见的子宫内膜癌为　　　　　　　（　　）

A. 腺癌　　　　　　　B. 腺鳞癌

C. 黏液腺癌　　　　　D. 腺棘皮癌

E. 鳞癌

【X/型/题】

1. 与雌激素增高相关的疾病包括　　　（　　）

A. 子宫内膜异位症　　B. 葡萄胎

C. 子宫平滑肌瘤　　　D. 乳腺纤维腺瘤

E. 男性乳房发育　　　F. 乳腺癌

G. 子宫内膜增生症

2. 关于子宫内膜癌，下列正确的是　　（　　）

A. 鳞状细胞癌最常见

B. 绝经后阴道流血为最常见的临床表现

C. 与雌激素长期作用有关

D. 患者多为绝经期和绝经后妇女

E. 容易发生血道转移

3. 关于子宫内膜癌，下列错误的是　　（　　）

A. 鳞状细胞癌最常见

B. 腺鳞癌可发生

C. 与雌激素长期作用有关

D. 患者多为绝经期和绝经后妇女

E. 容易发生血道转移

4. 关于子宫内膜癌正确的是　　　　　（　　）

A. 腺鳞癌指腺癌伴部分鳞状细胞癌

B. 鳞状细胞癌最常见

C. 与雌激素长期作用有关系

D. 肉眼分为弥漫型和局限型

E. 接触性阴道流血是其最常见的临床表现

二、名词解释

1. 巧克力囊肿

2. 子宫内膜增生症

三、简答题

1. 子宫平滑肌瘤的大体及镜下改变。
2. 子宫内膜癌的组织学类型以及扩散、转移。

第三节　滋养层细胞疾病

一、选择题

【A/型/题】

1. 侵袭性葡萄胎与绒毛膜癌的主要不同点是 （　　）
   - A. 瘤细胞浸润子宫肌层
   - B. 肿瘤有出血坏死
   - C. 可出现阴道转移结节
   - D. 有绒毛结构
   - E. 患者血中 HCG 水平较低

2. 绒毛膜癌最常见的转移途径是 （　　）
   - A. 淋巴道转移
   - B. 血道转移
   - C. 直接蔓延
   - D. 种植性转移
   - E. 沿输卵管转移

3. 关于侵袭性葡萄胎的描述，正确的 （　　）
   - A. 子宫表面出现紫褐色结节
   - B. 子宫表面出现紫蓝色结节
   - C. HCG 刮宫后恢复正常
   - D. 子宫内无水泡状物
   - E. 侵蚀能力比绒癌弱，但转移能力比绒癌强

4. 绒毛膜癌最常转移到 （　　）
   - A. 骨
   - B. 脑
   - C. 肠
   - D. 肺
   - E. 肝

5. 葡萄胎与侵袭性葡萄胎的主要区别在于 （　　）
   - A. 有无浸润子宫深肌层
   - B. 有无绒毛
   - C. 血中 HCG 有无升高
   - D. 有无尿妊娠实验阳性
   - E. 有无滋养层细胞异型

6. 患者，青年女性，停经 3 个月，发现阴道有结节，镜检找到变性绒毛，最大可能是 （　　）
   - A. 侵袭性葡萄胎
   - B. 葡萄胎
   - C. 宫外孕
   - D. 绒毛膜癌

E. Krukenberg 瘤

【X/型/题】

1. 侵袭性葡萄胎与绒毛膜癌均可出现的是 （　　）
   - A. 瘤细胞浸润子宫肌层
   - B. 肿瘤有出血坏死
   - C. 出现阴道转移结节
   - D. 有绒毛结构
   - E. 血中 HCG 水平升高
   - F. 可发生肺转移

2. 下列疾病可伴有 HCG 增高的是 （　　）
   - A. 葡萄胎
   - B. 侵袭性葡萄胎
   - C. 胎盘部位滋养细胞肿瘤
   - D. 子宫内膜增殖症
   - E. 绒毛膜癌
   - F. Krukenberg 瘤

二、名词解释

1. 葡萄胎
2. 绒毛膜癌

三、简答题

葡萄胎、侵袭性葡萄胎以及绒毛膜癌的镜下特点及异同。

第四节　卵巢肿瘤

一、选择题

【A/型/题】

1. 最常引起卵巢 Krukenberg 瘤的原发癌是 （　　）
   - A. 子宫体癌
   - B. 子宫颈癌
   - C. 乳腺癌
   - D. 浆液性囊腺癌
   - E. 胃肠道黏液腺癌

2. 以下卵巢肿瘤中，良性的有 （　　）
   - A. 卵泡膜细胞瘤
   - B. 卵黄囊瘤
   - C. Krukenberg 瘤
   - D. 无性细胞瘤
   - E. 胚胎性癌

3. 女性，30 岁，盆腔发现包块 1 周，手术右附件区

见一囊性肿物。囊内可见头节、皮脂样物、毛发及牙齿。该肿块最可能的诊断是　　（　　）

A. 黏液性囊腺瘤　　　　B. 卵黄囊瘤

C. 畸胎瘤　　　　　　　D. 无性细胞瘤

E. 内胚窦瘤

4. 关于卵巢交界性黏液性囊腺瘤的描述，不正确的是　　　　　　　　　　（　　）

A. 来源于体腔上皮的中间性肿瘤

B. 细胞具有轻到中度异型性

C. 间质内常见砂砾体

D. 上皮出现矮乳头，细胞层次一般小于 3 层

E. 囊内被覆上皮呈高柱状，胞质内含有黏液

5. 下列描述与浆液性囊腺瘤不相符的是　（　　）

A. 多为单侧发生

B. 可有乳头状结构

C. 常为多房性生长

D. 囊壁为单层立方上皮

E. 恶变率较黏液性囊腺瘤高

6. 具有低度恶性潜能的上皮性肿瘤是　（　　）

A. 浆液性囊腺瘤

B. 黏液性囊腺瘤

C. 交界性浆液性囊腺瘤

D. 浆液性囊腺癌

E. 黏液性囊腺癌

7. 可引起 AFP 升高的肿瘤是　　　　（　　）

A. 胚胎性癌　　　　　　B. 绒毛膜癌

C. 精原细胞瘤　　　　　D. 恶性畸胎瘤

E. 卵黄囊瘤

8. 未成熟畸胎瘤与成熟畸胎瘤的主要区别是（　　）

A. 查见未成熟神经管组织

B. 发生在卵巢

C. 三个胚层组织都存在

D. 常有出血坏死

E. 肿瘤为实体性

9. Call - Exner 小体最常见于以下肿瘤　（　　）

A. 颗粒细胞瘤　　　　　B. 畸胎瘤

C. 卵黄囊瘤　　　　　　D. 精原细胞瘤

E. 卵泡膜细胞瘤

【X/型/题】

1. 下列卵巢肿瘤中，为恶性的是　　　　（　　）

A. 无性细胞瘤　　　　　B. 卵黄囊瘤

C. 成熟性畸胎瘤　　　　D. 卵泡膜细胞瘤

E. Krukenberg 瘤　　　　F. 内胚窦瘤

G. 纤维瘤

2. 下列属于卵巢表面上皮肿瘤的是　　　（　　）

A. 畸胎瘤　　　　　　　B. 浆液性囊腺瘤

C. 子宫内膜样癌　　　　D. Krukenburg 瘤

E. 透明细胞癌　　　　　F. 黏液性囊腺瘤

G. 无性细胞瘤　　　　　H. 绒毛膜癌

3. 起源于生殖细胞的卵巢肿瘤是　　　　（　　）

A. 卵泡膜细胞瘤　　　　B. 卵黄囊瘤

C. 交界性浆液性囊腺瘤　D. 无性细胞瘤

E. 胚胎性癌　　　　　　F. 颗粒细胞瘤

G. Krukenberg 瘤

二、名词解释

畸胎瘤

三、简答题

如何鉴别卵巢浆液性囊腺瘤和卵巢黏液性囊腺瘤？

第五节　前列腺疾病

选择题

【A/型/题】

1. 前列腺癌最常见的转移部位是　　　　（　　）

A. 肺　　　　　　　　　B. 肝

C. 脑　　　　　　　　　D. 肾

E. 骨

2. 前列腺癌最常见于前列腺的　　　　　（　　）

A. 中叶　　　　　　　　B. 后叶

C. 双侧叶　　　　　　　D. 前叶

E. 两叶以上

3. 关于阴茎癌的叙述，错误的是　　　　（　　）

A. 常有包茎史

B. 大多为鳞状细胞癌

C. 常发生于 40 岁以上

D. 早期即可发生双侧腹股沟淋巴结转移

E. 大部分为腺癌

4. 前列腺癌常见的类型为 （　　）

    A. 鳞状细胞癌　　　　B. 移行细胞癌

    C. 透明细胞癌　　　　D. 腺鳞癌

    E. 腺癌

5. 前列腺增生错误的是 （　　）

    A. 良性前列腺增生以前列腺上皮和间质增生为特征

    B. 增生多发生在前列腺的中央区、移行区和尿道周围区

    C. 患者可有排尿困难、尿流变细、滴尿、尿频和夜尿增多

    D. 多发生在前列腺的周围区，以后叶多见

    E. 发病率随年龄的增加而递增

第六节　睾丸和阴茎肿瘤

一、选择题

【A 型题】

1. 阴茎癌最常见的组织学类型是 （　　）

    A. 腺癌

    B. 鳞状细胞癌

    C. 腺鳞癌

    D. 一般为分化差的鳞癌

    E. 小细胞癌

2. 关于阴茎癌叙述错误的是 （　　）

    A. 发病与 HPV 有一定关系

    B. 早期肿瘤可转移至腹股沟和髂淋巴结

    C. 通常发生在阴茎龟头或包皮内接近冠状沟的区域

    D. 肉眼观呈乳头型或扁平型

    E. 大多为腺癌

3. 与卵巢无性细胞瘤形态相同的肿瘤发生于睾丸称之为 （　　）

    A. 颗粒细胞瘤　　　　B. 畸胎瘤

    C. 卵黄囊瘤　　　　　D. 精原细胞瘤

    E. 卵泡膜细胞瘤

4. 关于胚胎性癌的叙述错误的是 （　　）

    A. 睾丸胚胎性癌属于高度恶性肿瘤

    B. 癌组织形态多样

    C. 间质内可见结核样肉芽肿反应

    D. 有时混杂其他生殖细胞肿瘤成分

    E. 起源于原始生殖细胞

5. S – D 小体最常见于 （　　）

    A. 颗粒细胞瘤

    B. 畸胎瘤

    C. 卵黄囊瘤

    D. 精原细胞瘤

    E. 卵泡膜细胞瘤

第七节　乳腺疾病

一、选择题

【A 型题】

1. 下列哪种类型的乳腺癌常发生于双侧乳腺 （　　）

    A. 浸润性导管癌　　　B. 黏液癌

    C. 髓样癌　　　　　　D. 浸润性小叶癌

    E. 导管原位癌

2. 下列乳腺疾病中，最常见于青年女性的是 （　　）

    A. 浸润性导管癌　　　B. 硬化性腺病

    C. 导管原位癌　　　　D. 小叶原位癌

    E. 纤维腺瘤

3. 乳腺癌最常见的病理类型是 （　　）

    A. 浸润性小叶癌　　　B. 浸润性导管癌

    C. 髓样癌　　　　　　D. 黏液癌

    E. 鳞状细胞癌

4. 乳腺纤维腺瘤的特点是 （　　）

    A. 容易复发

    B. 好发于绝经后妇女

    C. 由增生的纤维间质和腺体组成

    D. 肿瘤境界不清

    E. 易恶变为乳腺癌

5. 下列有关浸润性小叶癌的描述，正确的是 （　　）

    A. 约占乳腺癌30%左右

    B. 肿瘤细胞常环形排列在正常导管周围

    C. 肿瘤细胞多形性明显

    D. 肿瘤境界清楚

    E. 不会发生脑转移

【B/型/题】

A. 导管原位癌
B. 浸润性导管癌
C. 粉刺癌
D. Paget 病
E. 浸润性小叶癌

1. 癌细胞呈单行串珠状或细条索状浸润于纤维间质之间的是 （　　）
2. 最常见的乳腺癌类型的是 （　　）
3. 常累及双侧乳腺的是 （　　）
4. 乳头和乳晕可见渗出和浅表溃疡，呈湿疹样改变的是 （　　）

【X/型/题】

1. 乳腺癌的发生可能与下列因素有关 （　　）

A. 雌激素　　　　　　B. 家族遗传
C. 地域分布　　　　　D. 大剂量放射线
E. BRCA1 基因突变

2. 关于乳腺纤维囊性变，下列说法正确的是（　　）

A. 肉眼可见囊肿形成
B. 结节性分布的病灶，边界不清
C. 好发于绝经后妇女

D. 间质纤维组织增生
E. 容易恶变

3. 下列关于乳腺癌的说法，正确的是 （　　）

A. 最常见的类型是浸润性小叶癌
B. 粉刺癌是导管原位癌的一种类型
C. Paget 病又称湿疹样癌
D. 常见血道转移
E. 浸润性导管癌常在乳腺组织中呈多灶性分布

二、名词解释

1. 粉刺癌
2. 乳腺 Paget 病
3. 乳腺导管原位癌

三、填空题

1. 乳腺癌最常见发生于乳腺的_____象限。
2. 乳腺最常见的良性肿瘤是_____。
3. 乳腺癌淋巴道转移首先到达_____淋巴结。

四、简答题

1. 请描述乳腺浸润性导管癌的肉眼特点，并解释出现这些形态改变的原因。
2. 乳腺癌病理诊断中常用于指导临床治疗和预测预后的免疫组化指标是哪些？请简述应用的意义。

【参考答案】

第一节　子宫颈疾病

一、选择题

【A 型题】

1. E

[解析] 慢性子宫颈炎是育龄期女性最常见的妇科疾病。镜下，子宫颈黏膜充血水肿，间质内有淋巴细胞、浆细胞和单核细胞等慢性炎细胞浸润。包括子宫颈糜烂、子宫颈腺体囊肿、子宫颈息肉，可伴有子宫颈腺上皮的增生和鳞状上皮化生。而宫颈上皮内瘤变则属于宫颈癌的癌前病变。

2. D

[解析] 子宫颈鳞状上皮内病变属癌前病变，是指子

宫颈鳞状上皮部分被不同程度异型性的细胞所取代。表现为出现挖空细胞或鳞状上皮细胞大小形态不一，核增大深染，核质比例增大，核分裂象增多，细胞极性紊乱。病变由基底层逐渐向表层发展。根据病变程度可分为三级。Ⅰ级，异型细胞局限于上皮的下 1/3；Ⅱ级异型细胞局限于上皮的下 1/3 至 2/3；Ⅲ级，包括以往的重度非典型增生和原位癌，指上皮全层或几乎全层出现异型细胞。宫颈柱状上皮被鳞状上皮取代称鳞状化生；异型增生的上皮细胞突破基底膜称为鳞状细胞癌。

3. A

[解析] 慢性子宫颈炎是育龄期女性最常见的妇科疾病。包括子宫颈糜烂、子宫颈腺体囊肿、子宫颈息肉，可伴有子宫颈腺上皮的增生和鳞状上皮化生。

4. C

[解析] 宫颈异型增生的鳞状细胞累及子宫颈鳞状上皮全层，但病变局限于上皮层内，未突破基膜则称为子宫颈原位癌。

5. E

[解析] 子宫颈鳞状上皮内瘤变（CIN）属癌前病变，是指子宫颈鳞状上皮部分被不同程度异型性的细胞所取代。表现为出现挖空细胞或鳞状上皮细胞大小形态不一，核增大深染，核质比例增大，核分裂象增多，细胞极性紊乱。病变由基底层逐渐向表层发展。根据病变程度，CIN 可分为三级：Ⅰ级（轻度不典型增生），异型细胞局限于上皮的下 1/3；Ⅱ级（中度不典型增生），异型细胞局限于上皮的下 1/3 至 2/3；Ⅲ级（包括重度不典型增生和原位癌），指上皮全层或几乎全层出现异型细胞。

6. E

[解析] 参见第 5 题解析。

7. C

8. C

[解析] 人乳头状瘤病毒（HPV）在宫颈癌的发病中起重要作用，尤其是 HPV16、18、31 和 33 型。

9. C

[解析] 子宫颈鳞状上皮内瘤变（CIN）属宫颈癌的癌前病变。

【X 型题】

BCDE

[解析] 晚期子宫颈癌向上浸润破坏整段子宫颈，但很少侵犯子宫体。向下可累及阴道穹隆及阴道壁，向两侧可侵及宫旁及盆壁组织，向前可侵及膀胱，向后可累及直肠。

二、名词解释

1. 子宫颈腺上皮也可因炎症刺激，伴有增生及鳞状上皮化生。如增生的鳞状上皮覆盖和阻塞子宫颈管腺体的开口，使黏液潴留，腺体逐渐扩大呈囊，形成子宫颈囊肿，又称纳博特囊肿。

2. 子宫颈鳞状上皮内病变属癌前病变，是指子宫颈鳞状上皮部分被不同程度异型性的细胞所取代。表现为出现挖空细胞或鳞状上皮细胞大小形态不一，核增大深染，核质比例增大，核分裂象增多，

细胞极性紊乱。

三、简答题

子宫颈鳞状上皮内病变属癌前病变，是指子宫颈鳞状上皮部分被不同程度异型性的细胞所取代。表现为出现挖空细胞或鳞状上皮细胞大小形态不一，核增大深染，核质比例增大，核分裂象增多，细胞极性紊乱。病变由基底层逐渐向表层发展。根据病变程度可分为三级：Ⅰ级（轻度不典型增生），异型细胞局限于上皮的下 1/3；Ⅱ级（中度不典型增生）异型细胞局限于上皮的下 1/3 至 2/3；Ⅲ级（包括以往的重度非典型增生和原位癌）指上皮全层或几乎全层出现异型细胞。异型增生的细胞累及子宫颈鳞状上皮全层，但病变局限于上皮层内，未突破基膜则称为子宫颈原位癌。

第二节　子宫体疾病

一、选择题

【A 型题】

1. D

[解析] 子宫平滑肌瘤是女性生殖系统最常见的肿瘤。如果将微小的平滑肌瘤也计算在内，30 岁以上妇女的发病高达 70%。

2. B

[解析] 子宫内膜异位症是指子宫内膜腺体和间质出现于子宫内膜以外的部位，80% 发生于卵巢，其余依次发生于以下组织或器官：子宫阔韧带、直肠阴道陷窝、盆腔腹膜、腹部手术瘢痕、脐部、阴道、外阴和阑尾等。

3. D

[解析] 子宫内膜异位症发生在卵巢，反复出血可致卵巢体积增大，形成囊腔，内含黏稠的咖啡色液体，称巧克力囊肿。

4. C

[解析] 子宫内膜腺癌，是由子宫内膜上皮细胞发生的恶性肿瘤，多见于 50 岁以上绝经期和绝经期后妇女，以 50～59 岁为高峰。一般认为与雌激素长期持续作用有关。

5. B

[解析] 子宫平滑肌瘤表面光滑，界清，无包膜。切面灰白，质韧，编织状或旋涡状。有时肿瘤可出现均质的透明变性、黏液变性或钙化。

光镜下：子宫平滑肌瘤是女性生殖系统最常见的肿瘤。瘤细胞与正常子宫平滑肌细胞相似，梭形、束状、旋涡状或编织状排列，胞质红染，核呈长杆状，两端钝圆，核分裂少见，缺乏异型性。肿瘤与周围正常平滑肌界限清楚。平滑肌瘤的体积可以很大，多数肿瘤在绝经期以后可逐渐萎缩，很少发生恶变。

7. A

[解析] 子宫内膜癌镜下多为腺癌，可呈高、中、低分化，以高分化腺癌居多。

【X 型题】

1. CDEFG

[解析] 子宫平滑肌瘤、乳腺纤维腺瘤、男性乳房发育、乳腺癌和子宫内膜增生症的发病往往与雌激素增高相关。子宫内膜异位症、葡萄胎与雌激素增高无关。

2. BCD

[解析] 子宫内膜癌以腺癌最常见，绝经后阴道流血为最常见的临床表现，其发生与雌激素长期作用有关，主要是淋巴道转移，晚期可经血道转移至肺、肝及骨骼。

3. AE

[解析] 子宫内膜癌以腺癌最常见，在高分化的子宫内膜癌中，若伴有良性化生的鳞状上皮，称腺棘癌；腺癌伴有鳞状上皮成分，则称为腺鳞癌。绝经后阴道流血为最常见的临床表现，其发生与雌激素长期作用有关，主要是淋巴道转移，晚期可经血道转移至肺、肝及骨骼。

4. ACD

[解析] 子宫内膜癌肉眼分为弥漫型和局限型；镜下以腺癌最常见，在高分化的子宫内膜癌中，若伴有良性化生的鳞状上皮，称腺棘癌；腺癌伴有鳞癌上皮成分，则称为腺鳞癌。绝经后阴道流血为最常见的临床表现，其发生与雌激素长期作用有关。

二、名词解释

1. 发生于卵巢的子宫内膜异位症，由于反复出血可形成内容物为咖啡色黏稠液体的囊肿，称为巧克力囊肿。镜下可见子宫内膜腺体、间质、红细胞，并伴含铁血黄素沉积。

2. 由于内源性或外源性雌激素增高引起的子宫内膜腺体或间质增生，临床主要表现为功能性子宫出血。

三、简答题

1. 子宫平滑肌瘤是女性生殖系统最常见的肿瘤。

肉眼观：多数肿瘤发生于子宫肌层，一部分可位于黏膜下或浆膜下，脱垂于子宫腔或子宫颈口。肌瘤小者仅镜下可见，大者可超过 30cm。单发或多发，多者达数十个，称多发性子宫肌瘤。肿瘤表面光滑，界清，无包膜。切面灰白，质韧，编织状或旋涡状。有时肿瘤可出现均质的透明变性、黏液变性或钙化。当肌瘤间质血管内有血栓形成时，肿瘤局部可发生梗死伴出血，肉眼呈暗红色，称红色变性。

光镜下：瘤细胞与正常子宫平滑肌细胞相似，梭形、束状或旋涡状排列，胞质红染，核呈长杆状，两端钝圆，核分裂少见，缺乏异型性。肿瘤与周围正常平滑肌界限清楚。

2. 子宫内膜癌是由子宫内膜上皮细胞发生的恶性肿瘤，组织学类型分为子宫内膜样腺癌（又称Ⅰ型子宫内膜癌，多数与子宫内膜增生和雌激素长期持续作用有关）及子宫浆液性癌和透明细胞癌（又称Ⅱ型子宫内膜癌，此型的发生与雌激素增加及子宫内膜增生无关）。其中，子宫内膜样腺癌最常见，可分为高、中、低分化腺癌。

（1）高分化腺癌　腺管排列拥挤、紊乱，细胞轻度异型，结构似增生的腺体。

（2）中分化腺癌　腺体不规则，排列紊乱，癌细胞异型性明显，向腺腔内生长形成乳头或筛状结构，并见实性癌巢。

（3）低分化腺癌　癌细胞分化差，很少形成腺样结构，多呈实体片状排列，核异型性明显，核分裂像多见。

子宫内膜癌的扩散途径如下。

（1）直接蔓延　向上可达子宫角，相继至输卵管、卵巢和其他盆腔器官；向下至子宫颈管和阴道；向外可侵透肌层达浆膜而蔓延至输卵管卵巢，并可累及腹膜和大网膜。

（2）淋巴道转移　宫底部的癌多转移至腹主动脉旁淋巴结；子宫角部的癌可经圆韧带的淋巴管转

移至腹股沟淋巴结；累及宫颈管的癌可转移至宫旁、髂内外和髂总淋巴结。

（3）血行转移　晚期可经血道转移至肺、肝及骨骼。

第三节　滋养层细胞疾病

一、选择题

【A 型题】

1. D

[解析] 侵袭性葡萄胎和良性葡萄胎的主要区别是水泡状绒毛侵入子宫肌层，侵袭性葡萄胎常见出血坏死，其中可查见水泡状绒毛或坏死的绒毛，有无绒毛结构是本病与绒毛膜癌的主要区别。临床主要表现是在葡萄胎排除后，子宫因复旧不全，体积仍呈不同程度增大。血或尿中 HCG 持续阳性，阴道持续或不规则流血。有时阴道可出现转移的紫蓝色结节。

2. B

[解析] 绒毛膜癌侵袭破坏血管能力很强，除在局部破坏蔓延外，极易经血道转移，以肺和阴道壁最常见。

3. B

[解析] 侵袭性葡萄胎镜下滋养层细胞增生程度和异型性比良性葡萄胎明显，其中可查见水泡状绒毛或坏死的绒毛。临床主要表现是在葡萄胎排除后，子宫因复旧不全，体积仍呈不同程度增大。血或尿中 HCG 持续阳性，阴道持续或不规则流血。有时阴道可出现转移的紫蓝色结节。侵袭性葡萄胎侵蚀能力较强，绒癌侵袭破坏血管能力很强，极易经血道转移。

4. D

[解析] 绒毛膜癌侵袭破坏血管能力很强，极易经血道转移，以肺和阴道壁最常见，其次为脑、肝、脾、肾和肠等。少数病例在原发灶切除后，转移灶可自行消退。

5. A

[解析] 葡萄胎与侵袭性葡萄胎均有绒毛结构、血中 HCG 都升高、尿妊娠实验阳性以及滋养层细胞轻度或不同程度的异型性。侵袭性葡萄胎和良性葡萄胎的主要区别是水泡状绒毛侵入子宫肌层。

6. A

[解析] 病史提示为与妊娠相关的滋养层细胞疾病，

包括葡萄胎、侵袭性葡萄胎和绒毛膜癌。发现阴道有结节，为肿瘤细胞转移到阴道所致，可排除葡萄胎。镜检发现绒毛则可排除绒癌，绒癌的癌细胞不形成绒毛和水泡状结构。

【X 型题】

1. ABCEF

[解析] 侵袭性葡萄胎与绒毛膜癌均可出现瘤细胞浸润子宫肌层、出血坏死、阴道转移结节、血中 HCG 水平升高以及肺转移。侵袭性葡萄胎可见水泡状绒毛或坏死的绒毛，有无绒毛结构是与绒毛膜癌的主要区别。

2. ABCE

[解析] 子宫内膜增殖症与雌激素的持续刺激有关；Krukenberg 瘤常为胃肠道黏液腺癌侵及浆膜后脱落种植于双侧卵巢所致，与 HCG 的增高无关。

二、名词解释

1. 葡萄胎又称水泡状胎块，是胎盘绒毛的一种良性病变，可发生于育龄期的任何年龄。

2. 绒毛膜癌简称绒癌，是源自妊娠绒毛滋养层上皮的高度侵袭性恶性肿瘤。

三、简答题

相同点：①滋养细胞增生；②血、尿及肿瘤细胞中 HCG 水平增加。

不同点见下表：

	葡萄胎	侵袭性葡萄胎	绒毛膜癌
与妊娠关系	异常妊娠	继发于葡萄胎后	葡萄胎、流产或正常妊娠后
来源	妊娠胎盘	妊娠胎盘	妊娠胎盘或原始生殖细胞
肉眼	水泡状绒毛	水泡状绒毛，并侵入子宫肌层	血肿样结节，无水泡结构
滋养层细胞	不同程度增生	高度增生	异常增生，异型性显著
镜下　绒毛结构	有绒毛结构，间质水肿，血管消失	有绒毛结构，间质水肿，血管消失	无绒毛结构，无间质，无血管

续表

浸润子宫壁	无	局部浸润子宫壁，并可穿透	广泛浸润，大片出血、坏死
转移	无	转移至阴道壁，少数血道转移至远处	转移至阴道壁，易血道转移至肺、脑、肝
血、尿 HCG	增高	持续增高	持续增高

第四节 卵巢肿瘤

一、选择题

【A 型题】

1. E

[解析] Krukenberg 瘤常为胃肠道黏液腺癌侵及浆膜后脱落种植于双侧卵巢所致。

2. A

[解析] 卵泡膜细胞瘤为良性肿瘤。卵黄囊瘤、无性细胞瘤和胚胎性癌为卵巢恶性生殖细胞肿瘤。Krukenberg 瘤常为胃肠道黏液腺癌侵及浆膜后脱落种植于双侧卵巢所致。

3. C

[解析] 成熟畸胎瘤又称成熟囊性畸胎瘤，是最常见的生殖细胞肿瘤，约占所有卵巢肿瘤的 1/4。肉眼观：肿瘤呈囊性，充满皮脂样物、囊壁上可见头节，表面附有毛发，可见牙齿。
光镜下：肿瘤由三个胚层的各种成熟组织构成。

4. C

[解析] 间质内常见砂砾体是卵巢浆液性囊腺瘤的特征。

5. C

[解析] 浆液性囊腺瘤常为单房囊性肿物。

6. C

[解析] 浆液性囊腺瘤与黏液性囊腺瘤属良性肿瘤；浆液性囊腺癌与黏液性囊腺癌则为恶性；交界性浆液性囊腺瘤形态和生物学行为界于良性和恶性之间，具有低度恶性潜能。

7. E

[解析] 卵黄囊瘤患者血清 AFP 水平常显著增高。

8. A

[解析] 未成熟畸胎瘤在成熟性畸胎瘤相似的组织结构背景上，出见未成熟神经组织组成的原始神经管和菊形团。

9. A

[解析] Call - Exner 小体是卵巢颗粒细胞瘤的一种病理形态改变，指分化好的瘤细胞排列呈小卵泡型，呈腺样或花环样腔隙，中央有红染的蛋白样物或有退化的细胞核的特殊结构。

【X 型题】

1. ABEF

[解析] 成熟性畸胎瘤、卵泡膜细胞瘤以及纤维瘤是良性肿瘤，余均为恶性。

2. BCEF

[解析] 畸胎瘤、无性细胞瘤属于卵巢生殖细胞肿瘤；Krukenburg 瘤属于卵巢转移性肿瘤，常为胃肠道黏液腺癌侵及浆膜后脱落种植于双侧卵巢所致；绒毛膜癌来源于妊娠绒毛滋养层上皮，余属于卵巢表面上皮肿瘤。

3. BDE

[解析] 卵泡膜细胞瘤、颗粒细胞瘤为卵巢性索 - 间质肿瘤，起源于原始性腺中的性索和间质组织；交界性浆液性囊腺瘤属于卵巢表面上皮 - 间质肿瘤；Krukenburg 瘤属于卵巢转移性肿瘤，常为胃肠道黏液腺癌侵及浆膜后脱落种植于双侧卵巢所致。卵黄囊瘤、无性细胞瘤、胚胎性癌起源于生殖细胞。

二、名词解释

是来源于生殖细胞的肿瘤，具有向体细胞分化的潜能，大多数肿瘤含有至少两个或三个胚层组织成分。好发于 20 ~ 30 岁女性。分为成熟型畸胎瘤（多为囊性，属良性）和未成熟型畸胎瘤（多为实性，属恶性）。

三、简答题

	浆液性囊腺瘤	黏液性囊腺瘤
单双侧	常为单侧	常为单侧，5% ~ 10% 为双侧

续表

肉眼	常为单房，内含清亮浆液，可有乳头	常为多房囊性，内含黏液，囊壁光滑，乳头罕见
镜下	囊壁为单层立方上皮，可见砂粒体	囊壁衬单层柱状上皮，胞质含黏液，无砂粒体

第五节 前列腺疾病

选择题

【A 型题】

1. E

[解析] 前列腺癌血道转移可转移到骨、肺和肝，其中骨转移，尤其以脊柱骨最常见。

2. B

[解析] 约 70% 的前列腺癌发生在前列腺的周围区，以后叶多见，可在肛门检查时扪及。

3. E

[解析] 阴茎癌大部分为鳞状细胞癌。

4. E

[解析] 前列腺癌多数为分化较好的腺癌。

5. D

[解析] 前列腺癌多发生在前列腺的周围区，以后叶多见。前列腺增生多发生在前列腺的中央区、移行区和尿道周围区。

第六节 睾丸和阴茎肿瘤

一、选择题

【A 型题】

1. B

[解析] 阴茎癌为分化程度不一的鳞状细胞癌，一般分化较好，有明显的角化。

2. E

[解析] 阴茎鳞状细胞癌是起源于阴茎鳞状上皮的恶性肿瘤，阴茎癌为分化程度不一的鳞状细胞癌，一般分化较好，有明显的角化。多发于 40 ~ 70 岁的男性。发病与 HPV 有一定关系，包皮环切可保持生殖

器局部的卫生，减少含有 HPV 和其他致癌物质的包皮垢，降低 HPV 的感染概率，有效地防止阴茎癌的发生。肉眼观：呈乳头型或扁平型。阴茎鳞状细胞癌进展缓慢，可局部转移，除非有溃疡形成或感，一般无痛感，常可伴有出血。早期肿瘤可转移至腹股沟和髂淋巴结，除非到晚期，广泛播散极其少见。

3. D

[解析] 卵巢无性细胞瘤是由未分化、原始生殖细胞组成的恶性肿瘤，同一肿瘤发生在睾丸则称为精原细胞瘤。

4. C

[解析] 睾丸胚胎性癌是起源于原始生殖细胞的高度恶性肿瘤，癌组织形态多样，肿瘤细胞可排列呈腺管、腺泡或乳头状，分化差时呈实性片状，瘤细胞上皮样，异型性明显，细胞界限不清，细胞核大小形态不一，核仁明显，常见核分裂象和瘤巨细胞。有时混杂其他生殖细胞肿瘤成分。间质内结核样肉芽肿反应可见于睾丸的精原细胞瘤。

5. C

[解析] S – D 小体是指由含有肾小球样的结构，中央有纤维血管轴心，是卵黄囊瘤较为特异的形态学特征，卵黄囊瘤常发生于卵巢、睾丸等部位。

第七节 乳腺疾病

一、选择题

【A 型题】

1. D

[解析] 大约 20% 的浸润性小叶癌累及双侧乳腺。

2. E

[解析] 纤维腺瘤是乳腺最常见的肿瘤，多发生于 20 ~ 30 岁之间。

3. B

[解析] 浸润性导管癌是最常见的乳腺癌类型，约占乳腺癌 70% 左右。

4. C

[解析] 乳腺纤维腺瘤是良性肿瘤，可发生于青春期后的任何年龄，多在 20 ~ 30 岁之间。肉眼观呈圆形或卵圆形结节状，与周围组织界限清楚。镜下见肿

瘤主要由增生的纤维间质和腺体组成。切除后通常不复发，罕见恶变。

5. B

[解析] 浸润性小叶癌占乳腺癌的 5% ~ 10%。癌细胞呈单行串珠状或细条索状浸润于纤维间质之间，或环形排列在正常导管周围。癌细胞小，大小一致。肿瘤与周围组织无明确界限。常转移至脑脊液、浆膜表面、卵巢、子宫和骨髓。

【B型题】

1. E　2. B　3. E　4. D

【X型题】

1. ABCDE　2. ABD　3. BC

二、名词解释

1. 是乳腺导管原位癌的一种类型。癌细胞位于乳腺扩张导管内，细胞体积较大，胞质丰富，癌组织中央大片坏死。大体切面上可见扩张的导管内含灰黄色软膏状坏死物，挤压时从导管内溢出，状如皮肤粉刺。

2. 指伴有或不伴有间质浸润的导管原位癌的癌细胞沿乳腺导管向上扩散，累及乳头和乳晕，在表皮内可见大而异型，胞质透明的肿瘤细胞呈孤立散在，或簇状分布。乳头和乳晕可见渗出和浅表溃疡，呈湿疹样改变，故又称湿疹样癌。

3. 发生于乳腺小叶的终末导管，导管明显扩张，癌细胞局限于扩张的导管内，导管基底膜完整。根据组织学改变分为粉刺癌和非粉刺型导管原位癌。

三、填空题

1. 外上

2. 纤维腺瘤

3. 同侧腋窝

四、简答题

1. 乳腺浸润性导管癌好发于乳腺外上象限，临床上常表现为无痛性肿块。肉眼观肿瘤呈灰白色，质硬，切面有砂粒感，无包膜，与周围组织分界不清（癌组织浸润性生长导致）。可引起乳头下陷（肿瘤侵及乳头并伴有大量纤维组织增生时，增生的纤维组织收缩导致）、皮肤橘皮样外观（癌组织阻塞真皮淋巴管导致皮肤水肿，而毛囊汗腺处皮肤相对下陷所致）、形成卫星结节（癌组织侵入周围组织形成）、皮肤溃疡（癌组织穿破皮肤）等。

2. ER（雌二醇受体）、PR（孕激素受体）和 HER2 是乳腺癌病理诊断中常用的指导临床治疗和预测预后的检测指标。ER 和 PR 与相应的激素结合可促进乳腺上皮细胞的分裂增殖。阻断 ER 和 PR 的作用环节可抑制乳腺癌的生长。大多数 ER、PR 均阳性的乳腺癌患者对激素治疗敏感，预后较好。而 HER2 癌基因蛋白阳性的肿瘤预后差，但这些患者可采用抗 HER2 基因的单克隆抗体赫赛汀（Herceptin）药物靶向治疗。ER、PR 和 HER2 三者都阴性的"三阴性"乳腺癌往往分化差，转移早，预后差。

（朱俊峰　石慧娟）

第十四章 内分泌系统疾病

第一节 垂体疾病

一、选择题

【A型题】

1. 下列哪种疾病不是垂体前叶功能亢进的表现
（ ）

A. Cushing 综合征

B. 甲状腺功能亢进

C. 巨人症

D. Simmond 综合征

E. 肢端肥大症

2. 功能性垂体生长激素细胞腺瘤如果发生在成年人，可出现何种疾病 （ ）

A. Simmond 综合征

B. Cushing 综合征

C. 巨人症

D. 肢端肥大症

E. 甲状腺功能亢进

3. 关于巨人症，下列选项正确的是 （ ）

A. X线检查蝶鞍无特殊变化

B. 发病年龄多在青春期之后

C. 骨骼、肌肉、结缔组织过度生长，但内脏不明显

D. 垂体常有嗜碱性细胞腺瘤

E. 生长激素分泌增多，但促性腺激素常减少

4. 引起 Sheehan 综合征的最常见的原因是 （ ）

A. 接受性激素治疗   B. 垂体腺瘤

C. 脑肿瘤   D. 脑炎症

E. 分娩时大出血

5. 将形态、功能相结合进行分类，可以将垂体腺瘤分为几类 （ ）

A. 7 类   B. 3 类

C. 4 类   D. 10 类

E. 5 类

6. 垂体腺瘤传统按常规染色可分为 （ ）

A. 高分化、中分化、低分化型腺瘤

B. 嫌色性、嗜酸性、嗜碱性腺瘤、混合细胞腺瘤

C. TSH 细胞腺瘤、混合性 GH – PRL 细胞腺瘤、GH 细胞腺瘤

D. GH 细胞腺瘤、PRL 细胞腺瘤、ACTH 细胞腺瘤

E. GH 细胞腺瘤、PRL 细胞腺瘤、TSH 细胞腺瘤

【X型题】

1. 关于早熟症的叙述，下列正确的是 （ ）

A. 与脑积水、脑肿瘤有关

B. 与下丘脑 – 垂体 – 肾上腺轴过早分泌释放促性腺激素有关

C. 与遗传异常有关

D. 与病毒感染有关

E. 表现为女孩 6~8 岁、男孩 8~10 岁前出现性发育

2. 尿崩症时患者可有的临床表现是 （ ）

A. 多尿   B. 低比重尿

C. 烦渴   D. 多食

E. 多饮

3. 关于垂体腺瘤的叙述，下列正确的是 （ ）

    A. 均有包膜

    B. 大多数为无功能性腺瘤

    C. 是来自垂体上皮细胞的良性肿瘤

    D. 有视神经压迫症状

    E. 有头痛症状

二、名词解释

1. 垂体性巨人症

2. 肢端肥大症

3. 席汉综合征（Sheehan 综合征）

4. 西蒙综合征（Simmond 综合征）

5. 垂体性侏儒症

三、简答题

按形态/功能分类法垂体腺瘤可分为哪几型？简述各型的主要肿瘤细胞成分及功能特点。

第二节 甲状腺疾病

一、选择题

【A/型/题】

1. 患者男性，40 岁，右颈部包块逐渐增大 1 年，近来感呼吸，吞咽困难，行颈部包块切除术。巨检示甲状腺组织不整形，切面呈多结节状，灰黄色，部分半透明胶样状。最可能的诊断是 （ ）

    A. 亚急性甲状腺炎

    B. 慢性淋巴细胞性甲状腺炎

    C. 纤维性甲状腺炎

    D. 结节性甲状腺肿

    E. 毒性甲状腺肿

2. 下列不属于非毒性甲状腺肿的基本病变特点是 （ ）

    A. 可分为三个时期：增生期，胶质贮积期，结节期

    B. 可形成大小不等结节，但无完整包膜

    C. 部分滤泡上皮增生复旧明显，胶质贮积

    D. 部分滤泡破坏，上皮细胞嗜酸性变，间质中淋巴滤泡形成

    E. 部分区可有出血，囊性变

3. 非毒性甲状腺肿胶质贮积期的主要病变是 （ ）

    A. 甲状腺不均匀性肿大

    B. 滤泡高度扩张，内含大量胶质，上皮细胞扁平

    C. 滤泡上皮呈高柱状，间质充血

    D. 甲状腺形成结节

    E. 上皮明显增生，呈立方形，伴小滤泡形成

4. 关于单纯性甲状腺肿的叙述，下列叙述错误的是 （ ）

    A. 甲状腺肿大

    B. 颈部压迫感和吞咽困难

    C. 常有甲状腺功能低下

    D. 声音嘶哑

    E. 少数可有甲状腺功能亢进的症状

5. 关于结节性甲状腺肿的叙述，错误的是 （ ）

    A. 结节具有完整的包膜

    B. 结节对周围甲状腺组织无明显压迫作用

    C. 滤泡上皮有乳头状增生者癌变率高

    D. 结节内常有出血、坏死、钙化等改变

    E. 从弥漫性甲状腺肿可以移行为结节性甲状腺肿

6. 下列不是毒性甲状腺肿的临床表现的是 （ ）

    A. 心动过速，易兴奋，消瘦

    B. 突眼

    C. 严重者出现心脏肥大、扩张、心力衰竭

    D. 食欲下降，厌食

    E. 甲状腺弥漫对称性肿大

7. 下列相关组合中，错误的是 （ ）

    A. 甲状腺功能亢进症——抗甲状腺自身抗体

    B. 地方性甲状腺肿——缺碘

    C. 慢性淋巴细胞性甲状腺炎——抗甲状腺抗体

    D. 克汀病——甲状腺摘除

    E. 急性甲状腺炎——化脓菌

8. 非毒性甲状腺肿患者血液中哪种激素水平升高 （ ）

    A. T_3，T_4 B. GH

    C. PRL   D. ADH

    E. TSH

9. 结节性甲状腺肿与甲状腺腺瘤的主要鉴别要点是 （ ）

    A. 发病年龄和性别不同

    B. 有无完整的包膜

C. 瘤内组织结构是否一致

D. 结节的数目不同

E. 滤泡中有无胶质

10. 如果颈淋巴结转移性肿瘤中见淀粉样物，首先考虑的原发灶是 （ ）

A. 鼻咽泡状核细胞癌

B. 甲状腺髓样癌

C. 肺小细胞癌

D. 甲状腺乳头状癌

E. 甲状腺滤泡癌

11. 下列与甲状腺滤泡性癌预后有关的是 （ ）

A. 有无滤泡形成

B. 多发于青少年

C. 有无完整的包膜

D. 肿瘤细胞浸润包膜或血管的数量

E. 分化好者与腺瘤形态相似

12. 如果间质中见到砂粒体，常见于哪种类型的甲状腺癌 （ ）

A. 滤泡性腺癌　　　　B. 乳头状癌

C. 髓样癌　　　　　　D. 未分化癌

E. 混合细胞癌

13. 下列不是甲状腺乳头状癌的特点是 （ ）

A. 癌细胞排列成不规则的乳头

B. 癌细胞核呈透明或毛玻璃状

C. 局部淋巴结转移早

D. 间质中有砂粒体

E. 恶性程度高

14. 甲状腺滤泡性腺瘤和滤泡性癌的鉴别诊断最重要的是 （ ）

A. 滤泡大小

B. 被膜是否受侵犯

C. 是否有包膜和血管侵犯

D. 淋巴结是否有转移

E. 远处器官是否有转移

15. 下列哪项不是甲状腺髓样癌的特点 （ ）

A. 起源于 C 细胞的恶性肿瘤

B. 能分泌大量降钙素

C. 免疫组织化学染色常显示甲状腺球蛋白阳性

D. 部分为家族性常染色体显性遗传

E. 间质内有淀粉样物质沉积

16. 甲状腺恶性肿瘤中生长慢，恶性程度低，发病率最高的是 （ ）

A. 滤泡性癌　　　　B. 乳头状癌

C. 髓样癌　　　　　D. 未分化癌

E. 肉瘤

【B 型题】

A. 甲状腺乳头状癌　　B. 甲状腺滤泡性癌

C. 甲状腺髓样癌　　　D. 甲状腺未分化癌

E. 甲状腺嗜酸细胞腺瘤

1. 癌细胞核呈毛玻璃样的是 （ ）

2. 癌细胞分泌降钙素的是 （ ）

3. 间质常有淀粉样物质沉着的是 （ ）

A. 甲状腺内见由多分支乳头构成的肿瘤，上皮呈柱状，核呈毛玻璃状

B. 甲状腺内滤泡构成的肿瘤，肿瘤组织侵犯包膜，浸润血管

C. 甲状腺内由异型性明显的巨细胞构成的肿瘤

D. 甲状腺内由异型性明显的梭形细胞构成的肿瘤

E. 甲状腺内由 C 细胞发生的癌

4. 梭形细胞癌 （ ）

5. 髓样癌 （ ）

6. 乳头状癌 （ ）

7. 滤泡性癌 （ ）

8. 巨细胞癌 （ ）

【X 型题】

1. 下述各项与克汀病有关的是 （ ）

A. 患者母亲患单纯甲状腺肿

B. 由于碘的缺乏而发病

C. 甲状腺发育基本正常

D. 可致痴呆

E. 身材矮小

2. 结节性甲状腺肿的病变包括 （ ）

A. 结节内常见出血、坏死和囊性变

B. 滤泡上皮有乳头状增生者癌变率高

C. 结节周围可见完整的包膜

D. 上皮细胞可见不典型增生

E. 钙化

3. 毒性甲状腺肿与下列哪些因素有关 （ ）

 A. 多种抗甲状腺抗体

 B. 甲状腺刺激免疫球蛋白

 C. 家族性因素

 D. T 细胞功能有基因缺陷

 E. 甲状腺生长刺激免疫球蛋白

4. 甲状腺髓样癌的特征包括 （ ）

 A. 可有家族史

 B. 分泌降钙素

 C. 癌细胞多形性明显

 D. 间质黏液变性

 E. 电镜下癌细胞内有神经内分泌颗粒

5. 下列描述符合甲状腺滤泡性腺瘤的是 （ ）

 A. 胚胎性腺瘤瘤细胞小，仅形成少量不完整的滤泡

 B. 胎儿型腺瘤由许多小滤泡构成，滤泡腔内多不含胶质

 C. 单纯型腺瘤与正常甲状腺相似

 D. 胶样腺瘤滤泡大，充满胶质，间质少

 E. 嗜酸性细胞腺瘤滤泡腔内充满大量嗜酸性物质

6. 对于甲状腺癌的描述，下列正确的是 （ ）

 A. 乳头状癌的间质常有砂粒体出现

 B. 甲状腺癌中乳头状癌发病率最高，恶性度最低

 C. 未分化癌可分为小细胞型、巨细胞型和梭形细胞型

 D. 髓样癌的瘤细胞可分泌降钙素、CEA 等多种激素和物质

 E. 滤泡性癌少数情况下主要由嗜酸性细胞组成

7. 下列符合甲状腺乳头状癌特点的是 （ ）

 A. 细胞核呈毛玻璃样

 B. 砂粒体形成

 C. 鳞状上皮化生

 D. 奇异的巨核细胞

 E. 核分裂象多见

二、名词解释

1. 桥本甲状腺炎

2. 毒性甲状腺肿

3. 克汀病

三、简答题

1. 慢性淋巴细胞性甲状腺炎和慢性纤维性甲状腺炎的区别。

2. 简述甲状腺腺瘤和结节性甲状腺肿的病理诊断鉴别要点。

3. 简述甲状腺髓样癌的病理组织学特点。

四、病例分析题

病史：男性，40 岁，主诉一周前触及右颈前肿物，经放射碘扫描显示右侧甲状腺内冷结节。入院后行甲状腺肿物切除术。术后标本检查：切除甲状腺内见圆形肿块，大小约 3cm×2cm×2cm，无明显包膜，质硬，切面灰白色，伴出血坏死。另见送检淋巴结一个，稍肿大，质较硬，切面呈灰白色。镜检：甲状腺见较多乳头状分支结构形成，乳头表面细胞围绕纤维血管轴心，形成细长多分支乳头，细胞核呈空泡状或毛玻璃样，细胞核形态不规则，相互重叠，有核沟形成，间质中见圆形钙化小体。送检的淋巴结内亦见多分支乳头状结构，形态与甲状腺内肿物病变相似。免疫组化染色显示：甲状腺球蛋白（＋），降钙素（－）。

要求：做出本例病理诊断，并简述诊断依据。

第三节 肾上腺疾病

一、选择题

【A/型/题】

1. 下列不属于库欣综合征的临床表现是 （ ）

 A. 满月脸

 B. 向心性肥胖

 C. 多饮、多尿、血糖升高

 D. 皮肤紫纹

 E. 月经失调、性欲减退

2. 下列属于 Addison 病的临床表现是 （ ）

 A. 多饮、多尿、低比重尿

 B. 皮肤、黏膜黑色素沉着

 C. 满月脸

 D. 多食、多汗、心率加快

 E. 多饮、多尿、血糖升高

3. 患者男性，30 岁，低热，消瘦并色素沉着一年，

CT 示双侧肾上腺肿大，手术切除标本显示：肾上腺一端见一境界清楚的结节，切面淡黄，细腻，似奶酪样。应首先考虑的是 （　　）

A. 肾上腺皮质癌　　　B. 肾上腺皮质腺瘤

C. 肾上腺结核　　　　D. 肾上腺皮质囊肿

E. 肾上腺出血

4. 肾上腺皮质腺瘤与下列有关的是 （　　）

A. 肢端肥大症

B. 低血糖症

C. Sheehan 综合征

D. Cushing 综合征

E. Simmonds 综合征

5. 下列不属于肾上腺皮质癌的特点是 （　　）

A. 成年人多见

B. 常见广泛出血及坏死

C. 常表现女性男性化及肾上腺功能亢进

D. 核分裂象较多见

E. 有广泛而明显的异型性

6. 关于嗜铬细胞瘤的叙述，错误的是 （　　）

A. 良、恶性嗜铬细胞瘤在形态上很容易区别

B. 多发生于肾上腺髓质

C. 可产生去甲肾上腺素和肾上腺素

D. 临床可表现间歇性血压升高

E. 瘤细胞胞质内有嗜铬颗粒

【X/型/题】

1. 引起 Cushing 综合征的病因有 （　　）

A. 垂体 ACTH 细胞腺瘤

B. 功能性肾上腺皮质肿瘤

C. 肾上腺皮质结节增生

D. 长期使用糖皮质激素

E. 异位分泌 ACTH

2. 肾上腺皮质腺瘤可引起 （　　）

A. 肢端肥大症　　　　B. 醛固酮增多症

C. Sheehan 综合征　　D. Cushing 综合征

E. Simmonds 综合征

3. 下列与嗜铬细胞瘤无关的是 （　　）

A. 阵发性高血压

B. 低血糖症

C. 胃、十二指肠多发性溃疡

D. Cushing 综合征

E. Sheehan 综合征

二、名词解释

库欣综合征（Cushing 综合征）

三、简答题

简述肾上腺皮质腺瘤和肾上腺皮质癌的区别。

第四节　胰腺疾病

一、选择题

【A/型/题】

1. 下述不符合 1 型糖尿病的是 （　　）

A. 多为青少年患者

B. 胰岛 B 细胞明显减少

C. 血胰岛素水平降低

D. 与自身免疫反应无关

E. 可能是在遗传易感性基础上病毒感染诱发

2. 下列不是胰岛的镜下改变是 （　　）

A. 胰岛变小数量减少

B. 胰岛细胞进行性破坏，胰岛细胞数减少

C. 有胰岛纤维化

D. 胰岛及周围间质内见大量淋巴细胞浸润

E. 胰岛细胞间，毛细血管基底膜有淀粉样变性

3. 下列哪项不是 2 型糖尿病的特点 （　　）

A. 患者年龄在 40 岁以上

B. 无自身免疫反应的表现

C. 早期就有胰岛 B 细胞破坏和减少，血中胰岛素降低

D. 肥胖是重要因素

E. 常见胰岛淀粉样变性

4. 下列与自身免疫反应有关的是 （　　）

A. 1 型糖尿病

B. 2 型糖尿病

C. 1 型和 2 型糖尿病

D. 继发性糖尿病

E. 低血糖

5. 引起 2 型糖尿病发生的最主要原因是 （　　）

A. 肿瘤　　　　　　　B. 肾功能不全

C. 肝脂肪变性　　　　D. 垂体疾病

E. 肥胖

6. 下面叙述中不符合2型糖尿病的是　　（　　）

　　A. 成年发病，起病较轻，发展缓慢

　　B. 无抗胰岛细胞抗体

　　C. 胰岛数目正常或轻度减少

　　D. 肥胖者多见

　　E. 血胰岛素水平明显降低

7. 糖尿病的临床表现为　　　　　　　（　　）

　　A. 满月脸容貌

　　B. 多饮、多尿、血糖升高

　　C. 皮肤、黏膜黑色素沉着

　　D. 多饮、多尿、体重增加

　　E. 多食、多汗、肥胖

8. 关于糖尿病的叙述，下列错误的是　（　　）

　　A. 青年人发病者家族内常可证明其他人亦有糖尿病患者

　　B. 发病后患者大多肥胖

　　C. 糖尿病主要是由胰岛素相对的或绝对的缺乏所引起

　　D. 糖尿病患者比非糖尿病患者较早而且较重的出现动脉粥样硬化

　　E. 糖代谢发生障碍后脂肪和蛋白质代谢可出现异常

9. 关于胰岛细胞瘤的叙述，下列错误的是（　　）

　　A. 部分肿瘤可分泌胰岛素

　　B. 瘤细胞可呈巢索状或菊形团排列

　　C. 间质常出现淀粉样物质或钙盐沉积

　　D. 瘤细胞与正常B细胞相似

　　E. 大多数为恶性肿瘤

10. 关于胰岛素瘤镜下病变不正确的是　（　　）

　　A. 肿瘤组织结构排列方式多样

　　B. 肿瘤易侵犯血管和神经，侵破包膜

　　C. 部分可见带状、梁状或脑回状排列

　　D. 间质中均可见多少不一的胶原纤维

　　E. 可见岛状排列或不规则团块状

【X/型/题】

1. 1型糖尿病时胰岛可出现的病变是　（　　）

　　A. 早期可见胰岛炎

　　B. 胰岛细胞进行性破坏消失

　　C. 胰岛内大量淋巴细胞浸润

　　D. 胰岛变小，数目变少

　　E. 胰岛纤维化

2. 有关胰岛素瘤正确的叙述是　　　　（　　）

　　A. 任何年龄均可发生，无性别差异

　　B. 患者临床多表现为高胰岛素－低血糖综合征

　　C. 免疫组化染色瘤细胞呈胰岛素阴性表达

　　D. 肿瘤最大径为1~2cm

　　E. 肿瘤细胞异型明显，核分裂多见

二、名词解释

糖尿病

三、简答题

简述原发性糖尿病的病因及发病机制。

四、病例分析题

病史：女性，50岁，原因不明消瘦乏力多年伴多饮多尿症状就诊。体检未见特殊异常，实验室检查：空腹血糖13.2mmol/L，尿糖（＋＋＋），蛋白（＋）。经药物治疗及饮食控制后，空腹血糖下降，尿糖（－），病情得到控制至今已8年。1个月前随访时发现餐后2小时血糖高于正常值。

要求：

（1）根据病史及临床相关检查结果做出疾病诊断，并简述其理由；

（2）该疾病发展至晚期器官或组织可能出现哪些病变，并简述其病理改变。

第五节　弥散性神经内分泌肿瘤

一、选择题

【A/型/题】

1. 下列不是APUD细胞的是　　　　　　（　　）

　　A. 消化道的嗜银细胞

　　B. 甲状腺滤泡旁细胞

　　C. 胰岛细胞

　　D. 肾上腺皮质细胞

　　E. 副神经节细胞

2. 下列不是APUD瘤的是　　　　　　　（　　）

　　A. 类癌　　　　　　　　　B. 肺腺癌

C. 甲状腺髓样癌　　　　D. 肺小细胞癌

E. 嗜铬细胞瘤

3. 下列属于消化道神经内分泌肿瘤 G1 的特点是
　　　　　　　　　　　　　　　　　（　　）

A. 核分裂数 <2/10HP

B. Ki – 67 指数 >20%

C. 核分裂数 2 ~ 20/10HP

D. 核分裂数 >20/10HP

E. Ki – 67 指数 3% ~ 20%

4. 下列不属于胃泌素瘤的特点是　　　（　　）

A. 主要发生在胰腺内

B. 体积较大，并且常常单发

C. 恶性率高

D. 可以产生 Zollinger – Ellison 综合征

E. 常有水样泻及脂性腹泻

5. 下列不属于类癌综合征的特点是　　（　　）

A. 间歇性面部皮肤潮红

B. 阵发性水样泻

C. 哮喘样发作

D. 右心功能不全

E. 其临床表现与分泌过多的组胺有关

6. 下列不属于肺的神经内分泌肿瘤是　（　　）

A. 类癌

B. 不典型类癌

C. 肉瘤样癌

D. 小细胞癌

E. 大细胞神经内分泌癌

二、名词解释

1. APUD 瘤

2. Zollinger – Ellison 综合征

三、简答题

简述肺神经内分泌肿瘤的分类及临床病理特点。

【参 考 答 案】

第一节　垂体疾病

一、选择题

【A 型题】

1. D

[解析] Cushing 综合征、甲状腺功能亢进、巨人症、肢端肥大症，均可由于垂体性功能亢进、垂体前叶的某一种或多种激素分泌过多所致；而 Simmond 综合征是由于垂体功能低下而出现的一种综合征。

2. D

[解析] 成年后如果由于垂体生长激素细胞腺瘤导致分泌过多生长激素，此时由于骨骺已经闭合，患者表现为肢端肥大症。

3. E

[解析] 垂体性巨人症，在青春期以前发生，骨骺未闭合时，各组织、器官、骨骼和人体按比例的过度生长，身材异常高大（但生殖器官发育不全），生长激素分泌增多，但促性腺激素常减少，垂体常有嗜

酸性细胞腺瘤。

4. E

[解析] Sheehan 综合征多数是由于分娩时大出血、休克引起的垂体萎缩或坏死，从而导致垂体前叶激素分泌明显减少的一种临床综合征。

5. A

[解析] 根据内分泌检测的新技术、免疫组织化学、电镜等，将形态和功能特点结合分类，可以将垂体腺瘤分为 7 大类：催乳素细胞腺瘤，生长激素细胞腺瘤，促肾上腺皮质激素细胞腺瘤，促性腺激素细胞腺瘤，促甲状腺细胞腺瘤，多种激素细胞腺瘤，无功能性细胞腺瘤。

6. B

[解析] 根据 HE 染色特点：①嫌色性细胞腺瘤，约占垂体腺瘤的 2/3；②嗜酸性细胞腺瘤；③嗜碱性细胞腺瘤；④混合细胞腺瘤。

【X 型题】

1. ABCE

[解析] 性早熟症是因中枢神经系统疾病（如脑肿

瘤、脑积水等）或遗传异常而使下丘脑—垂体过早分泌释放促性腺激素所致，表现为女孩 6 ~ 8 岁、男孩 8 ~ 10 岁前出现性发育。

2. ABCE

[解析] 尿崩症分为垂体性尿崩和肾性尿崩，垂体性尿崩因为垂体释放 ADH 释放不足引起，肾性尿崩症由于肾小管对血内正常 ADH 水平缺乏反应引起。抗利尿激素缺乏或减少会出现多尿、低比重尿、烦渴和多饮等临床表现。

3. CD

[解析] 垂体腺瘤来源于垂体上皮细胞的良性肿瘤，30% 肿瘤无包膜，大多为功能性，可产生视神经压迫症状及相应激素所致的综合征。

二、名词解释

1. 青春期前由于垂体分泌过多的生长激素，致使各组织、器官、骨骼肌肉及内脏等过度生长，身材异常高大，但生殖器官发育不全，称为垂体性巨人症。多见于垂体生长激素细胞腺瘤的患者。

2. 在青春期后发生，骨骺已闭合，由于垂体分泌过多的生长激素，导致头颅骨增厚，下颌骨、眶上嵴及颧骨弓增大突出，鼻、唇、舌增厚肥大，皮肤增厚粗糙，面容特异，四肢手足宽而粗厚，手（足）指（趾）粗钝。多见于垂体生长激素细胞腺瘤的患者。

3. Sheehan 综合征是垂体缺血性萎缩、坏死，前叶各种激素分泌减少的一种综合征，多由于分娩时大出血或休克引起，表现为分娩后乳腺萎缩、乳汁分泌停止，相继出现生殖器官萎缩、闭经、甲状腺、肾上腺萎缩，功能低下，进而全身萎缩和老化。

4. 由于炎症、肿瘤、血液循环障碍、损伤等原因使垂体前叶各种激素分泌障碍的一种综合征，导致相应的靶器官如甲状腺、肾上腺、性腺等的萎缩，病程呈慢性经过；同时可以出现恶病质、过早衰老及各种激素分泌低下和产生相应临床症状。

5. 青春期前的儿童，由于垂体发育障碍或各种原因的破坏，致使生长激素分泌减少，导致儿童骨骼发育障碍、身材矮小，常伴性腺、甲状腺、肾上腺等发育障碍，体型停滞于儿童期，颜面

及多处皮肤出现皱纹，但患儿智力基本正常，称垂体性侏儒症。

三、简答题

按形态/功能分类法垂体腺瘤可分为 7 种类型。

（1）催乳素细胞腺瘤　为垂体腺瘤中最多的一种，约占 30%；瘤细胞多由嫌色性或弱嗜酸性细胞构成，主要分泌 PRL。

（2）生长激素细胞腺瘤　约占垂体腺瘤的 25%；主要由嗜酸性和嫌色性瘤细胞构成，主要分泌 GH。

（3）促肾上腺皮质激素细胞腺瘤　约占垂体腺瘤的 15%；瘤细胞嗜碱性，主要分泌 ACTH。

（4）促性腺激素细胞腺瘤　占 5% ~ 15%；为嫌色或嗜碱性瘤细胞构成，瘤细胞可同时产生促黄体素 LH 和促卵泡素 FSH 两种激素。

（5）促甲状腺细胞腺瘤　约占 1%；瘤细胞由嗜碱性瘤细胞构成，主要分泌 TSH。

（6）多种激素细胞腺瘤　约占 10%；由多种细胞混合而成，多数为 GH 细胞及 PRL 细胞混合腺瘤，瘤细胞染色呈多样性。

（7）无功能性细胞腺瘤　嫌色瘤细胞构成，多不产生激素。

第二节　甲状腺疾病

一、选择题

【A 型题】

1. D

[解析] 结节性甲状腺肿肉眼观：甲状腺呈不对称结节状增大，结节大小不一，有的结节境界清楚（但无完整包膜），切面呈半透明胶冻状，可有出血、坏死、囊性变、钙化和疤痕形成。

2. D

[解析] 非毒性甲状腺肿可分为三个时期：增生期、胶质贮积期、结节期；甲状腺呈不对称结节状增大，结节大小不一，有的结节境界清楚，但无完整包膜；部分滤泡上皮呈柱状或乳头样增生，小滤泡形成；部分上皮复旧或萎缩，胶质贮积；间质纤维组织增生、间隔包绕形成大小不一的结节状病灶。

3. B

[解析] 结节性甲状腺肿胶质贮积期的表现：肉眼观甲状腺弥漫性对称性显著增大；表面光滑，切面呈棕褐色，半透明胶冻状。镜下：部分上皮增生，可有小滤泡或假乳头形成，大部分滤泡上皮复旧变扁平，滤泡腔高度扩大，腔内大量胶质贮积。

4. C

[解析] 主要表现为甲状腺肿大，一般无临床症状，部分病人后期可引起压迫、窒息、吞咽和呼吸困难，少数患者可伴甲状腺功能亢进或低下等症状，极少数可癌变。

5. A

[解析] 结节性甲状腺肿肉眼观甲状腺呈不对称结节状增大，结节大小不一，有的结节境界清楚，但无完整包膜，切面呈半透明胶冻状，可有出血、坏死、囊性变、钙化和瘢痕形成；结节对周围甲状腺组织无明显压迫作用；滤泡上皮可呈乳头状增生，具有癌变倾向。

6. D

[解析] 毒性甲状腺肿的临床表现：①甲状腺肿大，基础代谢率和神经兴奋性升高，T_3、T_4 高，吸碘率高。②心悸、多汗、烦热、潮汗、脉搏快、手震颤、多食、消瘦、乏力、突眼等。

7. D

[解析] 克汀病是在胎儿和婴儿期从母体获得或合成甲状腺素不足或缺乏，从而导致生长发育障碍，表现为大脑发育不全、智力低下、表情呆滞、愚钝容貌，骨形成及成熟障碍，四肢短小，形成侏儒。

8. E

[解析] 非毒性甲状腺肿：由于缺碘使甲状腺素分泌不足，促甲状腺素（TSH）分泌增多，甲状腺滤泡上皮增生，滤泡内胶质堆积。

9. B

[解析] 结节性甲状腺肿和甲状腺腺瘤的鉴别要点：①前者常为多发结节、无完整包膜；后者一般单发，有完整包膜。②前者滤泡大小不一致，一般比正常的大；后者则相反。③前者周围甲状腺组织无压迫现象，邻近的甲状腺内与结节内有相似病变；后者周围甲状腺有压迫现象，周围和邻近处甲状腺组织均正常。

10. B

[解析] 甲状腺髓样癌镜下瘤细胞圆形、多角或梭形，核圆或卵圆，核仁不明显；瘤细胞呈实体片巢状或乳头状，滤泡状排列；间质内常有淀粉样物质沉积（可能与降钙素分泌有关）。

11. D

[解析] 甲状腺滤泡癌浸润包膜或/和血管的数量决定其预后，浸润数量多者则预后较差。

12. B

[解析] 甲状腺乳头状癌镜下见分支状的乳头，乳头中心有纤维血管间质，间质内常见呈同心圆状的钙化小体，即砂粒体，有助于诊断。

13. E

[解析] 甲状腺乳头状癌肿瘤生长慢，恶性程度较低，预后较好，10年存活率达80%以上，肿瘤大小和是否有远处转移与生存率有关，而是否有局部淋巴结转移与生存率无关。

14. C

[解析] 有时分化好的甲状腺滤泡癌很难与滤泡性腺瘤鉴别，须多处取材、切片，注意是否有包膜浸润和血管侵犯加以鉴别。

15. C

[解析] 甲状腺髓样癌又称C细胞癌，是由滤泡旁细胞（即C细胞）发生的恶性肿瘤；部分为家族常染色体显性遗传；90%的肿瘤分泌降钙素，产生严重腹泻和低血钙症；镜下瘤细胞圆形、多角或梭形，核圆或卵圆，核仁不明显；瘤细胞呈实体片巢状或乳头状，滤泡状排列；间质内常有淀粉样物质沉积（可能与降钙素分泌有关）。免疫组化显示降钙素阳性，甲状腺球蛋白阴性。

16. B

[解析] 甲状腺乳头状癌肿瘤生长慢，恶性程度较低，预后较好，10年存活率达80%以上。

【B 型题】

1. A　2. C　3. C

[解析] 甲状腺乳头状癌核染色质少，常呈透明或毛玻璃状，无核仁。甲状腺髓样癌间质内常有淀粉样物质沉积，可能与降钙素分泌有关。

4. D　5. E　6. A　7. B　8. C

[解析] 甲状腺乳头状癌镜下见乳头分支多，乳头中心有纤维血管间质，间质内常见砂粒体，核常呈透明或毛玻璃状；滤泡癌可见不同分化程度的滤泡，

可见包膜浸润和血管侵犯；甲状腺髓样癌又称 C 细胞癌，是由滤泡旁细胞（即 C 细胞）发生的恶性肿瘤；甲状腺未分化癌又称间变性癌或肉瘤样癌，癌细胞大小、形态、染色深浅不一，核分裂象多。组织学上可分为小细胞型、梭形细胞型、巨细胞型和混合细胞型。

【X 型题】

1. ABDE

[解析] 克汀病是在胎儿和婴儿期从母体获得或合成甲状腺素不足或缺乏，从而导致生长发育障碍，表现为大脑发育不全、智力低下、表情呆滞、愚钝容貌，骨形成及成熟障碍，四肢短小，形成侏儒。

2. ABE

[解析] 结节大小不一，有的结节境界清楚（但无完整包膜），切面可有出血、坏死、囊性变、钙化和瘢痕形成；部分滤泡上皮呈柱状或乳头样增生，小滤泡形成；部分上皮复旧或萎缩，胶质贮积；间质纤维组织增生、间隔包绕形成大小不一的结节状病灶。

3. ABCDE

[解析] 弥漫性毒性甲状腺肿是一种自身免疫性疾病，血中球蛋白增高，并有多种抗甲状腺的自身抗体，且常与一些自身免疫性疾病并存。血中存在与 TSH 受体结合的抗体，具有类似 TSH 的作用。可能与遗传有关。并且与精神创伤有一定关系。

4. ABCE

[解析] 甲状腺髓样癌中很少见到间质黏液变性。

5. ABCD

[解析] 甲状腺嗜酸性细胞腺瘤较少见，瘤细胞大而多角形，核小，胞质丰富嗜酸性，内含嗜酸性颗粒，而不是滤泡腔内有嗜酸性物质。

6. ABCDE

[解析] 参见 B 型题第 4 题解析。

7. AB

[解析] 甲状腺乳头状癌镜下见乳头分支多，乳头中心有纤维血管间质，间质内常见砂粒体，核常呈透明或毛玻璃状。

二、名词解释

[解析]

1. 又称为慢性淋巴细胞性甲状腺炎。是一种自身免疫性疾病。甲状腺肿大，功能减退，甲状腺滤泡萎缩，结缔组织增生，伴大量淋巴细胞浸润，最终导致甲状腺功能低下的一种慢性甲状腺炎症。

2. 又称为突眼性甲状腺肿。由于自身免疫引起甲状腺刺激免疫球蛋白和甲状腺生长刺激免疫球蛋白作用于甲状腺，使甲状腺激素分泌过多，甲状腺滤泡上皮细胞显著增生，胶质减少，周边胶质有吸收空泡，临床主要表现为甲状腺弥漫对称增大，甲状腺功能亢进及突眼等症状。

3. 由于胚胎期或胎儿期甲状腺素缺乏或不足引起的生长发育障碍。主要表现为大脑发育不全、智力低下、表情呆滞、骨形成和成熟障碍、四肢短小，形如侏儒，又称呆小病。

三、简答题

1. 慢性淋巴细胞性甲状腺炎：①自身免疫性疾病，较常见，多见于中年妇女；②肉眼甲状腺对称性肿大，质韧，橡皮样；③镜下甲状腺滤泡萎缩，滤泡上皮嗜酸性变。间质大量淋巴细胞浸润，有淋巴滤泡形成，纤维组织增生；④临床晚期甲状腺功能低下。

慢性纤维性甲状腺炎：①原因不明，罕见，多见于中年妇女；②肉眼甲状腺不对称性肿大，质硬，木样，与周围组织粘连；③镜下甲状腺滤泡明显萎缩，大量纤维组织增生伴玻璃样变，少量淋巴细胞浸润；④临床晚期甲状腺功能低下，伴甲状腺周围组织压迫症状。

2. 甲状腺腺瘤与结节性甲状腺肿比较

	甲状腺腺瘤	结节性甲状腺肿
数量	多为单个	多结节，常双侧
包膜	完整	不完整
组织结构	较均匀一致	不均匀，滤泡大小不等，一般比正常大
周围甲状腺组织	周围和远离腺瘤的甲状腺组织较正常	邻近甲状腺与结节内有相似病变
边缘甲状腺组织	肿瘤旁的甲状腺组织有压迫现象，滤泡萎缩变小	结节旁的甲状腺组织无挤压现象

3. 甲状腺髓样癌是由甲状腺滤泡旁细胞发生的恶性肿瘤，属于 APUD 瘤。癌细胞排列呈簇状、条索状，间质血管丰富，有淀粉样物质沉积，肿瘤产生降钙素等激素，免疫组化染色：降钙素（＋），甲状腺球蛋白（－）。

四、病例分析题

（1）诊断　右侧甲状腺乳头状癌伴颈部淋巴结转移。

（2）诊断依据　①甲状腺内有多分支乳头状结构形成；②肿瘤细胞核呈空泡状和毛玻璃状，有核沟形成；③间质中有砂砾体形成（钙化圆形小体）；④甲状腺球蛋白（＋），降钙素（－）。

上述形态改变符合甲状腺乳头状癌的病理改变。⑤颈部淋巴结内见多分支乳头状结构，与甲状腺乳头状癌病变一致，表示有淋巴结转移。

第三节　肾上腺疾病

一、选择题

【A 型题】

1. C

[解析] 库欣综合征是由于长期分泌过多的糖皮质激素，从而促进蛋白质异化、脂肪沉积。表现为满月脸、向心性肥胖、高血压、皮肤紫纹、多毛、糖耐量降低、月经失调、性欲减退、骨质疏松、肌肉乏力等。

2. B

[解析] Addison 病主要是因为双肾上腺结核和特发性肾上腺萎缩造成，极少数为肿瘤转移和其他原因，双肾上腺皮质严重破坏（约90%以上）；主要临床表现为皮肤和黏膜及瘢痕处黑色素沉着增多、低血糖、低血压、食欲不振、肌力低下、易疲劳、体重减轻等。

3. C

[解析] 结核病的患者常有低热、消瘦。病变切面淡黄，细腻，似奶酪样。

4. D

[解析] 肾上腺皮质腺瘤大多数是是非功能性，少数为功能性，可引起醛固酮增多症或 Cushing 综合征。

5. A

[解析] 肾上腺皮质癌12岁以下儿童相对较多见，仅少数发生在成年人；皮质癌常见广泛出血、坏死；核分裂象多，大于 2/10 个高倍视野者多为恶性；癌有广泛而明显的核异型、多核瘤巨细胞、较大的核仁及核内有包涵体；皮质癌多为功能性，常表现女性男性化及肾上腺功能亢进。

6. A

[解析] 嗜铬细胞瘤90%来自肾上腺髓质，临床上均可伴儿茶酚胺的异常分泌，表现为间歇性或持续性高血压、头痛，瘤细胞质内可见大量嗜铬颗粒，良恶性嗜铬细胞瘤在细胞形态学上很难鉴别，有时恶性者异型性不明显，而良性者可出现明显的异型性或多核瘤巨细胞，甚至包膜浸润或侵入血管亦不能诊断恶性。只有广泛浸润邻近脏器、组织或发生转移时才能确诊为恶性。

【X 型题】

1. ABCDE

[解析] 引起 Cushing 综合征的原因可包括：垂体性、肾上腺性、医源性及异位性引起，A－E 均是。

2. BD

[解析] 功能性肾上腺皮质腺瘤可引起 Cushing 综合征和醛固酮增多症。

3. BCDE

[解析] 嗜铬细胞瘤临床上均可伴儿茶酚胺的异常分泌，并可产生相应的症状：① 表现为间歇性或持续性高血压、头痛；②出汗；③心动过速、心悸；④基础代谢率升高；⑤高血糖；⑥可出现心力衰竭、肾衰竭；⑦脑血管意外和猝死。

二、名词解释

由于长期分泌过多的糖皮质激素，促进蛋白质异化、脂肪沉积。表现为满月脸、向心性肥胖、高血压、皮肤紫纹、多毛、糖耐量降低、月经失调、性欲减退、骨质疏松、肌肉乏力等。

三、简答题

肾上腺皮质腺瘤与肾上腺皮质癌的比较

	肾上腺皮质腺瘤	肾上腺皮质癌
肉眼	单发，有包膜，表面光滑，直径 1～5cm，对周围组织有压迫现象，切面黄色或红褐色，很少坏死	瘤体一般较大，有不完整的包膜，可以侵犯肾上腺周围组织，常见广泛出血和坏死
镜下	肿瘤多为类似束状带含类脂质的透明细胞或由胞质红染的嗜酸性粒细胞构成，或者两种细胞混合存在，细胞排列成团，由纤维组织和毛细血管间隔	分化程度不一，分化好者与腺瘤难以区别，分化差者细胞异型性明显，并可见巨核、多核及怪形核，核分裂象多见，瘤细胞侵犯包膜及周围组织
转移情况	不转移	常转移至腹主动脉旁淋巴结和肝肺等处
临床表现	多为非功能性，有功能者，可以引起醛固酮增多症和 Cushing 综合征	多为功能性，可以引起 Cushing 综合征或性变态综合征

第四节　胰腺疾病

一、选择题

【A 型题】

1. D

[解析] 1 型糖尿病，又称胰岛素依赖型糖尿病。其发病是在遗传易感性的基础上，由病毒感染诱发，使胰岛 B 细胞损伤，释放自身抗原，导致自身免疫反应，加重胰岛细胞的破坏，使胰岛素分泌绝对不足，引起糖尿病。

2. E

[解析] 1 型糖尿病（胰岛素依赖型糖尿病）早期为非特异性胰岛炎，继而胰岛 B 细胞颗粒脱失、空泡变性、坏死、消失，胰岛变小、数目减少，纤维组织增生，玻璃样变；2 型糖尿病（胰岛素非依赖型糖尿病）早期病变不明显，后期 B 细胞减少，常见胰岛淀粉样变性。

3. C

[解析] 2 型糖尿病主要是成年人发病，起病缓慢，

病情较轻，发展较慢，胰岛数量正常或轻度减少，血中胰岛素可正常、增多或降低，肥胖者多见，不容易出现酮症，本型病因及发病机制不清楚，可能与肥胖有关的胰岛素相对不足及组织对胰岛素不敏感有关。早期胰岛病变不明显，后期 B 细胞减少，常见胰岛淀粉样变性。

4. A

[解析] 参见第 1 题解析。

5. E

[解析] 2 型糖尿病主要是成年人发病，起病缓慢，病情较轻，发展较慢，本型病因及发病机制不清楚，可能与肥胖有关的胰岛素相对不足及组织对胰岛素不敏感有关。

6. E

[解析] 2 型糖尿病主要是成年人发病，起病缓慢，病情较轻，发展较慢，胰岛数量正常或轻度减少，血中胰岛素可正常、增多或降低，肥胖者多见，不容易出现酮症，本型病因及发病机制不清楚，可能与肥胖有关的胰岛素相对不足及组织对胰岛素不敏感有关。早期胰岛病变不明显，后期 B 细胞减少，常见胰岛淀粉样变性。

7. B

[解析] 一种体内胰岛素相对或绝对不足或靶细胞对胰岛素敏感性降低，或胰岛素本身存在结构上的缺陷而引起的碳水化合物、脂肪和蛋白质代谢紊乱的一种慢性疾病。表现为持续性血糖升高和尿糖，并伴有多饮、多尿、多食和体重减轻等症状。

8. B

[解析] 一种体内胰岛素相对或绝对不足或靶细胞对胰岛素敏感性降低，或胰岛素本身存在结构上的缺陷而引起的碳水化合物、脂肪和蛋白质代谢紊乱的一种慢性疾病。表现为持续性血糖升高和尿糖，并伴有多饮、多尿、多食和体重减轻等症状。毛细血管到大中动脉均可有不同程度的病变，且病变发病率较一般人群高、发病早、病变严重。

9. E

[解析] 胰岛细胞瘤又称胰岛细胞腺瘤。大多为良性肿瘤。好发部位依次为胰尾、体、头部，异位胰腺也可发生。常见于 20～50 岁。其特点有：①肿瘤多为单个，体积较小，约 1～5cm 或更大，可重达

500g，圆形或椭圆形；②境界清楚，包膜完整或不完整；③色浅灰红或暗红，质软、均质；④可继发纤维组织增生、钙化、淀粉或黏液样变性和囊性变；

10. B

[解析] 胰岛素瘤镜下瘤细胞与正常 B 细胞相似，可呈索巢状、腺样或菊花样排列，核有不同程度的异型性，间质为血窦，可有淀粉样变，纤维化及钙化。

【X 型题】

1. ABCDE

[解析] 1 型糖尿病（胰岛素依赖型糖尿病）早期为非特异性胰岛炎，继而胰岛 B 细胞颗粒脱失、空泡变性、坏死、消失，胰岛变小、数目减少，纤维组织增生，玻璃样变；2 型糖尿病（胰岛素非依赖型糖尿病）早期病变不明显，后期 B 细胞减少，常见胰岛淀粉样变性。

2. ABD

[解析] 胰岛素瘤的临床特点：①高胰岛素血症和低血糖；②患者发作时出现恍惚、意识障碍甚至昏迷，进食或注射葡萄糖可缓解；③空腹血糖一般低于 50mg/dl。

任何年龄均可发生，无性别差异。90% 为单发，肿瘤最大径为 1～2cm，包膜完整或不完整，分界清楚。镜下瘤细胞与正常 B 细胞相似，可呈索巢状、腺样或菊花样排列，核有不同程度的异型性，间质为血窦，可有淀粉样变，纤维化及钙化。

二、名词解释

由于体内胰岛素相对或绝对不足或靶细胞对胰岛素敏感性降低，或胰岛素本身存在结构上的缺陷而引起的碳水化合物、脂肪和蛋白质代谢紊乱的一种慢性疾病，表现为持续性血糖升高和尿糖，并伴有多饮、多尿、多食和体重减轻等症状。

三、简答题

原发性糖尿病可分为两型。

（1）胰岛素依赖型糖尿病，又称 1 型糖尿病。其发病是在遗传易感性的基础上，由病毒感染诱发，使胰岛 B 细胞损伤，释放自身抗原，导致自身免疫反应，加重胰岛细胞的破坏，使胰岛分泌绝对不足，引起糖尿病。

（2）非胰岛素依赖型糖尿病，又称 2 型糖尿病。本

型病因、发病机制不明。认为可能是与肥胖有关的胰岛素相对不足，及组织对胰岛素反应降低或组织胰岛素抵抗所致。

四、病例分析题

（1）诊断　非胰岛素依赖型糖尿病（2 型糖尿病）。诊断依据：①中年发病；②隐匿起病，慢性病程；③有多饮、多尿、体重下降症状；④实验室检查：空腹血糖升高及尿糖阳性；⑤药物治疗能有效控制病情。

（2）晚期病变

①胰岛：早期病变不明显，晚期胰岛 B 细胞数目减少，间质内有淀粉样物质沉积；

②动脉：大、中动脉粥样硬化，细动脉玻璃样变；

③肾脏：肾小球硬化（结节性或弥漫性），肾小管上皮颗粒样变，空泡样变性，肾细动脉硬化，肾乳头坏死；

④视网膜：微小动脉瘤形成和视网膜小静脉扩张、渗出、水肿、出血等非增生性视网膜病变以及新生血管形成及纤维组织增生等增生性视网膜病变；

⑤神经系统：受累神经节段性脱髓鞘、轴索脱失等，脑组织出现缺血及广泛变性；

⑥其他：皮肤黄色瘤、肝脂肪变、糖原沉积、骨质疏松等。

第五节　弥散性神经内分泌肿瘤

一、选择题

【A 型题】

1. D

[解析] APUD 细胞遍布全身各部位，以脑和胃肠道最多，肺、胰、胆道、咽喉、鼻、涎腺、泌尿、生殖道以及皮肤等部位均有很多的神经内分泌细胞存在，如胃肠道的亲银细胞、甲状腺的 C 细胞、胰岛细胞、垂体的 ACTH 细胞、肾上腺嗜铬细胞、肺的亲银细胞等。

2. B

[解析] 根据 APUD 细胞的来源可分为：① 神经型：嗜铬细胞瘤；副神经节瘤等；②上皮型：胃肠道和其

他部位的类癌、小细胞未分化癌、甲状腺髓样癌、胰岛细胞瘤等。

3. A

[**解析**] 消化道神经内分泌肿瘤根据核分裂数及 Ki - 67 指数分为三级：1 级也就是 G1，其特点是核分裂数 <2/10HP，和（或）Ki - 67 指数≤2%；

4. B

[**解析**] 胃泌素瘤主要发生在胰腺内，占胰腺内分泌肿瘤的 20% ~25%，本瘤的特点是：①体积小并且多发；②恶性率高（50% ~ 70%）；③产生 Zollinger - Ellison 综合征；④常有水样泻及脂性腹泻。

5. E

[**解析**] 类癌综合征主要表现为间歇性面部皮肤潮红、阵发性水样泻、哮喘样发作、四肢抽搐、休克、右心功能不全等。这些表现可能与其分泌过多的 5 - 羟色胺等生物活性物质有关。

6. C

[**解析**] 肺的神经内分泌肿瘤包含 4 种类型：①类癌：分化好，恶性程度比较低；②不典型类癌：一般为中分化神经内分泌癌，恶性程度介于类癌与小细胞癌之间；③小细胞癌：恶性程度比较高，易发生转移；④大细胞神经内分泌癌：癌细胞较大，呈多角形，癌细胞核分裂象多见，常伴有广泛坏死。

二、名词解释

1. APUD 系统是指广泛分布在全身各部位的一些内分泌细胞和细胞群，这些细胞内含有胺或具有摄取胺的前体，进行脱羧反应的能力。胞质中有嗜银颗粒，电镜下为有膜包绕的电子致密颗粒（即神经内分泌颗粒）。由 APUD 系统的细胞（弥散的神经内分泌细胞）发生的肿瘤统称为 APUD 瘤。

2. 本综合征为胃泌素瘤分泌过多引起的高胃泌素血症、高胃酸和胃溃疡三者的统称。胃泌素瘤又称为 G 细胞瘤，肿瘤常多发性，60% 为恶性。

三、简答题

肺的神经内分泌肿瘤包含 4 种类型。

（1）类癌　分化好，恶性程度比较低。

（2）不典型类癌　一般为中分化神经内分泌癌，恶性程度介于类癌与小细胞癌之间。

（3）小细胞癌　恶性程度比较高，易发生转移，转移部位多为中枢神经系统；瘤细胞小，形态大小较一致，呈燕麦样；免疫组化 CD56、Syn、CgA、TTF - 1 阳性，CK 也可呈阳性表达。

（4）大细胞神经内分泌癌　癌细胞较大，呈多角形，癌细胞呈实性、巢、小梁状、片块状、栅栏状排列，并有器官样或菊团样结构；癌细胞核分裂象多见，常伴有广泛坏死；免疫组化 syn 染色对诊断此癌更有价值。

（李　辉）

第十五章　神经系统疾病

【同步习题】

第一节　神经系统疾病的基本病变

一、选择题

【A/型/题】

1. 当神经受损时最先发生改变的是　　　（　）
   A. 细胞核　　　　　B. 神经元纤维
   C. 尼氏小体　　　　D. 细胞浆
   E. 细胞膜

2. 下列病变不属于神经元的基本病变　（　）
   A. 急性坏死
   B. 包涵体形成
   C. Waller 变性
   D. 中央性 Nissl 小体溶解
   E. 神经原纤维缠结

3. 关于红色神经元说法错误的是　　　（　）
   A. 急性缺氧、缺血引起
   B. 核固缩
   C. 胞体缩小，浓缩，深伊红色
   D. 胞质尼氏小体消失
   E. 核仁明显，深伊红色

4. 关于单纯性神经元萎缩，下列说法错误的是
   　　　　　　　　　　　　　　　（　）
   A. 发生于病程较长的变性疾病
   B. 神经元胞体及胞核固缩、消失
   C. 神经元周围存在较明显的炎症反应
   D. 病变早期，此类神经元缺失很难被察觉

E. 病变晚期，局部胶质性细胞增生

5. 关于神经元包涵体说法正确的是　　（　）
   A. Lewy 小体见于 Alzheimer 病
   B. 平野小体见于 Parkinson 病
   C. Negri 小体见于狂犬病
   D. 巨细胞病毒可见细胞质内包涵体
   E. 脂褐素一般见于多见于儿童神经元

6. 关于 Waller 变性的说法错误的是　（　）
   A. 只发生于周围神经纤维离断后
   B. 远端和部分近端的轴索发生变性，崩解
   C. 相关髓鞘发生变性，崩解
   D. 髓鞘细胞反应性增生
   E. 受累神经元细胞体发生变化

【B/型/题】

   A. 噬神经细胞现象
   B. 卫星现象
   C. 格子细胞
   D. 胶质结节
   E. 胶质瘢痕

下列描述的神经胶质细胞基本病变分别是

1. 由巨噬细胞参与的吞噬坏死神经元的基本病变是
   　　　　　　　　　　　　　　　（　）

2. 由巨噬细胞吞噬神经组织脂类成分而形成的细胞是　　　　　　　　　　　　　　　（　）

3. 由反应性增生的小胶质细胞聚成而成的结节病变是　　　　　　　　　　　　　　（　）

4. 由反应性增生的星形细胞形成的病变是　（　）

5. 由少突胶质细胞增生并围绕变性的神经元的病变

是指　　　　　　　　　　　　（　　）

【X/型/题】

病原体可通过下列途径侵入　　　　　（　　）

　　A. 血源性感染　　　　B. 局部扩散

　　C. 直接感染　　　　　D. 经神经感染

　　E. 经蚊等虫媒介传播

二、名词解释

1. 噬神经细胞现象

2. 卫星现象

三、填空题

Waller 变性是指中枢或周围神经纤维离断后，其远端和部分近端的_____及其所属_____发生变性，崩解并被细胞吞噬的过程称 Waller 变性；整个过程包括_____、_____、_____三个阶段。

四、简答题

请简述中枢神经系统的感染性疾病的病原体和感染途径并举例：

1. 按病因可分为哪些疾病？

2. 病原体可通过哪些途径侵入？

第二节　中枢神经系统
疾病常见并发症

一、选择题

【A/型/题】

1. 关于脑积水下列说法正确的是　　　（　　）

　　A. 脑组织水肿

　　B. 脑脊液量增多伴脑室扩张

　　C. 大脑实质内血管淤血

　　D. 蛛网膜下隙脑脊液增多伴蛛网膜下隙出血

　　E. 脑梗死脑软化吸收伴囊变积水

2. 下列情况不属于脑水肿的发生原因及诱因的是
　　　　　　　　　　　　　　　　　（　　）

　　A. 一氧化碳中毒　　　B. 脑感染性病变

　　C. 脑组织萎缩　　　　D. 颅内肿瘤

　　E. 脑外伤

3. 关于颅内压升高的描述，下列错误的是（　　）

　　A. 侧卧位时，脑脊液持续地保持在 1.0kPa

　　B. 见于颅外伤

　　C. 可发生于颅内肿瘤

　　D. 可发生在脑膜炎症性病变

　　E. 临床表现头痛、呕吐、视盘水肿等表现

4. 下列有关脑疝形成的叙述，正确的是　（　　）

　　A. 小脑天幕疝也称小脑扁桃体疝

　　B. 扣带回疝也称海马钩回疝

　　C. 部分脑组织也可嵌入颅骨孔道

　　D. 与颅内压改变无关

　　E. 枕骨大孔疝形成时，一般无危险性

5. 下列关于脑积水的叙述，错误的是　（　　）

　　A. 脑脊液量增多并伴有脑室扩大表现

　　B. 婴幼儿脑积水时其颅内压增高不明显

　　C. 因蛛网膜颗粒吸收障碍会引起非交通性积水

　　D. 脉络丛乳头状瘤可导致脑积水，但胶质瘤不会

　　E. 主要原因为脑脊液循环障碍

6. 下列不是扣带回疝的特点的是　　　（　　）

　　A. 也称大脑镰下疝

　　B. 可引起中线向对侧移位

　　C. 疝出的脑组织可发生出血坏死

　　D. 扣带回背侧一般不受压

　　E. 可因一侧额叶的胶质瘤引起

【B/型/题】

　　A. 颅内高压血管运动麻痹期

　　B. 颅内高压代偿期

　　C. 颅内高压失代偿期

　　D. 交通性脑积水

　　E. 非交通性脑积水

下列关于颅内高压和脑积水描述分别是：

1. 占位性病变和脑水肿使颅内容物继续增大，超过颅腔所能容纳的程度，可引起头痛、呕吐、眼底视盘水肿、意识障碍、血压升高及反应性脉搏变慢和脑疝形成　　　　　　　　　　（　　）

2. 颅内压严重持续升高使脑组织灌流量减少，引起脑缺氧导致脑组织损害和血管扩张，继而引起血管运动麻痹，加重脑水肿，引起昏迷及并发症
　　　　　　　　　　　　　　　　　（　　）

3. 通过反应性血管收缩致脑脊液吸收增加或形成减少，使颅内血容量和脑脊液容量相应减少，颅内

空间相对增加，以代偿占位性病变引起的脑容积增加 （　　）

4. 脑室旁肿瘤引起的脑积水 （　　）

5. 脉络丛乳头状瘤、慢性蛛网膜炎等引起的脑积水 （　　）

【X/型/题】

关于细胞毒性脑水肿的说法正确的是 （　　）

A. 可因溺水、窒息引起

B. 钠－钾依赖性 ATP 酶功能失常

C. 细胞内水钠潴留所致

D. 可与血管源性脑水肿合并存在

E. 可因 CO 中毒引起的细胞损伤

二、名词解释

1. 血管源性脑水肿

2. 细胞毒性脑水肿

三、填空题

颅内正常的脑脊液压力（颅内压）一般保持在_____，如侧卧位时脑脊液持续地超过_____时，即为颅内压增高，这是由于颅内内容物的容积增加，超过了颅腔所能代偿的极限所致。

四、简答题

请简述脑水肿的肉眼形态特点和显微镜下特点。

第三节　中枢神经系统感染性疾病

一、选择题

【A/型/题】

1. 流行性乙型脑炎的病变部位不容易累及的是 （　　）

A. 大脑皮层　　　　　B. 脑白质

C. 丘脑　　　　　　　D. 中脑

E. 基底核

2. 以下关于乙型脑炎基本病理变化错误的是 （　　）

A. 属于变质性炎症

B. 脑实质细胞变性坏死，尤其是胶质细胞

C. 脑实质内围血管淋巴细胞袖套形成

D. 脑内筛状软化灶形成

E. 脑胶质小结形成

3. 有关流行性脑脊髓膜炎的叙述错误的是 （　　）

A. 脑膜刺激征

B. 脑膜化脓性炎症

C. 引起非交通性脑积水

D. 脑脊液浑浊，蛋白含量升高

E. 颅内压增高，筛状软化灶

4. 流行型脑脊髓膜炎的传染途径主要是通过 （　　）

A. 消化道　　　　　　B. 皮肤接触

C. 黏膜破损　　　　　D. 蚊子叮咬

E. 呼吸道

5. 关于海绵状脑病的说法错误的是 （　　）

A. 致病微生物成为朊病毒，含有 RNA 遗传物质

B. 本病可以通过医源性传染

C. 普通灭菌方法对本病毒效果不佳

D. 疯牛病、KURU 病、致死性家族性失眠症属于本病类型

E. 形态学改变主要是广泛脑组织空泡变性及神经元丢失

6. 下列不属于流行性脑脊髓膜炎的临床表现的是 （　　）

A. 脑膜刺激征状

B. 颅内压升高

C. 癫痫

D. 脑脊髓液细胞数、蛋白含量增加

E. 颅神经麻痹

【B/型/题】

A. DNA 病毒

B. RNA 病毒

C. 小型 RNA 病毒

D. 朊病毒

E. 脑膜炎球菌

下面中枢神经系统感染性疾病病原菌类型分别是

1. 乙型脑炎病毒 （　　）

2. 脊髓灰质炎病毒 （　　）

3. 疱疹病毒 （　　）

4. 枯颅病 （　　）

5. 流行性脑脊髓膜炎 （　　）

【X型题】

关于流行性乙型脑炎临床表现，下列说法正确的是
（　）

A. 流行性乙型脑炎是乙型脑炎病毒感染所致的一种急性传染病

B. 多在夏秋之交流行

C. 多为蚊虫传播

D. 临床表现为高热、嗜睡、抽搐、昏迷等

E. 儿童的发病率比成人高，尤以10岁以下的儿童为多

二、名词解释

1. 暴发性脑膜脑炎
2. 血管套袖

三、填空题

脑膜刺激症状主要表现为_____，是一种当颈部或背部肌肉运动引起疼痛时，所发生的一种保护性痉挛状态，在婴幼儿，由于腰背肌肉发生保护性痉挛可引起_____；第二种是_____，发生原因是腰骶段神经后根受到炎症波及而受压所致，当屈髋伸膝时，坐骨神经受到牵引而发生疼痛。

四、简答题

1. 脑脓肿的感染途径有哪些？
2. 乙型脑炎的病理形态特点有哪些？

五、病例分析题

患儿5岁，头痛、发热，神志不清，抽搐不止，皮肤有大片瘀斑。尸检见双侧肾上腺大片出血，脑膜充血，在脑膜的血管周围有少量中性粒细胞浸润。

1. 根据临床和尸检所见，本病诊断为_____。
2. 该病的病理学本质是（　）

A. 化脓性炎　　　　B. 变质性炎

C. 纤维素性炎　　　D. 渗出性炎

E. 坏死性炎

第四节　神经系统变性疾病

一、选择题

【A型题】

1. Alzheimer病（AD）又称老年性痴呆，其主要临床表现不包括（　）

A. 记忆力下降

B. 智力减退

C. 定向、判断能力下降

D. 癫痫

E. 意识模糊

2. Alzheimer病的发病可能与以下因素有关，除了
（　）

A. 神经细胞的代谢改变

B. 遗传因素

C. apoEε4等位基因的过度表达

D. AD的发病率与受教育程度有关，受教育程度越低，发病率越低

E. 继发性递质改变，其中最主要的改变是乙酰胆碱的减少

3. 关于Alzheimer病的形态学改变下列说法错误的是（　）

A. 脑明显萎缩，脑重量减轻，脑回窄，脑沟宽

B. 病变尤以枕叶最为显著

C. 切面可见脑室呈代偿性扩张

D. 神经原纤维缠结

E. 颗粒空泡变性

4. 关于帕金森病说法错误的是（　）

A. 是一种缓慢进行性疾病，多发生在50~80岁

B. 临床表现为震颤、肌强直、运动减少、姿势及步态不稳、起步及止步困难、假面具样面容等

C. 病程在10年以上，患者死于继发感染或跌倒损伤

D. 黑质多巴胺神经元受损，致使其投射到纹状体的多巴胺减少，引起的递质

E. 又称为帕金森综合征

5. 关于帕金森病形态学描述正确的是（　）

A. 颗粒空泡变性：表现为神经细胞胞质中出现小空泡，内含嗜银颗粒，多见于海马的锥体细胞

B. Hirano小体为神经细胞树突近端棒形嗜酸性包涵体，生化分析证实大多为肌动蛋白，多见于海马锥体细胞

C. 神经细胞中有Lewy包涵小体形成

D. 神经原纤维缠结

E. 老年斑

【B/型/题】

A. Hirano 小体　　　　B. Lewy 小体

C. Negri 小体　　　　D. Verocay 小体

E. Pick 小体

下列疾病中出现特殊病理性小体分别是

1. 帕金森病　　　　　　　　　　（　　）

2. Alzheimer 病　　　　　　　　（　　）

3. 神经鞘瘤　　　　　　　　　　（　　）

4. Pick 病　　　　　　　　　　　（　　）

5. 狂犬病　　　　　　　　　　　（　　）

【X/型/题】

下列符合帕金森综合征的是　　　　（　　）

A. 甲型脑炎　　　　　B. 动脉硬化

C. 一氧化碳　　　　　D. 锰、汞中毒

E. 帕金森病

二、名词解释

1. 老年斑

2. 神经原纤维缠结

3. Lewy 小体

三、填空题

帕金森病的特征性改变是位于_____等位置的_____神经元丢失，伴胶质细胞增生，在残留的神经元内可见特征性的_____，是一种细胞质内包涵体。

四、简答题

请简述 Alzheimer 病的光镜下病理学特点。

五、病例分析题

男性，70 岁，近 3 年记忆力下降，开始时表现为忘记刚刚做过的事情，之后表现越来越明显，表现为忘记回家的路、忘记自己的名字，家人反映患者语言障碍交流能力越来越差，不能正确表达意思；近来，日常生活需要他人帮助。MRI 发现患者大脑额叶、顶叶、颞叶出现萎缩，海马结构萎缩明显，未发现其他改变。根据上述表现，患者诊断为_____，病理学改变为_____等。

第五节　缺氧与脑血管病

一、选择题

【A/型/题】

1. 在缺血性脑病过程中，对缺氧最敏感的细胞是
　　　　　　　　　　　　　　　（　　）

A. 神经元　　　　　　B. 星形胶质细胞

C. 少突胶质细胞　　　D. 内皮细胞

E. 小胶质细胞

2. 大脑各区域中对缺血缺氧最敏感或最易出现病理性缺血改变的是　　　　　　　（　　）

A. 枕叶　　　　　　　B. 顶叶

C. 岛叶　　　　　　　D. 海马

E. 额叶

3. 下列那些疾病是蛛网膜下隙出血的常见原因
　　　　　　　　　　　　　　　（　　）

A. 高血压

B. 血液病

C. 血管瘤破裂

D. 先天性球性动脉瘤破裂

E. 外伤

二、简答题

1. 简述常见的阻塞性脑血管病种类。

2. 简述缺血性脑病的病理变化过程。

第六节　脱髓鞘疾病

选择题

【A/型/题】

1. 多发性硬化症的根本病理改变是　（　　）

A. 淋巴细胞套袖

B. 胶质小结

C. 中性粒细胞浸润

D. 髓鞘脱失伴轴索保留

E. 坏死

2. 急性播散性脑脊髓膜炎（ADEM）有以下特点，除了　　　　　　　　　　　　　（　　）

A. 病毒感染后或疫苗接种后

B. 临床表现为发热、呕吐、嗜睡及昏迷

C. 白质内灶性融合性病灶伴弥漫性胶质小结

D. 围血管淋巴细胞套袖

E. 脑水肿

3. 关于急性坏死出血性白质脑炎说法错误的是

（　　）

A. 罕见，发展迅速，凶险

B. 主要见于老年人

C. 病变多见于大脑半球和脑干，呈灶性分布

D. 髓鞘崩解严重伴不同程度的轴索保留

E. 是 ADEM 的表现型，组织学上点状出血、坏死、血栓等形成

第七节　神经系统肿瘤

一、选择题

【A/型/题】

1. 脑转移性肿瘤中，最多见是　　　　（　　）

A. 骨肉瘤　　　　　　　B. 肺癌

C. 乳腺癌　　　　　　　D. 结肠癌

E. 肝癌

2. 脑原发肿瘤中，最多见的肿瘤类型是　（　　）

A. 脑膜瘤　　　　　　　B. 神经鞘瘤

C. 髓母细胞瘤　　　　　D. 胶质瘤

E. 室管膜瘤

3. 少突胶质细胞瘤临床最早表现常为　（　　）

A. 头痛、呕吐

B. 偏瘫

C. 癫痫

D. 视野缺损

E. 神经乳头水肿

4. 男性，25 岁，头痛、头晕 2 年，昏迷 1 天；CT 发现第四脑室内实性肿块。因家属不配合治疗死亡，尸检见肿瘤完全位于脑室内，边界清楚。最有可能的是　　　　　　　　　　　（　　）

A. 脑膜瘤　　　　　　　B. 星形细胞瘤

C. 室管膜瘤　　　　　　D. 听神经瘤

E. 髓母细胞瘤

5. 下列哪一种肿瘤儿童少见　　　　（　　）

A. 脑膜瘤　　　　　　　B. 髓母细胞瘤

C. 室管膜瘤　　　　　　D. 星形细胞瘤

E. 神经母细胞瘤

6. 在下列肿瘤中出现的菊形团结构基本为真菊形团的是　　　　　　　　　　　（　　）

A. 室管膜瘤　　　　　　B. 血管母细胞瘤

C. 髓母细胞瘤　　　　　D. 视网膜母细胞瘤

E. 神经母细胞瘤

7. 下列肿瘤中最常见于儿童的是　　（　　）

A. 髓母细胞瘤

B. 脑膜瘤

C. 室管膜瘤

D. 少突胶质细胞瘤

E. 多形性胶质母细胞瘤

8. 下列不是髓母细胞瘤特点的是　　（　　）

A. 由形态较一致的原始幼稚细胞构成

B. 核分裂象较多见

C. 常发生于儿童

D. 常常见到真菊形团形成，而 Homer – Wrighter 菊形团罕见

E. 侵犯、破坏周围脑组织

【B/型/题】

A. 菊形团

B. Rothensal 纤维

C. Verocay 小体

D. 碎胡萝卜丝样胶原纤维

E. 煎蛋样细胞

F. 旋涡状结构

符合下列肿瘤中的病理学改变分别是

1. 毛细胞星形细胞瘤　　　　　　　（　　）

2. 室管膜瘤　　　　　　　　　　　（　　）

3. 少突胶质细胞瘤　　　　　　　　（　　）

4. 脑膜瘤　　　　　　　　　　　　（　　）

5. 神经纤维瘤　　　　　　　　　　（　　）

6. 神经鞘瘤　　　　　　　　　　　（　　）

【X/型/题】

1. 常见的呈弥漫浸润周围脑组织的肿瘤是　（　　）

A. 少突胶质细胞瘤

　　B. 神经鞘瘤

　　C. 毛细胞星形细胞瘤

　　D. 间变型星形细胞瘤

　　E. 脉络膜丛乳头状瘤

2. 下列脑的肿瘤中最常出现钙化的是　　（　　）

　　A. 脑膜瘤

　　B. 少突胶质细胞瘤

　　C. 室管膜瘤

　　D. 毛细胞星形细胞瘤

　　E. 髓母细胞瘤

3. 下列属于胚胎性肿瘤的是　　（　　）

　　A. 髓母细胞瘤

　　B. 多形性胶质母细胞瘤

　　C. 松果体母细胞瘤

　　D. 血管母细胞瘤

　　E. 非典型畸胎瘤样/横纹肌样肿瘤

4. 在脑肿瘤中可以出现菊形团结构的是　　（　　）

　　A. 室管膜瘤

　　B. 血管母细胞瘤

　　C. 髓母细胞瘤

　　D. 视网膜母细胞瘤

　　E. 神经母细胞瘤

二、名词解释

Verocay 小体

三、简答题

1. 请简述神经纤维瘤和神经鞘瘤的区别。

2. 请简述脑原发性肿瘤的生物学特性。

四、病例分析题

男性，10 岁，头痛、头晕 3 年，昏迷 1 天，MRI 发现第四脑室肿块，呈囊内附壁结节，可见强化，边界清，考虑低级别肿瘤；镜下见胶质性瘤细胞，毛发样细胞特点。

1. 肿瘤首先考虑_____。

2. 该肿瘤与以下哪个肿瘤在生长方式上有相似性　　（　　）

　　A. 少突胶质细胞瘤

　　B. 成人弥漫性星形细胞瘤

　　C. 节细胞胶质瘤

　　D. 髓母细胞瘤

　　E. 多形性胶质母细胞瘤

【参考答案】

第一节　神经系统疾病的基本病变

一、选择题

【A 型题】

1. C

[解析] 尼氏小体是神经元胞体或树突内的嗜碱性颗粒，由许多规则而成平行排列的粗面内质网和其间游离蛋白体以及多核蛋白体组成的聚合体，为神经元合成蛋白质的主要场所。神经元受损伤时，尼氏小体最先出现改变、消失。

2. E

[解析] 神经原纤维缠结见于 Alzheimer 病等痴呆相关的疾病，不属于神经元的基本病变。基本病变指常见、多种疾病可以引起的病变。

3. E

4. C

[解析] 单纯性神经元萎缩为神经变性类疾病而非炎性改变或肿瘤性改变。

5. C

6. A

[解析] Waller 变性发生于周围神经或中枢神经轴索断裂后，是其远端和部分近端的轴索及其所属髓鞘发生变性、崩解并被细胞吞噬的过程。包括轴索断裂崩解，髓鞘崩解脱失和细胞增生反应三个阶段。

【B 型题】

1. A　2. C　3. D　4. E　5. B

【X 型题】

ABCDE

二、名词解释

1. 坏死的神经元被增生的小胶质细胞或巨噬细胞吞噬的过程称为噬神经细胞现象，例如乙型脑炎时，大脑皮质神经元被吞噬，这是小胶质细胞对坏死的神经元的一种反应。

2. 是指神经元胞体被 5 个以上的少突胶质细胞所围绕形成卫星样结构，此与神经元损害的程度和时间无明确关系，意义不明，可能和神经营养有关。

三、填空题

轴索；髓鞘；轴索断裂崩解；髓鞘崩解脱失；细胞增生反应

四、简答题

1. 按病因可分为病毒、细菌、立克次体、螺旋体、真菌和寄生虫等引起的疾病。

2. 病原体可通过下列途径侵入。
   （1）血源性感染　如脓毒血症的感染性栓等。
   （2）局部扩散　如颅骨开放性骨折、乳突炎、中耳炎、鼻窦炎等。
   （3）直接感染　如创伤或医源性（腰椎穿刺）感染。
   （4）经神经感染　某些病毒如狂犬病病毒Ⅵ沿周围神经；单纯疱疹病毒可沿嗅神经、三叉神经侵入中枢神经系统而引起感染。
   （5）此外，乙型脑炎常经蚊媒介传播乙脑病毒而引起发病。

第二节　中枢神经系统疾病常见并发症

一、选择题

【A 型题】

1. B

2. C

[解析] 脑组织萎缩为退行性改变，功能降低，局部血循环减弱，一般不会引起脑水肿；其他选项均可引起不同程度的脑水肿。

3. A

[解析] 颅内正常的脑脊液压力（颅内压）一般保持在 0.6～1.8kPa，如侧卧位时脑脊液持续地超过 2kPa 时，即为颅内压增高。

4. C

[解析]（1）原因　升高的颅内压可引起脑移位、脑室变形、使部分脑组织嵌入颅脑内的分隔（大脑镰、小脑天幕）和颅骨孔道（如枕骨大孔等）导致脑疝形成。（2）常见的脑疝有以下类型　①扣带回疝：又称大脑镰下疝；②小脑天幕疝：又称海马钩回疝　③小脑扁桃体疝：又称枕骨大孔疝，由于延髓受压，生命中枢及网状结构受损，严重时可引起呼吸变慢甚至骤停，接着心脏停搏而猝死。

5. D

[解析] 脑室系统内脑脊液含量异常增多伴脑室持续性扩张状态称为脑积水；颅骨未闭合前的婴幼儿脑积水则头颅渐进性增大，脑室扩张，颅骨缝分开，前囟扩张，颅内压增高起初不明显。

6. D

[解析] 扣带回疝：① 又称大脑镰下疝，是因一侧大脑半球特别是额、顶、颞叶的血肿或肿瘤等占位性病变，引起中线向对侧移位，同侧扣带回从大脑镰的游离边缘向对侧膨出，形成扣带回疝；②疝出的扣带回背侧受大脑镰边缘压迫成压迹，受压处的脑组织发生出血或坏死；③大脑前动脉的胼胝体支也可受压引起相应脑组织梗死；④大脑冠状面上可见对侧的侧脑室抬高，第三脑室变形，状如新月。

【B 型题】

1. C　2. A　3. B　4. E　5. D

【X 型题】

ABCDE

二、名词解释

1. 是血管通透性增加的结果，如脑肿瘤、脑出血、脑外伤及脑膜炎，脑膜脑炎等，颅内血管壁的通透性增加，富于蛋白质的液体自血管内通过血管壁进入脑组织间隙引起。

2. 多由于缺血缺氧、中毒引起细胞损伤，钠－钾依赖性 ATP 酶功能失常，细胞内水钠潴留所致。可与血管源性脑水肿合并存在，尤其在缺血性脑病时。

三、填空题

0.6～1.8kPa；2kPa

四、简答题

（1）肉眼形态　脑组织体积和重量增加；脑回宽而扁平，脑沟浅而窄；脑室缩小，白质水肿明显；严重的脑水肿常同时有脑疝形成。

（2）光镜下　血管源性脑水肿时，脑组织疏松，血管和细胞周围间隙增大，有大量液体积聚。细胞毒性脑水肿时，由于神经元、神经胶质细胞及血管内皮细胞内均有过多水分积聚，故见细胞体积增大，胞质淡染，而细胞外间隙和血管间隙扩大不明显。

第三节　中枢神经系统感染性疾病

一、选择题

【A 型题】

1. B

[解析]病毒性脑炎大多累及神经元，除 B 选项外，其他选项均为神经元聚集的结构。

2. B

[解析]病毒性脑炎大多累及神经元，并引起神经元的变性或坏死。

3. C　4. E

5. A

[解析]朊病毒为结构异常折叠的蛋白质，并通过与正常蛋白质接触而进行传播的特殊病原体，不含有 RNA 或 DNA 等核酸类遗传物质。

6. C

【B 型题】

1. B　2. C　3. A　4. D　5. E

【X 型题】

ABCDE

二、名词解释

1. 除脑膜炎外，软脑膜下脑组织也受累，主要是由于脑微循环障碍，引起脑组织淤血，进而发生严重脑水肿，使颅内压急骤升高。临床表现为突然

高热，剧烈头痛、频繁呕吐，常伴惊厥，昏迷或脑疝形成。若抢救不及时，可危及生命。

2. 发生于病毒性脑炎，灶性炎症细胞浸润多围绕血管周围间隙形成血管套袖样结构，浸润的炎性细胞以淋巴细胞、单核细胞和浆细胞为主，仅在早期有为数不多的中性粒细胞。

三、填空题

颈项强直；角弓反张；Kernig 征

四、简答题

1.（1）一般由局部感染灶直接蔓延所致的脑脓肿常为单个。① 其中耳源性（化脓性中耳炎、乳突炎）脑脓肿多见于颞叶或小脑；② 鼻窦（额窦）炎引起的脑脓肿多见于额叶。

（2）血源性感染者常为多发性，可分布于大脑各部。

2.（1）血管变化和炎症反应　血管高度扩张充血，可发生明显的淤滞，血管周围间隙增宽，脑组织水肿，有时可见环状出血。灶性炎症细胞浸润多以变性坏死的神经元为中心，或围绕血管周围间隙形成血管套。浸润的炎性细胞以淋巴细胞、单核细胞和浆细胞为主，仅在早期有为数不多的中性粒细胞。

（2）神经细胞变性、坏死　病毒在神经细胞内增殖，导致细胞的损伤，表现为细胞肿胀、尼氏小体消失、胞质内空泡形成、核偏位等。病变严重者神经细胞可发生核固缩、溶解、消失。可见卫星现象和嗜神经现象。

（3）软化灶形成　灶性神经组织的坏死、液化，形成镂空筛网状软化灶，对本病的诊断具有一定的特征性。病灶呈圆形，边界清楚，分布广泛，除大脑（顶叶、额叶、海马回）皮质灰、白质交界处外，丘脑、中脑等处也颇常见。

（4）胶质细胞增生　小胶质细胞增生明显，形成小胶质细胞结节，后者多位于小血管旁或坏死的神经细胞附近。少突胶质细胞的增生也很明显。星形细胞增生和角质瘢痕形成，在亚急性或慢性病例中较为多见。

五、病例分析题

1. 流行性脑脊髓膜炎/化脓性脑膜炎。

2. A

第四节　神经系统变性疾病

一、选择题

【A 型题】

1. D

[解析] Alzheimer 病主要影响患者的记忆力、智力、意识及精神方面的脑功能。

2. E

[解析] 神经递质改变并非 Alzheimer 病发病机制中的相关因素，但却是帕金森病的致病机制；其他选项均为 Alzheimer 病的发病相关因素。

3. B

[解析] 病变颞叶、额叶及顶叶为主，尤其是颞叶内侧，海马结构。

4. E

[解析] 帕金森综合征不等同于帕金森病，是指继发于其他神经系统疾病包括脑血管病、脑外伤、颅内炎症、脑肿瘤、毒物、药物等，所引起和帕金森病相同的表现，如运动迟缓、表情呆滞、肌张力增高、震颤等，故又把帕金森综合征称为"继发性帕金森病"。

5. C

[解析] 帕金森病又称原发性震颤性麻痹，神经细胞中有 Lewy 包涵小体形成是其经典特征。

【B 型题】

1. B　2. A　3. D　4. E　5. C

【X 型题】

ABCD

二、名词解释

1. 细胞外结构，直径为 20～150μm，最多见于内嗅区皮质、海马；银染色显示，斑块中心为一均匀的嗜银团，刚果红染色呈阳性反应，提示其中含淀粉样蛋白，含该蛋白的前体 β/A-4 蛋白及免疫球蛋白成分；中心周围有空晕环绕，外围有不规则嗜银颗粒或丝状物质，电镜下可见该斑块主要由多个异常扩张变性之轴索突触终末构成。常见于 Alzheimer 病。

2. 神经原纤维增粗扭曲形成缠结，在 HE 染色中往往较模糊，呈淡蓝色，而银染色最清楚；电镜下证实为由双螺旋缠绕的细丝构成，多见于较大的神经元，尤以海马、杏仁核、颞叶内侧及额叶皮质的锥体细胞最为多见；神经原纤维构成神经元胞体及突起中物质的慢相运输系统。其缠结导致该运输系统功能丧失。因此，这一变化是神经元趋向死亡的标志。常见于 Alzheimer 病。

3. 主要见于帕金森病。残留的神经黑色素细胞中有 Lewy 包涵小体形成，该小体位于神经细胞胞质内，呈圆形，中心嗜酸性着色，折光性强，边缘着色浅；电镜下，Lewy 小体由细丝构成，中心细丝致密，周围则较松散。

三、填空题

黑质、蓝斑；生色素性；Lewy 小体

四、简答题

(1) 老年斑　为细胞外结构，直径为 20～150μm，最多见于内嗅区皮质、海马 CA-1 区，其次是额叶和顶叶皮质；银染色显示，斑块中心为一均匀的嗜银团，刚果红染色呈阳性反应，提示其中含淀粉样蛋白，含该蛋白的前体 β/A-4 蛋白及免疫球蛋白成分；中心周围有空晕环绕，外围有不规则嗜银颗粒或丝状物质；电镜下可见该斑块主要由多个异常扩张变性之轴索突触终末构成。

(2) 神经原纤维缠结　神经原纤维增粗扭曲形成缠结，在 HE 染色中往往较模糊，呈淡蓝色，而银染色最清楚；电镜下证实为由双螺旋缠绕的细丝构成，多见于较大的神经元，尤以海马、杏仁核、颞叶内侧及额叶皮质的锥体细胞最为多见。此外，Meynert 基底核及蓝斑中也可见到；神经原纤维构成神经元胞体及突起中物质的慢相运输系统。其缠结导致该运输系统功能丧失。因此，这一变化是神经元趋向死亡的标志。

(3) 脑血管淀粉样变性。

(4) 神经元丢失，胶质细胞增生。

(5) 颗粒空泡变性　表现为神经细胞胞质中出现小空泡，内含嗜银颗粒，多见于海马的锥体细胞。Hirano 小体为神经细胞树突近端棒形嗜酸性包涵体，生化分析证实大多为肌动蛋白，多见于海马椎体细胞。

五、病例分析题

Alzheimer 病；老年斑、神经原纤维缠结、淀粉样脑血管病、颗粒空泡变性

第五节　缺氧与脑血管病

一、选择题

【A 型题】

1. A

2. D

[解析] 各类细胞对缺氧敏感性由高至低依次为：神经元、星形胶质细胞、少突胶质细胞、内皮细胞。在大脑缺氧缺血时，海马结构最容易出现缺血性改变，特别是海马的 CA1 区。

3. D

二、简答题

1. ①血栓性阻塞：常发生在动脉粥样硬化的基础上。所致脑梗死发展较慢。表现为偏瘫、神志不清和失语等。②栓塞性阻塞：心源性栓子居多，常累及大脑中动脉供应区。

2. 轻度缺氧无明显病变。第 1~2 天出现脑水肿，第 4 天星形胶质细胞明显增生，出现修复反应。大约 30 天，形成蜂窝状胶质瘢痕。常见的缺血性脑病有层状坏死、海马硬化和边缘带梗死。

第六节　脱髓鞘疾病

选择题

【A 型题】

1. D

[解析] 多发性硬化症属于脱髓鞘病变，其经典病理学改变是髓鞘脱失伴相对轴索保留，其他选项属于伴随改变。

2. C

[解析] 静脉周围脱髓鞘伴炎症反应是 ADEM 的特点；白质内灶性融合性病灶是多发性硬化症的特点。

3. B

[解析] 多见于儿童或青少年，罕见，发展迅速，凶险的脱髓鞘病变，组织学上点状出血、坏死、血栓等形成。

第七节　神经系统肿瘤

一、选择题

【A 型题】

1. B　2. A　3. C

4. C

[解析] 发生于四脑室的颅内原发肿瘤最常见的是室管膜瘤、髓母细胞瘤和脉络丛肿瘤，其他肿瘤罕见，髓母细胞瘤好发于儿童而本病例为 25 岁成人，故最佳选项为 C。

5. A

[解析] 脑膜瘤好发于成人。

6. D　7. A　8. D

【B 型题】

1. B　2. A　3. E　4. F　5. D　6. C

【X 型题】

1. AD

[解析] 胶质瘤总体分为两种：一种是弥漫浸润性胶质瘤，比较常见，包括弥漫性星形细胞瘤和少突胶质细胞瘤，还有一种是非弥漫浸润性胶质瘤，包括毛细胞星形细胞瘤、多形性黄色星形细胞瘤、室管膜下巨细胞星形细胞瘤、节细胞胶质瘤等。

2. ABD　3. ACE

[解析] 血管母细胞瘤属于不明来源的间叶性富含血管的肿瘤，不属于胚胎性肿瘤。

4. ACDE

二、名词解释

见于神经鞘瘤的 Atoni A 区，细胞间界限不清，核呈梭形或卵圆形，相互紧密平行排列呈栅栏状或不完全的旋涡状。

三、简答题

1.

	神经纤维瘤	神经鞘瘤
大体	边界不清，无包膜	边界清，有包膜

续表

	神给纤维瘤	神经鞘瘤
与神经的关系	神经穿插于肿瘤之间，轴索分散于肿瘤内	神经位于肿瘤边缘，与肿瘤分界清楚
组成细胞	Schwann cell、纤维母细胞、束膜细胞	Schwann cell
组织结构	一致疏松的组织结构伴明显黏液变和胶原纤维	不均一，Antoni A 区和 Antoni B 区
恶变	可以恶变	极少恶变
治疗	常切除肿物与累及的神经部分	肿物剔除，保留受累神经

2.（1）良恶性的相对性　①组织学上的良性肿瘤如生长在重要部位（如延髓、第三脑室）常常不能手术切除；②脑实质内肿瘤不论良恶性均呈浸润性生长，边界不清，高度恶性的肿瘤多继发出血坏死反而出现肉眼所见的相对清楚的边界。

（2）生长方式　浸润性生长方式主要有沿血管周围间隙、软脑膜、神经纤维束（轴索）、室管膜。

（3）转移　肿瘤可沿脑脊液种植转移，但罕见颅外转移。

（4）相似的临床表现　局部神经症状和颅内高压症状。

四、病例分析题

1. 毛细胞星形细胞瘤。

2. C

（刘大伟）

第十六章 传染病

【同步习题】

一、选择题

【A型题】

1. 结核病的基本病变不包括 （　）

　　A. 变质性病变 　　　　B. 渗出性病变

　　C. 增生性病变 　　　　D. 化脓性病变

　　E. 肉芽肿性病变

2. 下列何种成分的量增多是机体对结核杆菌具有抵抗力的最好组织学证据 （　）

　　A. 干酪样坏死 　　　　B. 上皮样细胞

　　C. 淋巴细胞 　　　　　D. 胶原纤维

　　E. 巨噬细胞

3. 继发性肺结核的扩散方式主要是 （　）

　　A. 血道 　　　　　　　B. 淋巴道

　　C. 支气管 　　　　　　D. 直接蔓延

　　E. 以上都不是

4. 全身粟粒性结核病常常是肺结核经哪种途径播散的结果 （　）

　　A. 血道

　　B. 淋巴道

　　C. 支气管

　　D. 潜伏的病菌重新繁殖

　　E. 沿组织间隙蔓延

5. 肠结核常见并发症是 （　）

　　A. 肠狭窄 　　　　　　B. 肠套叠

　　C. 肠出血 　　　　　　D. 肠穿孔

　　E. 以上都不是

6. 典型的结核结节中心部分往往有 （　）

　　A. Langhans 巨细胞 　　B. 上皮样细胞

　　C. 干酪样坏死 　　　　D. 单核细胞

　　E. 中性粒细胞

7. 原发性肺结核病时原发灶多位于 （　）

　　A. 肺尖

　　B. 肺上叶下部或下叶上部靠近胸膜处

　　C. 肺锁骨下区

　　D. 肺上叶上部

　　E. 肺下叶下部

8. 下列不是原发性肺结核病的特点的是 （　）

　　A. 初次感染 　　　　　B. 儿童多见

　　C. 原发综合征 　　　　D. 多为支气管播散

　　E. 大多可自愈

9. 继发性肺结核临床最常见的类型是 （　）

　　A. 局灶性肺结核

　　B. 浸润性肺结核

　　C. 干酪样肺炎

　　D. 肺结核球

　　E. 慢性纤维空洞型肺结核

10. 下列哪种疾病的溃疡愈合后易导致肠腔狭窄 （　）

　　A. 肠结核 　　　　　　B. 急性细菌性痢疾

　　C. 阿米巴痢疾 　　　　D. 肠伤寒

　　E. 肠血吸虫病

11. 作为重要传染源的肺结核病是 （　）

　　A. 浸润型肺结核

　　B. 结核球

　　C. 结核性胸膜炎

　　D. 局灶性肺结核

　　E. 慢性纤维空洞型肺结核

12. 关于原发性肺结核的叙述，下列正确的是
（ ）

    A. 原发灶通常为多个

    B. 肺的原发灶、淋巴管炎、肺门淋巴结结核称
为原发综合征

    C. 患者常呈明显的结核中毒症状

    D. 结核菌素试验绝大多数阴性

    E. 常有明显咳嗽、咯血等呼吸道症状

13. 渗出性结核性胸膜炎的病变特点是 （ ）

    A. 浆液纤维素性炎

    B. 纤维素性化脓性炎

    C. 浆液出血性炎

    D. 纤维素性出血性炎

    E. 假膜性炎

14. 迅速恶化进展的继发性肺结核病是 （ ）

    A. 局灶性肺结核　　B. 浸润性肺结核

    C. 干酪性肺炎　　　D. 结核性胸膜炎

    E. 结核球

15. 原发性肺结核病的特征性病变是 （ ）

    A. 渗出性病变　　　B. 原发综合征

    C. 增生性病变　　　D. 坏死性病变

    E. 肺下叶的下部

16. 结核病基本病变的转归中，最好的结局是
（ ）

    A. 吸收消散　　　　B. 纤维化

    C. 纤维包裹和钙化　D. 病灶扩大

    E. 溶解播散

17. 肠结核好发于 （ ）

    A. 空肠　　　　　　B. 横结肠

    C. 回盲部　　　　　D. 乙状结肠

    E. 直肠下段

18. 结核性脑膜炎的特点不包括 （ ）

    A. 以小儿多见

    B. 脑脊液中以淋巴细胞为主

    C. 主要由结核杆菌血源播散所致

    D. 颅内压升高不明显

    E. 病变以脑底蛛网膜下腔内最明显

19. 有关增生性结核性胸膜炎的病变，叙述正确的是
（ ）

    A. 积极治疗，一般 1~2 月后吸收

    B. 主要发生在肺下叶上部的肺胸膜

    C. 常有肺受压和纵隔移位等体征

    D. 病变以增生性变化为主，很少见胸膜腔积液

    E. 比渗出性结核性胸膜炎常见的多

20. 结核病中，易查见结核杆菌的是 （ ）

    A. 结核结节

    B. 纤维化病灶

    C. 渗出性病变

    D. 液化的干酪样坏死物

    E. 结核球

21. 下列关于结核性腹膜炎的描述，正确的是
（ ）

    A. 多由血源性播散引起

    B. 可分为为干、湿型，混合型多见

    C. 干型没有渗出性病变

    D. 湿型无结核结节形成

    E. 增厚的腹壁在触诊时柔软

22. 关于肠结核的描述，下列错误的是 （ ）

    A. 绝大多数是继发于活动性空洞型肺结核

    B. 病变可发生在任何肠段，而以回盲部为其好
发部位

    C. 形成的溃疡常易损伤肠壁而引起穿孔

    D. 溃疡愈合后因瘢痕形成和收缩而引起肠狭窄

    E. 增生型者常使肠壁高度肥厚、变硬，肠腔狭
窄，引起肠梗阻

23. 骨结核最常发生的部位是 （ ）

    A. 指骨　　　　　　B. 股骨

    C. 胫骨　　　　　　D. 脊柱

    E. 肱骨

24. "驼背"是一种脊柱畸形，多由下列病变引起
（ ）

    A. 放线菌　　　　　B. 脊柱结核

    C. 脊髓炎　　　　　D. 脊柱肿瘤

    E. 梅毒破坏脊柱

25. 关于骨结核的叙述错误的是 （ ）

    A. 好发于儿童和青少年

    B. 多由血源播散而来

    C. 可形成结核性脓肿

    D. 病变以坏死型为主

    E. 最常见的部位是长骨骨骺处

26. 关于冷脓肿的叙述，下列正确的是 （ ）
    A. 机体抵抗力低下时细菌引起的化脓性炎
    B. 结核合并化脓性炎而形成
    C. 为化脓性细菌所引起深部组织的化脓性炎
    D. 非致热性细菌所引起的深部组织的化脓性炎
    E. 骨结核时，病变累及周围软组织而形成结核性脓肿

27. 女性生殖系统结核多见于 （ ）
    A. 阴道　　　　　　　B. 乳腺
    C. 输卵管　　　　　　D. 子宫颈
    E. 子宫内膜

28. 男性生殖系统结核的症状主要由下列哪项引起 （ ）
    A. 前列腺结核　　　　B. 精囊结核
    C. 输精管结核　　　　D. 附睾结核
    E. 睾丸结核

29. 关于溃疡型肠结核病变的叙述，下列正确的是 （ ）
    A. 以横结肠为好发部位
    B. 溃疡愈合时很少造成肠腔狭窄
    C. 溃疡底部不见结核性肉芽肿
    D. 溃疡长径与肠轴相垂直
    E. 溃疡多，呈圆形或椭圆形，边缘整齐

30. 结核性脑膜炎的病变性质通常属于 （ ）
    A. 渗出性炎　　　　　B. 化脓性炎
    C. 浆液性炎　　　　　D. 出血性炎
    E. 肉芽肿性炎

31. 血行播散性结核病最罕见的部位是 （ ）
    A. 脾　　　　　　　　B. 心肌
    C. 肾　　　　　　　　D. 脑
    E. 骨和关节

32. 继发性肺结核的早期病灶多出现在 （ ）
    A. 肺尖
    B. 肺门
    C. 肺底部
    D. 右肺上叶背部
    E. 右肺上叶下部或下叶上部靠近胸膜处

33. 下列与慢性纤维空洞型肺结核病变不符的是 （ ）
    A. 厚壁空洞

B. 单个病灶
C. 肺组织可严重破坏
D. 肺内病灶新旧不一
E. 可引起气胸或脓气胸

34. 在原发性与继发性肺结核病变的形成中，其发生发展不同的关键因素是 （ ）
    A. 发病年龄不同
    B. 发病部位不同
    C. 病变性质不同
    D. 机体反应性不同
    E. 播散方式不同

35. 干酪样肺炎通常是由于急性或慢性结核性空洞内的细菌通过以下哪个途径播散所致 （ ）
    A. 肺门淋巴结　　　　B. 支气管
    C. 胸膜腔　　　　　　D. 肺动脉
    E. 肺静脉

36. 可导致肺组织严重破坏的继发性肺结核是 （ ）
    A. 局灶型肺结核
    B. 结核瘤
    C. 浸润型肺结核
    D. 结核性胸膜炎
    E. 慢性纤维空洞型肺结核

37. 下列关于结核球的叙述，正确的是 （ ）
    A. 为一种开放性肺结核
    B. 若及时治疗，可在半年内痊愈
    C. 随着抗结核药物的广泛应用，有明显增多的趋势
    D. 主要为增生性病变，形成许多结核结节
    E. 多出现明显的结核中毒症状和体征

38. 以下不是继发性肺结核的特点的是 （ ）
    A. 好发于肺尖
    B. 易沿淋巴管和血道播散
    C. 肺内病变复杂，新旧不一
    D. 肺门淋巴结一般无明显改变
    E. 病程长，随机体抵抗力的消长而起伏

39. 原发性肺结核的发生最重要的因素是因为 （ ）
    A. 感染的细菌数量大
    B. 机体对结核菌处于过敏状态

C. 机体对结核杆菌缺乏免疫力

D. 细菌毒力较强

E. 患者年龄较小

40. 当机体抵抗力低下而结核菌致病力增强时，可发生的变化是 （　　）

　　A. 形成结核瘤

　　B. 小的病灶可完全纤维化

　　C. 干酪样坏死物可溶解液化排出形成空洞

　　D. 坏死灶内有钙质沉积

　　E. 渗出物可经淋巴道吸收

41. 在结核病的基本病变以增生为主时，常形成 （　　）

　　A. 增生性息肉　　　　B. 结核球

　　C. 炎性假瘤　　　　　D. 结核结节

　　E. 假结核结节

42. 关于干酪性肺炎的叙述，下列正确的是 （　　）

　　A. 是原发性肺结核的一种常见类型

　　B. 病变性质为富含脂质的化脓性炎

　　C. 多由急、慢性空洞内的结核杆菌经血道播散所致

　　D. 可由浸润型肺结核恶化、进展而来

　　E. 常发生在免疫力强或变态反应低的患者

43. Langhans 巨细胞是由哪种细胞演化而来的 （　　）

　　A. 类上皮细胞　　　　B. 淋巴细胞

　　C. 中性粒细胞　　　　D. 成纤维细胞

　　E. 上皮细胞

44. 原发性肺结核最常见的结局是 （　　）

　　A. 痊愈

　　B. 全身粟粒性结核

　　C. 扩散为肺外结核

　　D. 干酪样肺炎

　　E. 转为继发性肺结核

45. 结核病时发生的变态反应是属于 （　　）

　　A. Ⅰ型变态反应　　　B. Ⅱ型变态反应

　　C. Ⅲ型变态反应　　　D. Ⅳ型变态反应

　　E. 以上都不是

46. 下列关于慢性粟粒性肺结核病发生的叙述，正确的是 （　　）

　　A. 多见于成年人，结核杆菌由肺外潜伏病灶间

歇入血而致

　　B. 常伴有肺门淋巴结病变扩大

　　C. 由肺原发灶直接蔓延引起

　　D. 由慢性纤维空洞型肺结核经支气管播散造成

　　E. 由浸润型肺结核直接蔓延引起

47. 伤寒病变主要累及 （　　）

　　A. 呼吸系统

　　B. 泌尿系统

　　C. 神经系统

　　D. 消化系统

　　E. 单核 – 巨噬细胞系统

48. 伤寒小结（伤寒肉芽肿）的主要细胞是 （　　）

　　A. 中性粒细胞　　　　B. 多核巨细胞

　　C. 巨噬细胞　　　　　D. 淋巴细胞

　　E. 浆细胞

49. 伤寒病肠穿孔主要发生在 （　　）

　　A. 髓样肿胀期　　　　B. 坏死期

　　C. 溃疡期　　　　　　D. 愈合期

　　E. 以上都可以发生

50. 肠伤寒病变最常见的部位在 （　　）

　　A. 回肠末端　　　　　B. 降结肠

　　C. 升结肠　　　　　　D. 空肠

　　E. 直肠

51. 伤寒的传播途径是 （　　）

　　A. 经消化道传播　　　B. 呼吸道传播

　　C. 血液传播　　　　　D. 接触传播

　　E. 内源性感染

52. 伤寒带菌者细菌一般居留在 （　　）

　　A. 小肠　　　　　　　B. 结肠

　　C. 胆囊　　　　　　　D. 肝

　　E. 脾

53. 伤寒不出现的病变是 （　　）

　　A. 中毒性心肌炎　　　B. 玫瑰疹

　　C. 蜡样变性　　　　　D. 胆囊穿孔

　　E. 支气管肺炎

54. 临床上可以通过下列哪项实验室检查来辅助诊断伤寒 （　　）

　　A. PPD　　　　　　　B. 醋酸白反应

　　C. 冷凝集反应　　　　D. 外斐反应

　　E. 肥达反应

55. 伤寒的病变特点除外 （ ）
   A. 脾肿大
   B. 病灶中较多中性粒细胞浸润
   C. 伤寒肉芽肿形成
   D. 回肠下段集合和孤立淋巴小结肿大
   E. 皮肤玫瑰疹

56. 横纹肌蜡样变性最常见于下列哪种疾病 （ ）
   A. 菌痢   B. 伤寒
   C. 结核   D. 钩端螺旋体病
   E. 隐球菌病

57. 肠伤寒病变处于菌血症高峰期的是 （ ）
   A. 潜伏期   B. 髓样肿胀期
   C. 坏死期   D. 溃疡期
   E. 愈合期

58. 肠穿孔常发生在伤寒病程的 （ ）
   A. 第一周   B. 第二周
   C. 第三周   D. 第四周
   E. 潜伏期

59. 在伤寒患者发病后第一周内给患者作何种培养易获得阳性 （ ）
   A. 粪便   B. 尿
   C. 痰   D. 血
   E. 胃液

60. 伤寒患者血清肥达反应阳性出现于病程的 （ ）
   A. 第1周以后   B. 第2周以后
   C. 第3周以后   D. 第4周以后
   E. 第5周以后

61. 急性细菌性痢疾的肠道病变特点为 （ ）
   A. 出血坏死性炎
   B. 卡他性炎
   C. 假膜性炎
   D. 肉芽肿性炎
   E. 浆液性炎

62. 细菌性痢疾主要发生于 （ ）
   A. 乙状结肠和直肠
   B. 回盲部
   C. 降结肠和乙状结肠
   D. 整个结肠
   E. 回盲部和升结肠

63. 细菌性痢疾引起的肠溃疡呈 （ ）
   A. 环形
   B. 烧瓶状
   C. 与肠的长轴平行的椭圆形
   D. 火山口状
   E. 大小不等，形态不一的浅溃疡

64. 慢性细菌性痢疾病变特点中描述错误的是 （ ）
   A. 新旧病灶共存   B. 溃疡表浅不一
   C. 慢性溃疡易于癌变   D. 有肉芽组织瘢痕
   E. 可致肠腔狭窄

65. 急性细菌性痢疾患者出现里急后重症状的根本原因是由于 （ ）
   A. 肠蠕动增强
   B. 肠痉挛
   C. 肠扭转
   D. 肠壁溃疡
   E. 炎症刺激直肠壁内的神经末梢及肛门括约肌

66. 急性细菌性痢疾的假膜成分除外 （ ）
   A. 细菌
   B. 大量纤维蛋白
   C. 大量纤维
   D. 坏死上皮及腺体
   E. 中性粒细胞

67. 中毒型细菌性痢疾最主要的临床特点是 （ ）
   A. 常发生于老年人和小儿
   B. 常由毒力强的志贺氏菌引起
   C. 临床无明显的腹泻和脓血便
   D. 不出现滤泡性肠炎的变化
   E. 容易转为慢性细菌性痢疾

68. 急性菌痢时，导致水样腹泻的主要原因 （ ）
   A. 细菌侵入黏膜上皮
   B. 志贺氏菌释放外毒素
   C. 肠道形成假膜
   D. 细菌释放内毒素
   E. 肠黏膜出现溃疡

69. 组织内查见麻风杆菌靠 （ ）
   A. HE 染色   B. PAS 染色
   C. 抗酸染色   D. Giemsa 染色
   E. Wright 染色

70. 形成泡沫细胞肉芽肿的麻风类型是　（　　）

    A. 瘤型麻风

    B. 结核样型麻风

    C. 界限类麻风

    D. 未定类麻风

    E. 其他类型麻风

71. 下列病变与钩端螺旋体病不符合的是　（　　）

    A. 炎性水肿、渗出不明显

    B. 心、肝、肾等实质器官的中毒性损害

    C. 肺弥漫性损害

    D. 全身单核 – 巨噬细胞系统受累

    E. 腓肠肌变性、坏死

72. 钩端螺旋体病时，以下肌肉的病变最为突出的是

    （　　）

    A. 股四头肌　　　　　B. 肱二头肌

    C. 腰大肌　　　　　　D. 腓肠肌

    E. 腹直肌

73. 钩端螺旋体的主要传染源是　（　　）

    A. 猫和狗　　　　　　B. 钩端螺旋体患者

    C. 猪和老鼠　　　　　D. 虾和螃蟹

    E. 淡水鱼类

74. 钩端螺旋体病肺部的主要病变是　（　　）

    A. 毛细血管内凝血　　B. 弥漫性出血

    C. 肺淤血、水肿　　　D. 纤维蛋白性渗出

    E. 化脓性炎

75. 关于流行性出血热的描述，错误的是　（　　）

    A. 急性肾衰竭

    B. 中毒性休克

    C. 少尿或多尿

    D. 皮肤黏膜进行性出血

    E. 低血容量性休克

76. 以下哪一项是流行性出血热的基本病变　（　　）

    A. 化脓性炎症　　　　B. 获得性免疫缺陷

    C. 纤维素性炎　　　　D. 单核巨噬细胞增生

    E. 毛细血管受损导致出血

77. 我国最常见的性病是　（　　）

    A. 淋病　　　　　　　B. 梅毒

    C. 尖锐湿疣　　　　　D. 软下疳

    E. AIDS

78. 下述不属于性传播疾病的是　（　　）

    A. AIDS　　　　　　　B. 梅毒

    C. 麻风　　　　　　　D. 尖锐湿疣

    E. 淋病

79. 引起尖锐湿疣的 HPV 多是哪一型　（　　）

    A. 6 型　　　　　　　B. 16 型

    C. 18 型　　　　　　　D. 33 型

    E. 35 型

80. 以下病变有助于对尖锐湿疣的诊断的是　（　　）

    A. 角化不全　　　　　B. 角质层肥厚

    C. 表皮棘层肥厚　　　D. 乳头状瘤样增生

    E. 挖空细胞

81. 梅毒性主动脉炎时破坏的组织主要是　（　　）

    A. 内膜的内皮细胞　　B. 基底膜

    C. 中层平滑肌　　　　D. 中层弹力纤维

    E. 外膜

82. 晚发性先天性梅毒不出现的改变是　（　　）

    A. 狮容　　　　　　　B. 神经性耳聋

    C. 楔状门牙　　　　　D. 马鞍鼻

    E. 智力低下

83. 分叶肝见于　（　　）

    A. 梅毒　　　　　　　B. 原发性肝癌

    C. 重症肝炎　　　　　D. 酒精性肝硬化

    E. 坏死后性肝硬化

84. 树胶样肿与结核结节的区别　（　　）

    A. 无干酪样坏死

    B. 异物巨细胞

    C. 坏死不如结核彻底

    D. 周围有淋巴细胞浸润

    E. 没有类上皮细胞

85. 梅毒引起的心血管病变主要见于　（　　）

    A. 主动脉　　　　　　B. 冠状动脉

    C. 肾动脉　　　　　　D. 颈总动脉

    E. 肺动脉

86. 下列病损属一期梅毒的是　（　　）

    A. 马鞍鼻　　　　　　B. 脊髓痨

    C. 树胶样肿　　　　　D. 梅毒疹

    E. 硬下疳

87. 下列关于梅毒的描述，错误的是　（　　）

    A. 以性传播为主

    B. 隐性梅毒血清反应阳性

C. 早期梅毒传染性弱

D. 病变具有长期性和破坏性

E. 晚期梅毒常致组织器官破坏

88. 梅毒时下列哪种细胞会恒定出现　　（　　）

  A. 中性粒细胞

  B. 嗜酸性粒细胞

  C. 淋巴细胞

  D. 浆细胞

  E. 巨噬细胞

89. 关于梅毒疹，错误的叙述是　　（　　）

  A. 斑丘疹

  B. 镜下为血管炎和肉芽肿性病变

  C. 可不治而愈

  D. 可见于全身皮肤黏膜

  E. 属二期梅毒

90. 下列哪项不属于晚期梅毒　　（　　）

  A. 树胶样肿　　　B. 脊髓痨

  C. 硬下疳　　　D. 梅毒性主动脉炎

  E. 麻痹性痴呆

91. 引起鹅口疮的真菌为　　（　　）

  A. 曲霉菌　　　B. 放线菌

  C. 毛菌　　　D. 念珠菌

  E. 隐球菌

92. 菌丝有隔并形成45°锐角分支的真菌是　（　　）

  A. 曲霉菌　　　B. 放线菌

  C. 毛菌　　　D. 念珠菌

  E. 隐球菌

93. 下列关于毛霉菌描述错误的是　　（　　）

  A. 菌丝不分隔

  B. 钝角分支

  C. 好侵犯血管壁

  D. 常见于糖尿病酸中毒

  E. 厚壁荚膜

94. 隐球菌最易侵犯的脏器是　　（　　）

  A. 肺　　　B. 脑

  C. 肠　　　D. 肝

  E. 心

【B 型 题】

  A. 回肠末端　　　B. 回盲部

C. 盲肠、升结肠　　　D. 乙状结肠、直肠

E. 直肠

下列各种疾病的好发部位是

1. 肠结核　　　（　　）

2. 肠伤寒　　　（　　）

3. 阿米巴痢疾　　　（　　）

4. 细菌性痢疾　　　（　　）

5. 大肠癌　　　（　　）

  A. X线示肺门哑铃状阴影

  B. X线示边缘模糊的云絮状阴影

  C. X线示肺尖部单个结节状病灶

  D. X线示肺上叶直径2~5cm的孤立结节

  E. X线示肺内多个厚壁空洞

下列疾病对应的X线特点是

6. 局灶型肺结核　　　（　　）

7. 浸润型肺结核　　　（　　）

8. 慢性纤维空洞型肺结核　　　（　　）

9. 结核瘤　　　（　　）

10. 原发综合征　　　（　　）

  A. 烧瓶状溃疡

  B. 椭圆形溃疡，其长轴与肠管长轴平行

  C. 带状溃疡，其长轴与肠管长轴垂直

  D. 溃疡形状不规则，呈表浅地图状

  E. 巨大溃疡，形状不规则，边缘隆起

下列各种疾病的溃疡特点是

11. 肠结核　　　（　　）

12. 肠伤寒　　　（　　）

13. 细菌性痢疾　　　（　　）

14. 阿米巴痢疾急性期　　　（　　）

15. 大肠癌　　　（　　）

  A. 变质性炎　　　B. 纤维素性炎

  C. 化脓性炎　　　D. 出血性炎

  E. 增生性炎

下列各种疾病的病变性质是

16. 伤寒　　　（　　）

17. 细菌性痢疾　　　（　　）

18. 流行性乙型脑炎　　　（　　）

19. 钩端螺旋体病 （ ）
20. 淋病 （ ）

【X/型/题】

1. 典型的结核结节组成包括以下成分 （ ）
   A. 上皮样细胞　　　　B. 干酪样坏死
   C. 中性粒细胞　　　　D. 平滑肌细胞
   E. Langhans 巨细胞

2. 关于原发性肺结核描述正确的是 （ ）
   A. 初次感染结核杆菌所引起的肺部病变
   B. 原发综合征
   C. 原发灶多在肺尖部
   D. 可发生血行播散到各器官
   E. 大多自愈

3. 结核病的愈合方式包括 （ ）
   A. 浸润进展　　　　　B. 钙化
   C. 纤维化　　　　　　D. 吸收消散
   E. 溶解播散

4. 肠伤寒分期包括 （ ）
   A. 髓样肿胀期　　　　B. 出血期
   C. 坏死期　　　　　　D. 溃疡期
   E. 愈合期

5. 肠伤寒的主要并发症是 （ ）
   A. 肠出血　　　　　　B. 肠套叠
   C. 肠坏死　　　　　　D. 肠穿孔
   E. 肠狭窄

6. 下列不是中毒性菌痢的肠道病变是 （ ）
   A. 卡他性肠炎
   B. 假膜性炎
   C. 肠节段性坏死
   D. 大量浅表性溃疡形成
   E. 滤泡性肠炎

7. 钩端螺旋体病和流行性出血热共有的特点是
   （ ）
   A. 自然疫源性疾病　　B. 鼠类为传染源
   C. 肾衰竭　　　　　　D. 黄疸
   E. 腓肠肌压痛

8. 尖锐湿疣的传播途径是 （ ）
   A. 拥抱、接吻
   B. 饮水及食物

C. 性接触
D. 使用公共毛巾
E. 注射及输血

9. 淋病引起的病变特征是 （ ）
   A. 急性化脓性炎
   B. 首先感染尿道引起尿道炎
   C. 受累器官可发生瘢痕与粘连
   D. 少数患者可发生菌血症及败血症
   E. 女性常引起输卵管炎，男性常引起睾丸炎

10. 关于后天性梅毒正确的是 （ ）
    A. 一期梅毒——硬下疳
    B. 二期梅毒——梅毒疹
    C. 三期梅毒——树胶肿
    D. 四期梅毒——神经梅毒
    E. 闭塞性动脉内膜炎和小血管周围炎可见于各期梅毒

11. 可表现为化脓性炎症的传染病有 （ ）
    A. 麻风　　　　　　　B. 梅毒
    C. 淋病　　　　　　　D. 曲菌病
    E. 毛霉菌病

12. 可出现肉芽肿性病变的传染病有 （ ）
    A. 结核　　　　　　　B. 梅毒
    C. 血吸虫病　　　　　D. 伤寒
    E. 隐球菌病

二、名词解释

1. 原发性综合征
2. 干酪样坏死
3. 结核瘤
4. 干酪性肺炎
5. 冷脓肿
6. 伤寒肉芽肿
7. 假膜性炎
8. 麻风
9. 树胶肿
10. 尖锐湿疣

三、简答题

1. 结核病的基本病理改变有哪些？
2. 如何区别原发性肺结核病和继发性肺结核病？
3. 试述结核病可能的发展和结局。

4. 简述肠伤寒的病理分期及病理特征。

5. 简述瘤型麻风的诊断要点。

6. 简述细菌性痢疾的分类及病理特征。

7. 简述梅毒的基本病理改变。

8. 简述继发性肺结核各种类型的病理特征。

9. 结核性肉芽肿和梅毒树胶肿病理形态有何差异？

10. 伤寒、结核和细菌性痢疾引起的肠道溃疡病变如何区别？

四、病例分析题

女，10岁，咳嗽、气促2周就诊，既往未接种卡介苗，X线检查显示哑铃状阴影。

1. 最有可能的诊断是 （ ）

  A. 肺炎   B. 肺癌

  C. 肺结核   D. 硅肺

  E. 结节病

2. 有关上述病变特点叙述错误的是 （ ）

  A. Ghon综合征

  B. 病程长，慢性迁延，需治疗

  C. 肉芽肿性炎

  D. 淋巴道、血道播散

  E. 抗酸染色阳性

患者，男，35岁，腹痛、腹泻3天，每日排便10余

次，初为黏液稀便，后转为黏液脓血便，里急后重症状明显。

3. 该患者所患疾病可能为 （ ）

  A. 肠伤寒   B. 肠结核

  C. 阿米巴痢疾   D. 细菌性痢疾

  E. 大肠癌

4. 上述疾病的病变性质是 （ ）

  A. 浆液性炎   B. 化脓性炎

  C. 纤维素性炎   D. 增生性炎

  E. 肉芽肿性炎

男，42岁，近日来发现尿道口充血、水肿，有脓性分泌物从尿道口流出，自诉2周前曾有不洁性交史。分泌物涂片示：中性粒细胞中见革兰染色阴性球菌。

5. 最有可能的诊断是 （ ）

  A. 尖锐湿疣   B. 梅毒

  C. 淋球菌性尿道炎   D. 生殖器结核

  E. 慢性前列腺炎

6. 该疾病的病变性质属于 （ ）

  A. 浆液性炎   B. 化脓性炎

  C. 纤维素性炎   D. 增生性炎

  E. 肉芽肿性炎

【参 考 答 案】

一、选择题

【A型题】

1. D

[解析] 结核杆菌与一般的化脓性细菌不同，不会引起化脓性病变。

2. B

[解析] 上皮样细胞由巨噬细胞变来，其活性增加有利于吞噬与杀灭结核杆菌，是机体免疫与结核杆菌作用的标志。

3. C

[解析] 继发性肺结核以支气管为主要扩散方式，导致病变播散。

4. A

[解析] 全身性粟粒性结核病是因结核杆菌入血引起播散所致。

5. A

[解析] 肠结核多发生于回盲部，溃疡的修复、纤维化以及增生性病变都可以引起肠狭窄。

6. C

[解析] 结核病是一种以结核结节，又称结核性肉芽肿形成为特征的慢性炎症。典型的结核结节中央常出现干酪样坏死，其周围有较多的上皮样细胞，少量Langhans巨细胞散在其中，外围有多少不一的淋巴细胞和少量反应性增生的成纤维细胞。

7. B

[解析] 原发性肺结核病时肺的原发灶（primary focus），又称为Ghon病灶，多位于通气较好的上叶下

部或下叶上部靠近胸膜处。

8. D

[解析] 原发性肺结核病主要经淋巴道、血道播散。

9. B

[解析] 继发性肺结核病多发生在成人，浸润型肺结核是临床上最常见的继发性肺结核病类型，多由局灶型肺结核发展而来，少数也可一开始即为浸润型肺结核。

10. A

[解析] 典型的肠结核溃疡多呈环形或带状，其长轴与肠管长轴垂直，一般较浅，常引起肠腔狭窄，而极少发生肠穿孔。

11. E

[解析] 由于病变空洞与支气管相通，成为结核病的传染源，故慢性纤维空洞型肺结核又有开放性肺结核之称。

12. B

[解析] 肺结核原发综合征由肺原发灶、淋巴管炎和肺门淋巴结结核组成。X线平片显示病灶呈哑铃状阴影。

13. A

[解析] 结核性胸膜炎分为干性和湿性两种，以湿性常见。湿性结核性胸膜炎又称渗出性结核性胸膜炎，病变以渗出为主，主要表现为浆液纤维素性炎。

14. C

[解析] 干酪性肺炎可由浸润型肺结核恶化进展而来，也可由急、慢性空洞内的细菌经支气管播散所致。临床上起病急剧，病情危重，中毒症状明显，病死率高，故有"百日痨"或"奔马痨"之称。

15. B

[解析] 原发性肺结核是指机体第一次感染结核杆菌所引起的肺部病变，特征性病变是形成原发综合征（primary complex）——肺的原发病灶、淋巴管炎和肺门淋巴结结核。

16. A

[解析] 结核病的发展和转归取决于机体抵抗力和结核杆菌致病力的强弱。当机体抵抗力强时，结核杆菌被抑制、杀灭，病灶会吸收消散病变转向痊愈；反之则转向恶化。

17. C

[解析] 肠结核病大多发生于回盲部，其他肠段少见，原因如下：①该段淋巴组织最为丰富，病菌易于通过肠壁淋巴组织侵入肠壁；②食物在此段停留时间较长，接触细菌的机会较多。

18. D

[解析] 结核性脑膜炎多见于儿童，主要由结核杆菌经血道播散所致，病变以脑底最明显，在蛛网膜下隙内有多量灰黄色浑浊的胶冻样渗出物积聚，病变严重者可累及脑皮质而引起脑膜脑炎，部分未经适当治疗而致病情迁延者，因渗出物机化而发生蛛网膜粘连，可使第四脑室正中孔与外侧孔堵塞，引起脑积水，出现颅内压增高的症状和体征。

19. D

[解析] 增生性结核性胸膜炎，又称干性结核性胸膜炎，由肺膜下结核病灶直接蔓延到胸膜所致。常发生于肺尖，病变多为局限性，以增生性改变为主，很少有胸腔积液。一般通过纤维化而愈合，常使局部胸膜增厚、粘连。

20. D

[解析] 液化的干酪样坏死物容易查见结核杆菌。

21. B

[解析] 结核性腹膜多见于青少年，大多数继发于溃疡型肠结核、肠系膜淋巴结结核或输卵管结核，由腹膜外结核灶经血道播散至腹膜者少见。

根据病理特征分为：（1）湿型　①主要表现为腹膜上密布无数结核结节和腹腔内有大量腹水，多呈草黄色，也可血性，因含纤维蛋白少，一般无腹膜粘连；②临床上常有腹痛、腹胀、腹泻和结核中毒症状。（2）干型　①特点：腹膜上除见结核结节外尚有大量纤维素性渗出物，机化后常引起腹腔器官广泛粘连。粘连处可发生干酪样坏死，在肠管之间或向腹外溃破形成瘘管；②临床上因广泛肠粘连而出现慢性肠梗阻症状；上腹部可触及一横行块状物，为收缩粘连的大网膜；因腹膜增厚触诊时有柔韧感或橡皮样抗力。

22. C

[解析] 肠结核溃疡底部血管多发生闭塞，一般很少发生肠出血和穿孔。

23. D

[解析] 骨结核多侵犯脊椎骨、指骨及长骨骨骺（股

骨下端和胫骨上端）等处。

24. B

[解析] 脊椎结核是骨结核中最常见者，多见于第10胸椎至第2腰椎。病变起自椎体，常发生干酪样坏死，病变进展可破坏椎间盘和邻近椎体。

25. E

[解析] 骨结核多侵犯脊椎骨、指骨及长骨骨骺（股骨下端和胫骨上端）等处。脊椎结核是骨结核中最常见者，多见于第10胸椎至第2腰椎。病变起自椎体，常发生干酪样坏死，病变进展可破坏椎间盘和邻近椎体。

26. E

[解析] 脊椎骨结核病变常累及周围软组织，引起干酪样坏死和结核性肉芽肿形成。坏死物液化后在骨旁形成结核性"脓肿"，由于局部并无红、热、痛，故又称"冷脓肿"。病变穿破皮肤可形成经久不愈的窦道。

27. C

[解析] 女性生殖系统结核多由血道或淋巴道播散而来，也可由邻近器官的结核病蔓延而来。以输卵管结核最多见，为女性不孕的原因之一，其次是子宫内膜和卵巢结核。

28. D

[解析] 结核杆菌经尿道可感染精囊和前列腺，并可蔓延至输精管、附睾，睾丸也偶可受累，其症状主要由附睾结核引起，病变附睾逐渐增大、轻微疼痛，可与阴囊壁粘连，溃破后可形成经久不愈的窦道，是造成男性不育的重要原因之一。

29. D

[解析] 肠结核好发于回盲部，结核杆菌侵入肠壁淋巴组织，形成结核结节，以后结节逐渐融合并发生干酪样坏死，破溃后形成溃疡。肠壁淋巴管环肠管行走，病变沿淋巴管扩散，因此典型的肠结核溃疡多呈环形，其长轴与肠腔长轴垂直。溃疡边缘参差不齐，一般较浅，底部有干酪样坏死物，其下为结核性肉芽肿。溃疡愈合后由于瘢痕形成和纤维收缩引起肠腔狭窄而致肠梗阻症状。

30. A

[解析] 结核性脑膜炎是一种渗出性炎，病变以脑底最明显，蛛网膜下腔内炎性渗出物主要由浆液、纤维素、巨噬细胞和淋巴细胞组成，常有干酪样坏死。

31. B

[解析] 由于肺内原发病灶或肺门干酪样坏死灶，以及肺外结核病灶内的结核杆菌侵入血流或经淋巴管由胸导管入血，可引起血源播散性结核病。结核杆菌在短时间内一次或反复多次大量侵入肺静脉分支，经左心至体循环，播散到全身各器官如肺、肝、脾和脑膜等处，可引起急性全身性粟粒性结核病。

32. A

[解析] 继发性肺结核病是指再次感染结核杆菌所引起的肺结核病，多见于成人，病变常开始于肺尖，称再感染灶。

33. B

[解析] 慢性纤维空洞型肺结核多在浸润型肺结核形成急性空洞的基础上发展而来。肺内有多个厚壁空洞，多位于肺上叶，大小不等，新旧不一，后期肺组织严重破坏，广泛纤维化、胸膜增厚并与胸壁粘连，最终使肺功能严重受损。由于病变空洞与支气管相通，成为结核病的传染源，故此型又有开放性肺结核之称。

34. D

[解析] 肺结核病可因初次感染和再次感染结核菌时机体反应性的不同，而致肺部病变的发生发展各有不同的特点，从而可分为原发性和继发性肺结核病两大类。

35. B

[解析] 干酪样肺炎可由浸润型肺结核恶化进展而来，也可由急、慢性空洞内的细菌经支气管播散所致。肉眼切面呈黄色干酪样，坏死物液化排出后可有急性空洞形成。镜下肺内广泛的干酪样坏死，周围肺泡腔内有大量浆液纤维素性渗出物，内含以巨噬细胞为主的炎细胞。抗酸染色可检见大量病菌。临床上起病急剧，病情危重，中毒症状明显，病死率高，故有"百日痨"或"奔马痨"之称。

36. E

[解析] 慢性纤维空洞型肺结核多在浸润型肺结核形成急性空洞的基础上发展而来。肺内有多个厚壁空洞，多位于肺上叶，大小不等，新旧不一，后期肺组织严重破坏，广泛纤维化、胸膜增厚并与胸壁粘连，最终使肺功能严重受损。由于病变空洞与支气

管相通，成为结核病的传染源，故此型又有开放性肺结核之称。

37. C

[**解析**] 结核球，又称结核瘤，直径约 2～5cm，有纤维包裹的孤立的境界分明的干酪样坏死灶。多为单个，也可多个，常位于肺上叶。结核球可来自：浸润型肺结核的干酪样坏死灶纤维包裹；结核空洞引流支气管阻塞，空洞由干酪样坏死物填充；多个结核病灶融合而成。本型为相对静止的病变，可保持多年无进展，临床上多无症状。也可恶化进展，表现为干酪样坏死灶扩大、液化、溃破包膜、经支气管播散和形成空洞。结核球因由纤维包裹，抗结核药物不易发挥作用，并且 X 线检查需与肺癌鉴别，因此临床上多采取手术切除。

38. B

[**解析**] 继发性者因对结核菌已有一定的特殊免疫力，故其病变与原发性肺结核病有以下不同特点：① 病变多始于肺尖部，可能与直立时该部动脉压低、血循环较差，巨噬细胞较少，且通气不畅，以致局部组织抵抗力较低，加之肺泡内氧分压高，病菌易在该处繁殖有关；② 由于超敏反应，病变发生迅速且强烈，易发生干酪样坏死；同时免疫反应较强，在坏死灶周围常有以增生为主的病变，形成结核结节。免疫反应使病变局限化，还可抑制病菌繁殖，防止其沿淋巴道和血道播散，因此肺门淋巴结一般无明显病变，由血源性播散引起的全身粟粒性结核病亦极少见。病变在肺内蔓延主要通过支气管播散，因此空洞形成较为常见；③ 病程较长，病变复杂，随着机体免疫反应和变态反应的消长，临床经过常呈波浪状起伏，时好时坏，病变有时以增生变化为主，有时则以渗出、坏死变化为主，常新旧病变交杂存在。

39. C

[**解析**] 因初次感染结核菌，机体缺乏特殊免疫力，原发灶的细菌游离或被巨噬细胞吞噬。结核杆菌很快侵入淋巴管，循淋巴液引流到局部肺门淋巴结，引起结核性淋巴管炎和淋巴结炎，表现为淋巴结肿大和干酪样坏死。

40. C

[**解析**] 由于机体的反应性、菌量和毒力的不同，结核病可呈现渗出、增生和坏死三种不同的病变类型。当机体抵抗力低下而结核菌致病力增强时，干酪样坏死物可溶解液化排出形成空洞。

41. D

[**解析**] 由于机体的反应性、菌量和毒力的不同，结核病可呈现渗出、增生和坏死三种不同的病变类型。当细菌量少、毒力较低或人体免疫反应较强时，则发生以增生为主的变化，形成具有诊断价值的结核结节，又称结核性肉芽肿。

42. D

[**解析**] 干酪性肺炎好发于机体免疫力低并对结核杆菌变态反应过高的人群。可由浸润型肺结核恶化进展而来，也可由急、慢性空洞内的细菌经支气管播散所致。

43. A

[**解析**] Langhans 巨细胞是一种多核巨细胞，直径可达 300μm，胞质丰富、淡染，胞质突起常和类上皮细胞的胞质突起相连接，核与类上皮细胞核相似。核的数目由十几个到几十个不等，有超过百个者，核排列在胞质周围呈花环状、马蹄形或密集于胞体的一端。

44. A

[**解析**] 原发综合征形成后，虽然在最初几周内有病菌通过血道或淋巴道播散到全身其他器官，但随着细胞免疫的建立，绝大多数（95% 左右）患者病变不再发展而自然痊愈。

45. D

[**解析**] 结核病属Ⅳ型变态反应，由特异性致敏效应 T 细胞介导的，此型变态反应局部炎症变化出现缓慢，接触抗原 24～48 小时后才出现高峰反应，故又称迟发型变态反应。

46. A

[**解析**] 慢性肺粟粒性结核病多见于成人，患者原发灶已痊愈，由肺外某器官的结核病灶内的结核杆菌长期、间歇性地入血而致本病。病程较长，病变新旧、大小不一，小的如粟粒，大者直径可达数厘米以上，多以增生性改变为主。

47. E

[**解析**] 伤寒是由伤寒杆菌经消化道传染引起的、以全身单核巨噬细胞系统的巨噬细胞增生为主要病变

特点的急性增生性炎。

48. C

[解析] 增生的巨噬细胞吞噬伤寒杆菌、红细胞、淋巴细胞及细胞碎片等，称为伤寒细胞；大量伤寒细胞聚集成境界清楚的结节状病灶，称为伤寒肉芽肿或伤寒小结。

49. C

[解析] 肠伤寒溃疡期，肠道溃疡长轴与肠管长轴平行，溃疡较深，可达黏膜下层、肌层及浆膜层甚至穿孔。

50. A

[解析] 肠伤寒好发于回肠末端，与该处有丰富的淋巴组织有关。

51. A

[解析] 伤寒常由含菌的排泄物（粪、尿等）污染食物和饮用水等，经口入消化道传播。苍蝇可作为传播本病的媒介。

52. C

[解析] 伤寒杆菌好停留在胆囊中。

53. D

[解析] 伤寒杆菌可在胆囊中停贮繁殖，但胆囊本身多无病变。

54. E

[解析] 伤寒杆菌属沙门氏菌属中的 D 族，革兰阴性菌。其菌体 "O" 抗原、鞭毛 "H" 抗原及表面 "Vi" 抗原都能使人体产生相应抗体，尤以 "O" 及 "H" 抗原性较强，故可用血清凝集试验（肥达反应，Widal reaction）来测定血清中抗体增高，可作为临床诊断伤寒的依据之一。

55. B

[解析] 伤寒的病变特征是全身单核 – 巨噬细胞系统细胞的增生，临床可出现持续高热、相对缓脉、脾肿大、皮肤玫瑰疹及中性粒细胞和嗜酸性粒细胞减少等。

56. B

[解析] 感染伤寒杆菌时膈肌、腹直肌和股内收肌常发生凝固性坏死，亦称蜡样变性。

57. A

[解析] 潜伏期处于菌血症高峰期，此时血液中的细菌很快被全身单核 – 巨噬细胞系统吞噬，并进一步

在其内大量繁殖。这段时间内患者无明显临床症状，故称潜伏期。

58. C

[解析] 肠伤寒溃疡期容易发生穿孔。发病后第三周，伤寒杆菌在胆囊内大量繁殖并随胆汁再次进入小肠，又可穿过肠黏膜再次侵入肠壁淋巴组织，使原已致敏的淋巴组织发生强烈过敏反应，导致增生的淋巴组织坏死、脱落和溃疡形成，溃疡一般深及黏膜下层，严重者可深达浆膜，甚至穿孔，如侵及小动脉，可引起严重出血。

59. D

[解析] 起病第一周，回肠下段淋巴组织增生、肿胀，表面形似脑回样隆起，又称髓样肿胀期，血培养为阳性。

60. B

[解析] 肥达反应多在病程第二周以后呈现阳性。

61. C

[解析] 急性细菌性痢疾在肠道引起特征性的假膜性炎。

62. A

[解析] 细菌性痢疾是由痢疾杆菌引起的一种常见肠道传染病。病变主要发生在乙状结肠和直肠，严重者可累及整个大肠，甚至回肠下段。

63. E

[解析] 细菌性痢疾实质是肠黏膜的纤维素性炎。假膜逐渐溶解、脱落，形成大小不等、形状不规则的 "地图状" 溃疡。

64. C

[解析] 病程超过 2 个月以上者称为慢性菌痢。多由急性菌痢转变而来，以福氏菌感染者居多。病程可长达数月或数年，在此期间随患者全身及局部抵抗力的波动，肠道病变此起彼伏，新旧并存，原有溃疡尚未愈合，新溃疡又形成。由于组织的损伤修复反复进行，导致慢性溃疡形成，边缘不规则，边缘黏膜常过度增生而形成息肉，溃疡多深达肌层，底部高低不平，有肉芽组织和瘢痕形成。肠壁可不规则增厚、变硬，严重者可致肠腔狭窄。

65. E

[解析] 炎症激惹肠管蠕动亢进及痉挛，引起腹痛、腹泻等症状；炎症刺激直肠壁内神经末梢和肛门括

约肌，导致里急后重和排便次数频繁。

66. C

[解析] 急性细菌性痢疾时黏膜表层坏死，在渗出物中出现大量纤维素，后者与坏死组织、中性粒细胞、红细胞和细菌一起形成假膜。

67. C

[解析] 中毒性细菌性痢疾特征为起病急骤，肠道病变和临床症状常不明显，而全身中毒症状明显，发病后数小时或数十小时即可迅速出现中毒性休克或呼吸衰竭。多见于 2~7 岁儿童，常由毒力较低的福氏菌或宋内菌引起，而毒力较强的志贺菌引起者少见。本型肠道病变一般轻微，呈现卡他性肠炎。

68. B

[解析] 细菌释放具有破坏细胞作用的内毒素，迅速引起炎症反应形成感染灶，使肠黏膜上皮细胞坏死，使肠黏膜产生溃疡。内毒素吸收入血，引起全身毒血症。志贺氏菌释放的外毒素，则是导致疾病早期水样腹泻的主要因素。

69. C

[解析] 结核杆菌和麻风杆菌抗酸染色阳性。

70. A

[解析] 瘤型麻风的特点是患者对麻风杆菌的细胞免疫缺陷，巨噬细胞可以吞噬但不能有效地杀灭麻风杆菌，形成泡沫细胞肉芽肿。

71. D

[解析] 钩端螺旋体病是由钩端螺旋体引起的自然疫源性急性传染病，可出现高热、头痛、全身酸痛和明显的腓肠肌痛、眼结膜充血、淋巴结肿大、皮疹等全身急性感染症状，并伴有脏器损害出现的相应症状，一般不损伤全身免疫系统。

72. D

[解析] 钩端螺旋体引起的横纹肌病变以腓肠肌病变最为突出，临床上表现为腓肠肌压痛。

73. C

[解析] 钩端螺旋体常寄生于家畜和野生啮齿类动物，猪和鼠是主要传染源。钩端螺旋体在动物的肾小管中长期繁殖，随尿排出而污染周围环境，如水源、稻田、沟渠、坑道、矿井以及食物等。当人接触这些污染物后，钩端螺旋体可经皮肤（尤其是破损皮肤）、消化道黏膜侵入机体而致病。

74. B

[解析] 钩端螺旋体病以肺出血型病变最为显著，全肺弥漫性出血为无黄疸钩端螺旋体病患者的死亡原因。临床上可出现严重的呼吸困难、缺氧、咯血等症状。

75. B

[解析] 流行性出血热以发热、出血、低血容量休克和急性肾衰竭为主要表现，不发生中毒性休克。

76. E

[解析] 流行性出血热的基本病变是毛细血管损伤导致出血。

77. A

[解析] 流行性出血热的基本病变是毛细血管损伤导致出血。

78. C

[解析] 性传播性疾病（STD），亦称性病，是指通过性接触而传播的一类疾病，包括淋病、尖锐湿疣、梅毒、AIDS 等，麻风不属于 STD。

79. A

[解析] HPV6 型、HPV11 型与尖锐湿疣的发生有关，HPV16、HPV18 型则与子宫颈癌的发生有关。

80. E

[解析] 表皮角质层轻度增厚，几乎全为角化不全细胞，棘层肥厚，有乳头状瘤样增生，表皮突增粗延长，偶见核分裂。挖空细胞散在或成群分布，较正常细胞大，细胞边缘常残存带状胞质。核增大居中，圆形、椭圆形或不规则形，染色深，核周胞质空化或有空晕，可见双核或多核。挖空细胞的出现提示 HPV 感染，有助于尖锐湿疣的诊断。

81. D

[解析] 梅毒性主动脉炎会导致主动脉瓣关闭不全和动脉瘤形成，都与中层弹力纤维破坏有关。

82. A

[解析] 狮容由麻风引起，与梅毒无关。

83. A

[解析] 梅毒树胶肿可被吸收，进而纤维化，瘢痕收缩，肝可呈分叶状。

84. C

[解析] 树胶肿镜下结构颇似结核结节；中央为凝固性坏死，类似干酪样坏死，但坏死不彻底，弹力纤

维染色可见组织内原有的血管轮廓，上皮样细胞和 Langhans 细胞较少，而有多量淋巴细胞和浆细胞浸润；外围为致密的纤维组织。树胶肿后期可被吸收、纤维化，最后使器官变形，但绝少钙化，这又和结核结节截然有别。

85. A

[解析] 梅毒引起的心血管病变主要见于主动脉，引起梅毒性主动脉炎。

86. E

[解析] 梅毒螺旋体侵入人体后，经 2～12 周潜伏期，在侵入部位形成一个淡棕红色无痛性小硬结，称为硬下疳，是一期梅毒的特征性皮损，常为单个，直径约 1 cm；表面可发生糜烂或溃疡，溃疡底部及边缘质硬。病变多见于阴茎冠状沟、龟头、子宫颈、阴唇，亦可发生于口唇、舌、肛周等处。硬下疳经 1 个月左右多自然消退，仅留浅表的瘢痕，局部肿大的淋巴结也消退。

87. C

[解析] 早期梅毒传染性强，晚期梅毒传染性弱或无传染性。

88. D

[解析] 围血管性单核细胞、淋巴细胞和浆细胞浸润，浆细胞的恒定出现是梅毒的特点之一。

89. B

[解析] 梅毒疹属二期梅毒，镜下见闭塞的小动脉和大量淋巴细胞、浆细胞围管性浸润。

90. C

[解析] 硬下疳见于一期梅毒。

91. D

[解析] 念珠菌病常在面形成白色膜状物，在口腔者称鹅口疮。膜状物由假菌丝等构成，脱落后出现糜烂或浅表溃疡。

92. A

[解析] 曲霉菌为菌丝型真菌，菌丝粗细均匀，直径 27μm，有隔并呈分支状，常形成 45° 的锐角分支，菌丝常指向同一方向或向四周呈放射状生长。

93. E

[解析] 毛霉菌菌丝粗大，不分隔，分支较少而不规则，常呈钝角或直角分支，较其他真菌更倾向于侵犯血管壁，导致血栓形成和梗死，常见于糖尿病酸

中毒患者。厚壁荚膜是新型隐球菌的特点。

94. B

[解析] 隐球菌病最常见的是中枢神经系统隐球菌病。主要表现为脑膜炎。

【B 型题】

1. B　2. A　3. C　4. D　5. E

6. C　7. B　8. E　9. D　10. A

11. C　12. B　13. D　14. A　15. E

16. E　17. B　18. A　19. D　20. C

【X 型题】

1. ABE　2. ABDE　3. BCD　4. ACDE　5. AD

6. BCD　7. ABC　8. CD　9. ABCD　10. ABCE

11. CDE　12. ABCDE

二、名词解释

1. 肺结核的原发灶、结核性淋巴管炎和肺门淋巴结核三者统称为原发综合征，是原发性肺结核的特征性病变。

2. 结核坏死灶由于含脂质较多而呈淡黄色，均匀细腻，质地较实，状似奶酪，故称干酪样坏死。镜下为红染的无结构颗粒状物。

3. 继发性肺结核的一种类型，肉眼见肺野内单个或多个孤立的、有纤维包裹的、境界清楚的球形干酪样坏死灶，直径 2～5cm。多见于右肺上叶，是一种相对静止的病变。

4. 干酪性肺炎可由浸润型肺结核恶化进展而来，也可由急、慢性空洞内的结核杆菌经支气管播散所致。肉眼肺叶肿大实变，切面黄色干酪样，坏死物液化排出后可有急性空洞形成。镜下主要为大片干酪样坏死灶，肺泡腔内有大量浆液纤维素性渗出物。抗酸染色可检见大量结核杆菌。

5. 干酪样坏死型骨结核时，干酪样坏死明显和骨质破坏、死骨形成。病变常累及周围软组织，引起干酪样坏死和结核性肉芽肿形成，坏死物液化后可在骨旁形成结核性脓肿，由于局部并无红、热、痛，故又称"冷脓肿"。

6. 伤寒时增生活跃的巨噬细胞胞质内常吞噬有伤寒杆菌、红细胞和细胞碎片，吞噬红细胞的作用尤为明显，这种巨噬细胞称伤寒细胞，常聚集成团，形成的小结节称伤寒肉芽肿或伤寒小结。

7. 发生在黏膜的纤维素性炎，急性细菌性痢疾患者肠黏膜浅表坏死，在渗出物中含有大量的纤维素，后者与坏死组织、炎症细胞、红细胞及细菌一起形成特征性的假膜，故称假膜性炎。

8. 由麻风杆菌引起的慢性传染病，主要侵犯皮肤、黏膜和周围神经，也可侵犯深部组织和器官。临床表现为麻木性皮肤损害、神经粗大，严重者甚至造成肢体残废。分两型两类，即结核样型和瘤型，界限类和未定类。

9. 树胶肿又称梅毒瘤，见于第三期梅毒。病灶灰白色，大小不一，直径数厘米不等，质韧而有弹性，如树胶，故名树胶肿。镜下中央为凝固性坏死，形态类似干酪样坏死，但坏死不彻底，极少钙化，弹力纤维染色仍可见组织内原有的血管轮廓，周围为少量的上皮样细胞和 Langhans 巨细胞伴丰富的淋巴细胞和浆细胞浸润，外周由成纤维细胞包绕。

10. 尖锐湿疣是由人类乳头瘤病毒（HPV）感染引起的性传播疾病，又称性病疣。主要累及生殖道上皮，呈现良性增生性疣状病变。

三、简答题

1. 结核病是一种以肉芽肿形成为特征的慢性炎症。由于机体的免疫力和变态反应、细菌量和毒力以及组织特性的不同，结核病可表现为以渗出为主的病变，以增生为主的病变和以坏死为主的病变。渗出、坏死和增生三种变化往往同时存在而以某一种改变为主，而且可以互相转化。结核病基本病变与机体免疫状态之间的关系如下。

病变	机体免疫力	机体超敏反应	结核杆菌菌量	结核杆菌毒力	病理特征
渗出为主	低	较强	多	强	浆液性或浆液纤维素性炎
增生为主	较强	较弱	少	较低	结核结节
坏死为主	低	强	多	强	干酪样坏死

2. 原发性肺结核病和继发性肺结核病的比较

	原发性肺结核病	继发性肺结核病
感染结核杆菌	初次	再次
发病人群	儿童多见	成人多见
细胞免疫	无，3周后出现	有
始发部位	右肺，上叶下部和下叶上部靠近胸膜处	肺尖部
病理特征	原发综合征	病变多样，新旧病灶并存，常局限
病变特点	以渗出、坏死为主	以增生、坏死为主
播散途径	淋巴道、血道	支气管
病程和预后	病程短，大多自愈	病程长，慢性迁延，需治疗

3. 结核病的发展和结局取决于机体抵抗力和结核杆菌致病力之间的矛盾关系。在机体抵抗力增强时，结核杆菌被抑制、杀灭，病变转向愈合；反之，则转向恶化。

转向愈合：

（1）吸收、消散 ①为渗出性病变的主要愈合方式；②渗出物逐渐经淋巴道吸收，使病灶缩小或完全吸收消散；③X线检查可见边缘模糊、密度不匀、呈云絮状的渗出性病变的阴影逐渐缩小或被分割成小片，以至完全消失，临床上称为吸收好转期；④较小的干酪样坏死灶及增生性病灶，经积极治疗也有吸收消散或缩小的可能。

（2）纤维化、纤维包裹及钙化 ①增生性病变转向愈合时，上皮样细胞逐渐消失，并为纤维细胞所取代，结核结节周围增生的成纤维细胞长入，使结节纤维化而愈合。未被完全吸收的渗出性病变也可被机化而发生纤维化；②增生性病变和小的干酪样坏死灶（1～2cm），可被机化而发生逐渐纤维化，最后形成瘢痕而愈合，较大的干酪样坏死灶难以全部纤维化，则由其周边纤维组织增生将坏死物包裹，继而坏死物逐渐干燥浓缩，并有钙盐沉着；③病灶纤维化后，一般已无细菌存活，称为完全痊愈；④在纤维包裹及钙化的干酪样坏死灶中仍有少量结核杆菌残留，病变处于相对静止状态，即临床痊愈，当机体抵抗力降低时仍可复发进展。X 线检查，可见纤维化病灶呈边缘清楚、密度增高的条索状阴影；钙化灶为密度甚高、边缘清晰的阴影。临床称为硬结钙化期。

转向恶化：

（1）浸润进展　①疾病恶化时，病灶周围出现渗出性病变（病灶周围炎），其范围不断扩大，并继发干酪样坏死，坏死区随渗出性病变的扩延而增大；②X 线检查，原病灶周围出现絮状阴影，边缘模糊，临床上称为浸润进展期。

（2）溶解播散　①病情恶化时，干酪样坏死物可发生液化，形成的半流体物质可经体内的自然管道（如支气管、输尿管等）排出，致局部形成空洞；②空洞内液化的干酪样坏死物中含有大量结核杆菌，可通过自然管道播散到其他部位，形成新的结核病灶；③X 线检查，可见病灶阴影密度深浅不一，出现透亮区及大小不等的新播散病灶阴影，临床称为溶解播散期；④此外，结核杆菌还可循血道、淋巴道播散至全身各处。

4. 肠伤寒以回肠下段的集合淋巴小结和孤立淋巴小结的病变最为常见和明显。按病变自然发展过程可分四期，每期约一周。

（1）髓样肿胀期　第 1 周。回肠下段淋巴组织增生、肿胀，凸出于黏膜表面，色灰红，质软；以集合淋巴小结病变最为显著，呈圆形或椭圆形，表面形似脑回样隆起。

（2）坏死期　第 2 周。肿胀淋巴组织的中心部坏死，并逐渐融合扩大，累及黏膜表层。

（3）溃疡期　第 3 周。坏死组织崩解脱落，形成溃疡；溃疡边缘稍隆起，底部高低不平；集合淋巴小结处发生的溃疡呈椭圆形，其长轴与肠管长轴平行；溃疡一般深及黏膜下层，严重者可深达浆膜，甚至穿孔，如侵及小动脉，可引起严重出血。

（4）愈合期　第 4 周。溃疡底部长出肉芽组织并将溃疡填平，然后由溃疡边缘的上皮再生覆盖而告愈合；临床上患者每有食欲减退、腹胀、便秘或腹泻及右下腹压痛。发热，第 1 周内可高达 40℃，第 4 周病变愈合体温迅速下降，体温曲线呈梯形变化。粪便培养自第 2 周起阳性率逐渐增高，在第 3～5 周最高可达 85%。

5.（1）由多量泡沫细胞组成的肉芽肿，泡沫细胞间夹杂有少量淋巴细胞、浆细胞，泡沫细胞来源于吞噬了大量麻风杆菌的巨噬细胞，麻风杆菌破坏后释放的脂质使胞质呈泡沫样。

（2）病灶围绕小血管和皮肤附件，或融合成片。

（3）表皮与病变浸润灶之间有一层无细胞浸润的区域。

6. 根据病理变化、临床表现和经过的不同，细菌性痢疾可分为以下三种。

（1）急性细菌性痢疾　特征性病变是在肠道黏膜表面的渗出物中常有大量纤维素，它与坏死组织、炎症细胞、红细胞及细菌一起形成特征性的假膜，假膜逐渐溶解、脱落，形成大小不等、形状不规则的"地图状"溃疡。

（2）慢性细菌性痢疾　菌痢病程超过 2 个月以上，肠道病变新旧混杂，肉眼见溃疡边缘不规则，边缘黏膜上皮常过度增生形成息肉。纤维组织大量增生，肠壁增厚变硬，瘢痕组织收缩，可致肠腔狭窄。

（3）中毒性细菌性痢疾　多见于 2～7 岁儿童，特征是起病急骤、凶险，出现严重的全身中毒症状。但肠道病变一般轻微，呈现卡他性肠炎。有时因肠壁集合淋巴小结和孤立淋巴小结滤泡增生、肿胀，而呈现滤泡性肠炎改变。临床上常无明显的腹痛、腹泻和黏膜脓血便，但全身中毒症状严重，如高烧、惊厥、昏迷以及呼吸衰竭和循环衰竭等症状。

7.（1）闭塞性动脉内膜炎和血管周围炎　可见于各期梅毒。闭塞性动脉内膜炎表现为小动脉内皮细胞和成纤维细胞的增生，致使血管壁增厚，管腔狭窄甚至闭塞。血管周围炎表现为血管周围巨噬细胞、淋巴细胞和浆细胞的围管性浸润。浆细胞的恒定出现是本病的特征之一。

（2）树胶肿　也称梅毒瘤，是梅毒的特征性病变，见于第三期梅毒，可发生于任何器官。灰白色，质韧而有弹性，镜下见树胶肿中央为凝固性坏死，但坏死不彻底，坏死中极少钙化，弹力纤维染色仍可见组织内原有的血管轮廓，周围为少量的上皮样细胞和 Langhans 巨细胞伴丰富的淋巴细胞和浆细胞浸润，外周由成纤维细胞包绕。树胶肿最后纤维化，形成瘢痕，致使器官变形。

8.（1）局灶型肺结核　多位于肺尖部。肉眼见病灶常位于肺尖下 2～4cm 处，直径 0.5～1cm，境界清楚，周围有纤维包裹。镜下病变以增生性病变为主，中央常有干酪样坏死。

（2）浸润型肺结核 常位于锁骨下区，又称"锁骨下浸润"，病灶周围界限不清。镜下病变以渗出为主，肺泡腔内充满浆液、纤维素和炎细胞，中央常有小范围的干酪样坏死。

（3）慢性纤维空洞性肺结核 常表现为厚壁空洞，是最重要的、最基本的改变。多位于右肺上叶，数目一个或多个，形态不规则，大小不一，壁厚可达1cm以上。镜下见空洞壁分三层：内层为干酪样坏死物质，其中含大量结核杆菌；中层为结核性肉芽肿；外层为大量增生的纤维组织和瘢痕组织。

（4）干酪性肺炎 根据病变范围可分为小叶性和大叶性。肉眼见受累肺叶肿大变实，切面呈黄色干酪样。干酪样坏死物质液化排出，在肺野内可见大小不等的急性空洞。镜下见肺组织呈现广泛的干酪样坏死，周围的肺泡腔内有大量浆液纤维素性渗出物，内含以巨噬细胞为主的炎细胞。

（5）结核球 又称结核瘤，肉眼见肺野内单个或多个孤立的、有纤维包裹的、境界清楚的球形干酪样坏死灶，直径2～5cm。多见于右肺上叶。为相对静止的病变。

（6）结核性胸膜炎 多见于20～40岁的年轻人。可分为干性和湿性两种，以湿性常见。湿性结核性胸膜炎主要表现为浆液纤维素性炎。干性结核性胸膜炎常发生于肺尖，病变多为局限性，以增生性病变为主，极少出现胸腔积液，一般通过纤维化而痊愈，常造成局部胸膜增厚、粘连。

9.（1）结核性肉芽肿为结核病有诊断意义的肉芽肿性病变。大体表现为境界分明、约粟粒大小的结节状病灶，灰白或略呈黄色，可微隆起于器官表面和切面。镜下：中央为干酪样坏死，周围有上皮样细胞、Langhans巨细胞、淋巴细胞和少量成纤维细胞。

（2）梅毒树胶肿是梅毒的特征性病变。大体表现为质韧而有弹性，质地如树胶，灰白色。镜下：树胶肿中央为凝固性坏死，形态类似干干酪样坏死，但不同之处是树胶肿中央坏死不彻底，坏死中极少钙化，弹力纤维染色仍可见组织内原有的血管轮廓，周围为少量的上皮样细胞和Langhans巨细胞伴丰富的淋巴细胞和浆细胞浸润，外周由

成纤维细胞包绕。

10.（1）肠伤寒 以回肠下段的集合淋巴小结和孤立淋巴小结的病变最为常见和明显。典型的病变过程分为四期，第三期为溃疡期，约病程第3周。肉眼见溃疡边缘稍隆起，底部高低不平。集合淋巴小结发生的溃疡椭圆形，较大，其长轴与肠管的长轴平行；孤立淋巴小结发生的溃疡圆形，较小。镜下特点为伤寒肉芽肿的形成。合并症以肠出血和穿孔多见，多发生在溃疡期。溃疡底部小血管破裂出血，可引起出血，严重者可引出血性休克。溃疡一般累及黏膜下层，坏死严重者可深达肌层甚至浆膜层，引起穿孔，肠穿孔是伤寒最严重的并发症，多发生在肠胀气和腹泻的情况下，穿孔多为一个，有时也可多发，穿孔后常引起弥漫性腹膜炎。

（2）肠结核 好发部位为回盲部（85%）。分为原发性和继发性两种类型。根据病变特点不同，肠结核病可分为溃疡型和增生型。典型的肠结核溃疡多呈环形或带状，其长轴与肠管长轴垂直。溃疡一般较浅，边缘参差不齐，底部有干酪样坏死，其下为结核性肉芽肿。肠的浆膜面常可见到密布或成串的灰白色粟粒大小结核结节及纤维素渗出。镜下特点为结核肉芽肿的形成。合并症以肠腔狭窄多见，很少引起肠出血和肠穿孔。

（3）细菌性痢疾 可分为①急性细菌性痢疾：根据肠道病变的发生发展过程，可分为急性卡他性炎、假膜性炎、溃疡形成及溃疡愈合。特征性病变是在肠道黏膜表面的渗出物中常有大量纤维素，它与坏死组织、炎症细胞、红细胞及细菌一起形成特征性的假膜，假膜逐渐溶解、脱落，形成大小不等、形状不规则的"地图状"溃疡。②慢性细菌性痢疾：菌痢病程超过2个月以上，肠道病变新旧混杂。肉眼见溃疡边缘不规则，边缘黏膜上皮常过度增生形成息肉。纤维组织大量增生，肠壁增厚变硬，瘢痕组织收缩，可致肠腔狭窄。

四、病例分析题

1. C 2. B 3. D 4. C 5. C 6. B

（陈雁扬）

第十七章　寄生虫病

【同步习题】

第一节　阿米巴病

一、选择题

【A/型/题】

1. 阿米巴痢疾一般不会出现的病理变化是　（　）

　　A. 组织坏死

　　B. 在病变组织中可查见阿米巴滋养体

　　C. 溃疡间黏膜正常

　　D. 剧烈炎症反应

　　E. 烧瓶状溃疡

2. 肠阿米巴病最常发生在　（　）

　　A. 回肠　　　　　　　B. 直肠

　　C. 盲肠和升结肠　　　D. 乙状结肠

　　E. 空肠

3. "烧瓶状溃疡"描述的疾病是　（　）

　　A. 肠结核　　　　　　B. 溃疡型胃癌

　　C. 细菌性痢疾　　　　D. 肠阿米巴病

　　E. 胃溃疡病

4. 阿米巴滋养体引起的组织坏死为　（　）

　　A. 凝固性坏死　　　　B. 纤维素性坏死

　　C. 嗜酸性坏死　　　　D. 干酪样坏死

　　E. 液化性坏死

5. 肠阿米巴病最常见的合并症为　（　）

　　A. 肝脓肿　　　　　　B. 脑脓肿

　　C. 皮肤阿米巴脓肿　　D. 心包阿米巴脓肿

　　E. 肺脓肿

6. 患者，女，41岁，主诉右下腹痛伴腹泻。查体：

P 98 次/分，R 18 次/分，心肺无异常，肝脾未触及，右下腹有明显压痛及反跳痛。大便呈暗红色果酱样，可查见阿米巴滋养体。可能的诊断为

　　　　　　　　　　　　　　　　　　（　）

　　A. 霍乱　　　　　　　B. 细菌性痢疾

　　C. 食物中毒　　　　　D. 肠伤寒

　　E. 肠阿米巴病

【X/型/题】

1. 下列病理变化中，属于肠阿米巴病急性期的有

　　　　　　　　　　　　　　　　　　（　）

　　A. 可形成针尖大小的点状坏死

　　B. 溃疡呈裂隙状

　　C. 可引起肠穿孔

　　D. 溃疡间黏膜正常

　　E. 可出现暗红色果酱样大便

2. 溶组织内阿米巴滋养体对组织的致病机制主要包括　　　　　　　　　　　　　　　　（　）

　　A. 机械性损伤　　　　B. 过敏反应

　　C. 细胞毒素作用　　　D. 接触性溶细胞作用

　　E. 吞噬作用

3. 肠外阿米巴病常发生于　（　）

　　A. 肺脏　　　　　　　B. 脑

　　C. 脾脏　　　　　　　D. 肝脏

　　E. 肾脏

4. 阿米巴肝脓肿的成分包括　（　）

　　A. 阿米巴滋养体　　　B. 纤维血管组织

　　C. 陈旧性出血　　　　D. 中性粒细胞

　　E. 液化性坏死物质

二、名词解释

1. 阿米巴肝脓肿
2. 烧瓶状溃疡

三、简答题

请简述肠阿米巴病的基本病理特点。

第二节　血吸虫病

一、选择题

【A/型/题】

1. 我国流行的血吸虫病主要由哪种类型感染所致
（　　）
　　A. 曼氏血吸虫
　　B. 日本血吸虫
　　C. 埃氏血吸虫
　　D. 土耳其斯坦东毕（血吸虫）
　　E. 包氏毛毕血吸虫

2. 血吸虫感染进入人体的阶段是　　（　　）
　　A. 虫卵　　　　　　B. 尾蚴
　　C. 母胞蚴　　　　　D. 毛蚴
　　E. 子胞蚴

3. 导致血吸虫性肝硬化的阶段是　　（　　）
　　A. 成虫　　　　　　B. 尾蚴
　　C. 毛蚴　　　　　　D. 童虫
　　E. 虫卵

4. 血吸虫性肝硬化患者临床上较早出现腹腔积液等体征的原因主要为　　（　　）
　　A. 大量假小叶形成
　　B. 肝小叶破坏严重
　　C. 虫卵结节主要位于汇管区
　　D. 严重的低蛋白血症
　　E. 合并肝癌

5. 日本血吸虫引起的肝硬化类型是　　（　　）
　　A. 干线性肝硬化　　B. 门脉性肝硬化
　　C. 坏死后性肝硬化　D. 淤血性肝硬化
　　E. 胆汁性肝硬化

6. 血吸虫虫卵主要沉积在　　（　　）
　　A. 肝脏、盲肠及升结肠

　　B. 肝脏、回肠
　　C. 肝脏、乙状结肠及直肠
　　D. 肝脏、降结肠
　　E. 肝脏、横结肠

7. 血吸虫的生活史中，对人体的损害最大的阶段是
（　　）
　　A. 胞蚴　　　　　　B. 虫卵
　　C. 童虫　　　　　　D. 成虫
　　E. 尾蚴

8. 干线型肝硬化一般不见　　（　　）
　　A. 假小叶形成
　　B. 门脉高压
　　C. 肝体积缩小质地变硬
　　D. 假结核结节
　　E. 汇管区纤维化

9. 血吸虫病的假结核结节与结核结节的主要区别点为　　（　　）
　　A. 淋巴细胞　　　　B. 上皮样细胞
　　C. 纤维母细胞　　　D. 虫卵
　　E. 多核巨细胞

10. 下列哪项为非真性脓肿　　（　　）
　　A. 皮肤疥、痈　　　B. 肾脓肿
　　C. 脑脓肿　　　　　D. 嗜酸性脓肿
　　E. 肺脓肿

【X/型/题】

1. 血吸虫所致的结核样结节中出现　　（　　）
　　A. 异物巨细胞　　　B. 虫卵钙化灶
　　C. 坏死组织　　　　D. 血吸虫虫体
　　E. 类上皮细胞

2. 嗜酸性脓肿可见于　　（　　）
　　A. 伤寒　　　　　　B. 结核
　　C. 丝虫病　　　　　D. 阿米巴病
　　E. 血吸虫病

二、名词解释

1. 嗜酸性脓肿
2. 干线型肝硬化
3. 含铁小结

三、简答题

简述血吸虫病急性虫卵结节的病变特点。

第三节　华支睾吸虫病

一、选择题

【A/型/题】

1. 华支睾吸虫的成虫主要寄生于 　　（　　）
   A. 肠道　　　　　　B. 肺部
   C. 胰腺　　　　　　D. 肝胆管
   E. 胆囊

2. 华支睾吸虫的虫卵第一中间宿主是 （　　）
   A. 淡水螺类　　　　B. 淡水鱼
   C. 蛙　　　　　　　D. 淡水虾
   E. 蟹

【X/型/题】

1. 华支睾吸虫的虫卵第二中间宿主是 （　　）
   A. 淡水螺　　　　　B. 淡水鱼
   C. 蛙　　　　　　　D. 淡水虾
   E. 蟹

2. 华支睾吸虫病主要的病理变化包括 （　　）
   A. 机械系损伤导致胆管内膜炎
   B. 虫体化学刺激作用
   C. 免疫反应
   D. 胆汁淤积
   E. 胆管内膜非典型增生

二、填空题

华支睾吸虫病俗称＿＿＿＿＿。

三、简答题

简述寄生虫感染人体对宿主的致病机制。

第四节　肺型并殖吸虫病

一、选择题

【A/型/题】

1. 肺型并殖吸虫在第一宿主淡水螺内发育为 （　　）

A. 毛蚴　　　　　　B. 尾蚴
C. 囊蚴　　　　　　D. 童虫
E. 成虫

2. 肺型并殖吸虫在第二宿主内发育为 （　　）
   A. 毛蚴　　　　　　B. 尾蚴
   C. 囊蚴　　　　　　D. 童虫
   E. 成虫

【X/型/题】

肺型并殖吸虫的第二宿主为 （　　）
   A. 淡水螺　　　　　B. 淡水鱼
   C. 蛙　　　　　　　D. 淡水虾
   E. 淡水蟹

二、填空题

肺型并殖吸虫病的主要病理变化包括＿＿＿＿＿、＿＿＿＿＿、＿＿＿＿＿、＿＿＿＿＿。

第五节　棘球蚴病

一、选择题

【A/型/题】

泡状棘球蚴的中间宿主主要为 （　　）
   A. 家畜　　　　　　B. 淡水鱼
   C. 蛙　　　　　　　D. 鼠类
   E. 昆虫

【X/型/题】

肝泡状棘球蚴囊肿的特点有 （　　）
   A. 呈蜂窝状
   B. 多为单个巨快型
   C. 囊肿外周有纤维包膜
   D. 其内为豆腐渣样物质
   E. 胆管迂曲扩张

二、简答题

简述棘球蚴常见并发症。

【参考答案】

第一节 阿米巴病

一、选择题

【A型题】

1. D

[解析] 肠阿米巴病变以组织的溶解液化为主要特征，病灶周围炎症反应轻微。

2. C

[解析] 肠阿米巴病病变部位主要在盲肠和升结肠。

3. D

[解析] 肠阿米巴病以形成口小底大的烧瓶状溃疡为特点。

4. E

[解析] 阿米巴滋养体含多种酶，能溶解组织，引起液化性坏死。

5. A 6. E

【X型题】

1. ACDE

[解析] 肠阿米巴病以形成口小底大的烧瓶状溃疡为特点。

2. ACDE

3. ABD

[解析] 肠外阿米巴病常发生于肝、肺、脑。

4. ACE

二、名词解释

1. 阿米巴滋养体通过侵入肠壁小静脉，血行播散至肝脏，也可直接移行进入腹腔侵犯肝脏，形成阿米巴肝脓肿。脓肿内容物呈棕褐色果酱样，由液化坏死物质和陈旧性血液混合而成，脓肿壁呈破棉絮状外观。

2. 肠阿米巴病急性期时，阿米巴滋养体穿破黏膜肌层深入至黏膜下层，造成较为显著的液化性坏死，坏死组织脱落后形成特征性的口小底大、边缘呈潜行的"烧瓶状溃疡"。

三、简答题

阿米巴病病变部位主要在盲肠、升结肠，其次为乙状结肠和直肠。基本病理变化为组织溶解液化为主的变质性炎（灶性坏死性结肠炎），以形成口小底大的烧瓶状溃疡为特点，可分为急性期和慢性期。

第二节 血吸虫病

一、选择题

【A型题】

1. B

2. B

[解析] 血吸虫感染进入人体的是其尾蚴阶段。

3. E

[解析] 导致血吸虫性肝硬化的是其虫卵阶段。

4. C

5. A

[解析] 由于增生的结缔组织沿门静脉分支呈树枝状分布，故称为干线型肝硬化。

6. C

[解析] 血吸虫虫卵主要沉积在肝脏、乙状结肠及直肠。

7. B

[解析] 日本血吸虫病由虫卵引起嗜酸性脓肿及假结核结节等。

8. A

[解析] 干线型肝硬化由日本血吸虫虫卵引起，一般不损及肝细胞，无假小叶形成。

9. D

[解析] 血吸虫病假结核结节最主要的诊断依据是找到血吸虫虫卵。

10. D

[解析] 嗜酸性脓肿是血吸虫急性虫卵结节的主要病变，其他都是化脓性炎表现。

【X型题】

1. ABDE

2. CE

[解析] 血吸虫病和丝虫病可引起嗜酸性脓肿。

二、名词解释

1. 血吸虫虫卵沉着于组织后使机体发生迟发型超敏

反应，病灶中心由坏死的嗜酸性粒细胞聚集形成红染无结构的颗粒状物，其中含大量卵圆形变性的血吸虫卵，周围有上皮样细胞、淋巴细胞和嗜酸性粒细胞，即急性虫卵结节。

2. 血吸虫性肝硬化其肝小叶并未明显破坏，但汇管区纤维化明显。切面见门静脉分支周围纤维组织增生呈树枝状分布，故有干线型肝硬化之称。

3. 在血吸虫病之脾脏切面可见小的结节，其本质为陈旧性出血、纤维化及铁盐沉积于胶原纤维所形成。

三、简答题

由成熟虫卵即含毛蚴的虫卵所引起。肉眼所见为灰黄色、粟粒至黄豆大。镜下成熟卵壳表面附着红色放射状物质，免疫荧光染色证实为抗原－抗体复合物，周围有大量嗜酸性性粒细胞聚集，又称嗜酸性脓肿。

第三节　华支睾吸虫病

一、选择题

【A 型题】

1. D

[解析] 华支睾吸虫的成虫主要寄生于人、犬、猫和猪的肝胆管内。

2. A

[解析] 华支睾吸虫的虫卵被第一宿主淡水豆螺、沼螺或涵螺吞食，在螺的消化管内孵出毛蚴。

【X 型题】

1. BD

[解析] 华支睾吸虫的尾蚴用吸盘吸附在鱼虾表面，进一步侵入其体内，形成囊蚴。

2. ABCDE

二、填空题

肝吸虫病

三、简答题

阻塞和挤压；通过机械和化学作用破坏宿主器官结构；掠夺营养；过敏反应和免疫复合物的作用等。基本病理变化均为炎症性病变。

第四节　肺型并殖吸虫病

一、选择题

【A 型题】

1. B

[解析] 华支睾吸虫毛蚴侵入第一宿主淡水螺内发育为尾蚴。

2. C

[解析] 华支睾吸虫尾蚴侵入第二宿主体内发育为囊蚴。

【X 型题】

DE

二、填空题

浆膜炎；窦道形成；脓肿或囊肿形成；纤维瘢痕形成

第五节　棘球蚴病

一、选择题

【A 型题】

D

【X 型题】

ABCD

[解析] 肝泡状棘球蚴囊肿的特点是单个巨块型、呈蜂窝状，其内为豆腐渣样物质、囊肿外周有纤维包膜以及囊壁中无生发层。

二、简答题

感染，破裂，过敏性休克，继发性棘球蚴病。

（甄甜甜）

第十八章 病理学常用技术的原理与应用

【同步习题】

第一节 大体、组织和细胞病理学技术

一、选择题

【A/型/题】

1. 下列组织病理学观察方法正确的是（　　）
   - A. 以100%乙醇溶液固定组织
   - B. 组织切片最常用的染色方法是苏木素－伊红染色
   - C. 染色后用电子显微镜观察
   - D. 环氧树脂包埋
   - E. 为增加切片色彩对比和清晰度，细胞核应深染

2. 标本大体观察的第一步应该是（　　）
   - A. 了解临床医生对病理检查的要求
   - B. 了解标本的名称
   - C. 了解临床病史
   - D. 核对申请单和标本签上的姓名是否正确
   - E. 观察标本的形态

3. 病理检查最主要的目的是（　　）
   - A. 明确病变的性质
   - B. 明确病变的组织来源
   - C. 明确病变的部位
   - D. 明确病变的大小
   - E. 明确病变与周围组织和器官的关系

4. 下列标本应该全部取材制片的是（　　）
   - A. 乳腺癌根治标本
   - B. 纤支镜肺活检标本
   - C. 急性阑尾炎切除标本
   - D. 前列腺电切标本
   - E. 大隐静脉曲张切除标本

5. 下列对于细胞病理学观察的认识错误的是（　　）
   - A. 细胞病理学检查可用于肿瘤的筛查
   - B. 细胞病理学检查可为细胞培养和DNA提取提供标本
   - C. 细胞病理学检查可作为诊断病变性质的金标准
   - D. 细胞病理学检查可用于对激素水平的测定
   - E. 以上全部错误

【X/型/题】

1. 对肝癌标本的大体观察应包括（　　）
   - A. 肝脏的大小
   - B. 癌灶的大小及数目
   - C. 癌组织的色泽、质地
   - D. 癌组织与周围肝组织的界限是否清晰
   - E. 周围肝组织的形态及质地

2. 下列适于细胞病理学观察的是（　　）
   - A. 痰涂片
   - B. 脑脊液
   - C. 甲状腺细针穿刺
   - D. 尿液排泄物
   - E. 粪便排泄物

二、名词解释

1. 大体观察
2. 组织病理学观察
3. 细胞病理学观察

三、简答题

细胞病理学观察的细胞来源包括哪些？

第二节 组织化学与免疫组织（细胞）化学技术

一、选择题

【A/型/题】

1. 常用的免疫组化染色方法为　　　　　（　　）

　　A. 直接法　　　　　　　B. 间接法

　　C. PAP 法　　　　　　　D. ABC 法

　　E. LSAB 法和 LDP 法

2. 上皮源性标记物是　　　　　　　　（　　）

　　A. CK　　　　　　　　　B. Vimentin

　　C. Desmin　　　　　　　D. Actin

　　E. CD3

3. 间叶源性标记物是　　　　　　　　（　　）

　　A. CK　　　　　　　　　B. Vimentin

　　C. EMA　　　　　　　　D. CK7

　　E. Hepatocyte

4. 免疫组化标记物 S-100 表达阳性，常提示组织来源是　　　　　　　　　　　　　（　　）

　　A. 平滑肌　　　　　　　B. 血管内皮细胞

　　C. 淋巴管内皮细胞　　　D. 神经

　　E. 横纹肌

5. 可辅助甲状腺髓样癌诊断的组织化学染色技术是　　　　　　　　　　　　　　　（　　）

　　A. 嗜银染色　　　　　　B. PAS 染色

　　C. AB 染色　　　　　　D. 刚果红染色

　　E. 苏丹Ⅲ染色

6. 在判断原位癌与早期浸润癌中有鉴别诊断价值的是　　　　　　　　　　　　　　（　　）

　　A. Masson 染色　　　　　B. 弹力纤维染色

　　C. 网状纤维染色　　　　D. 糖原染色

　　E. 普鲁士蓝反应

7. 有助于鉴别卵巢纤维瘤与卵泡膜细胞瘤的组织化学染色是　　　　　　　　　　　（　　）

　　A. 嗜银染色　　　　　　B. 苏丹Ⅲ染色

　　C. 刚果红染色　　　　　D. PAS 染色

　　E. AB 染色

8. IHC 染色最常用的标记方法　　　　　（　　）

　　A. 荧光素标记　　　　　B. 免疫金银染色

　　C. 辣根过氧化物酶　　　D. 铁标记

　　E. 碱性磷酸酶

【B/型/题】

　　A. 细胞核阳性反应

　　B. 细胞膜阳性反应

　　C. 细胞质阳性反应

　　D. 同时出现细胞膜阳性和细胞质内弥漫阳性反应

　　E. 核旁点状阳性反应

下列免疫组化标记阳性部位分别为

1. 乳腺浸润性导管癌 E-cadherin 表达　（　　）

2. 肺腺癌 CK7 表达　　　　　　　　　（　　）

3. 胃肠道腺癌 EMA 表达　　　　　　　（　　）

4. 子宫内膜样腺癌 ER 表达　　　　　　（　　）

5. 胰腺实性-假乳头状肿瘤 CD99 表达　（　　）

二、名词解释

1. 组织化学

2. 免疫组织化学与免疫细胞化学

三、简答题

试分析免疫组化中出现假阴性和假阳性反应可能的原因。

第三节　电子显微镜技术

一、选择题

【A/型/题】

1. 目前最好的电子显微镜的分辨率可达　（　　）

　　A. 0.2μm　　　　　　　B. 1μm

　　C. 0.14nm　　　　　　　D. 0.2nm

　　E. 0.1mm

2. 由于电镜电子束穿透能力的限制，常用的超薄切片厚度是　　　　　　　　　　　（　　）

　　A. 10~20nm　　　　　　B. 30~60nm

　　C. 150~200nm　　　　　D. 1~2μm

　　E. 3~5μm

3. 常用于电镜研究的固定剂是　　　　　（　　）

　　A. 100% 乙醇　　　　　B. 甲醇

　　C. 10% 甲醛　　　　　　D. 1%~2% 锇酸

E. 0.3%～5%醋酸

4. 电镜样本常用的包埋剂是　　　　（　　）

　　A. 环氧树脂　　　　　B. 石蜡

　　C. 碳蜡　　　　　　　D. 火棉胶

　　E. 明胶

5. 电镜技术常用于下列哪种疾病的临床病理诊断

　　　　　　　　　　　　　　　　（　　）

　　A. 横纹肌肉瘤　　　　B. 肾小球肾炎

　　C. 肺癌　　　　　　　D. 肺炎

　　E. 肝硬化

【X/型/题】

1. 电镜样本制作的基本过程包括　　（　　）

　　A. 组织取材、固定　　B. 组织脱水、浸透

　　C. 组织包埋　　　　　D. 组织切片

　　E. 组织染色

2. 电镜技术的应用领域包括　　　　（　　）

　　A. 在胚胎及组织发生学方面的观察和研究

　　B. 临床上多种疾病亚细胞结构病变的观察和诊断

　　C. 某些疑难肿瘤的组织来源和细胞属性的判断

　　D. 细胞凋亡的形态学观察

　　E. 扫描电镜对样本三维形态的显微显示和定量

二、名词解释

电子显微镜技术

三、填空题

电子显微镜和光学显微镜的基本原理相同，不同的是光镜的照明源是_____，而电镜是以_____为光源。光镜的透镜是_____，而电镜的透镜是_____。

四、简答题

电镜样本的制备与常规病理制片不同之处。

第四节　显微切割技术

一、选择题

【A/型/题】

1. 下列关于显微切割技术描述错误的是　　（　　）

　　A. 用于显微切割的组织切片可以是冷冻切片、石蜡包埋的组织切片或细胞涂片

　　B. 用于显微切割的组织切片无需染色

　　C. 显微切割的方法有手工操作法和激光捕获显微切割法

　　D. 显微切割技术可从组织切片或细胞涂片上的任一区域内切割下某一特定的同类细胞群或单个细胞

　　E. 以上选项均错误

2. 显微切割技术是指　　　　　　　（　　）

　　A. 将生物样品或检测探针以微阵列方式集成排布在载玻片上

　　B. 将大量不同的组织样品以微阵列方式集成排布在载玻片上

　　C. 从组织切片或细胞涂片中切取特定细胞，用于有关分子生物学研究

　　D. 显微镜下将组织分割成两个区域

　　E. 对悬液细胞进行分离

二、名词解释

显微切割技术

三、简答题

显微切割技术的特点与不足。

第五节　激光扫描共聚焦显微技术

一、选择题

【A/型/题】

1. 激光扫描共聚焦显微技术不适用于　（　　）

　　A. 细胞涂片　　　　　B. 细胞爬片

　　C. 冷冻组织切片　　　D. 石蜡包埋组织切片

　　E. 以上均不适合

2. 以下非激光扫描共聚焦显微技术优点的是（　　）

　　A. 可获得普通光学显微镜无法达到的分辨率

　　B. 具有深度识别能力

　　C. 具有纵向分辨率

　　D. 可用于观察活细胞

　　E. 荧光标记的探针或抗体的质量对实验结果影响不大

3. 激光扫描共聚焦显微技术所能识别的最大深度可

达到 （ ）

A. 200～400μm B. 50～100μm

C. 12mm D. 500～800nm

E. 200～400nm

二、名词解释

"细胞 CT"或"显微 CT"

三、填空题

激光扫描共聚焦显微镜是将_____、_____和_____相结合而形成的高技术设备。

四、简答题

激光扫描共聚焦显微镜的主要功能。

第六节　核酸原位杂交技术

一、选择题

【A/型/题】

1. 原位核酸分子杂交用核酸探针有 （ ）

A. cDNA 探针 B. DNA 探针

C. cRNA 探针 D. RNA 探针

E. 以上都是

2. 荧光原位杂交（FISH）的实验材料可以是（ ）

A. 间期细胞 B. 分裂中期的染色体

C. 冷冻切片组织 D. 石蜡切片组织

E. 以上都是

3. 根据标记物的不同核酸探针可分为 （ ）

A. 荧光素探针和生物素探针

B. 放射性探针和非放射性探针

C. 单链探针和双链探针

D. DNA 探针和 RNA 探针

E. cDNA 探针和 cRNA 探针

4. 核酸探针常用的放射性核素标记物不包括 （ ）

A. ^3H B. ^{35}S

C. ^{32}P D. CO

E. ^{125}I

5. 原位杂交前对玻片进行处理的最主要的目的是 （ ）

A. 灭活 RNA 酶

B. 灭活 DNA 酶

C. 灭活蛋白酶

D. 提高杂交信号

E. 清除灰尘及其它固态颗粒

【X/型/题】

根据所选用的探针和待检测靶序列的不同，核酸原位杂交技术可分为 （ ）

A. DNA－DNA 杂交 B. DNA－RNA 杂交

C. RNA－RNA 杂交 D. DNA－蛋白质杂交

E. RNA－蛋白质杂交

二、填空题

核酸原位杂交技术的生物化学基础是_____、_____和_____。

三、简答题

1. 核酸原位杂交技术的基本原理。

2. 核酸原位杂交技术的应用。

3. ISH 与 IHC 的比较。

第七节　原位聚合酶链反应技术

一、选择题

【A/型/题】

1. 应用较为广泛的原位 PCR 技术方法是 （ ）

A. 直接法原位 PCR

B. 间接法原位 PCR

C. 原位反转录 PCR

D. 原位再生式序列复制反应

E. 以上均是

2. 原位 PCR 技术的主要优点是 （ ）

A. 能进行组织学定位

B. 将单一拷贝或低拷贝的待测核酸以指数的形式扩增

C. 特异性高

D. 上述 A、B 都是

E. 上述 A、B、C 都是

3. 下列标本可用于原位 PCR 技术的是 （ ）

A. 冷冻切片 B. 石蜡包埋组织切片

C. 细胞涂片 D. 培养细胞爬片

E. 以上都是

【X/型/题】

1. 原位 PCR 技术存在的问题有　　　（　　）

A. 特异性不高

B. 假阳性问题

C. 技术操作复杂，影响因素太多

D. 需要特殊的设备，价格昂贵

E. 敏感性不高

2. 原位 PCR 技术的应用包括　　　（　　）

A. 对低拷贝的内源性基因进行检测和定位

B. 对外源性基因如各种感染性疾病病原体的基因检测与定位

C. 可用于基因突变、基因重排等的研究和观察

D. 在完整的细胞样本上能检测出单一拷贝的 DNA 序列

E. 在临床上可用于对接受了基因治疗的患者体内导入基因的检测

二、名词解释

原位 PCR（in situ PCR）技术

第八节　流式细胞术

一、选择题

【A/型/题】

1. 下列不属于流式细胞术的特点是　　　（　　）

A. 准确　　　　　B. 快速

C. 高分辨力　　　D. 精密

E. 批量制作

2. 流式细胞术对单细胞悬液中细胞数的要求是不少于　　　（　　）

A. 10^3　　　　　B. 10^4

C. 10^5　　　　　D. 10^6

E. 10^7

3. 用石蜡包埋组织制备单细胞悬液，应先制备成的石蜡切片厚度为　　　（　　）

A. $3 \sim 5\mu m$　　　B. $6 \sim 10\mu m$

C. $20 \sim 30\mu m$　　D. $40 \sim 50\mu m$

E. $80 \sim 100\mu m$

【X/型/题】

可用于流式细胞术的样本是　　　（　　）

A. 血液　　　　　B. 各种体液

C. 新鲜实体瘤　　D. 石蜡包埋组织

E. 悬浮细胞培养液

二、名词解释

流式细胞术

三、简答题

1. 样本制备的基本原则有哪些？

2. 简述流式细胞术的应用。

第九节　图像采集和分析技术

一、选择题

【X/型/题】

数字切片的优点是　　　（　　）

A. 高清晰度

B. 高分辨率

C. 色彩逼真

D. 易于保存

E. 便于检索及教学管理

二、名词解释

数字切片

三、填空题

病理图像分析包括_____和_____两个方面。

第十节　比较基因组杂交技术

一、选择题

【A/型/题】

1. CGH 技术所能检测到的最小的 DNA 扩增或缺失片段的大小是　　　（　　）

A. $1 \sim 2Mb$　　　　B. $3 \sim 5Mb$

C. $500 \sim 1000kb$　　D. $100 \sim 500kb$

E. $3 \sim 5kb$

2. 下列不是 CGH 技术的特点是　　　（　　）

A. 实验所需样本 DNA 量较少

B. 可用于甲醛固定石蜡包埋组织样本的研究

C. 对于低水平的 DNA 扩增和小片段的缺失会漏检

D. 可检测出平行染色体的易位

E. 适用于外周血、培养细胞和新鲜组织样本的研究

二、名词解释

比较基因组杂交（CGH）

三、简答题

简述 CGH 技术的基本原理。

第十一节　生物芯片技术

一、选择题

【A 型题】

1. 组织芯片技术最突出的优势是　　（　　）

A. 高分辨率　　　　B. 可重复性强

C. 高通量检测　　　D. 准确性高

E. 检测方便

2. 对于组织芯片的取样，最需注意的问题是（　　）

A. 所取石蜡包埋组织保存的年限

B. 所取石蜡包埋组织的大小

C. 微组织的直径

D. 微组织的厚度

E. 微组织的代表性

二、名词解释

1. 基因芯片（gene chip）

2. 蛋白质芯片（protein chip）

3. 组织芯片（tissue chip）

第十二节　生物信息学技术

一、名词解释

生物信息学（bioinformatics）

二、简答题

简述生物信息学的主要任务。

【参考答案】

第一节　大体、组织和细胞病理学技术

一、选择题

【A 型题】

1. B

[解析] 将肉眼确定为病变的组织取材后，以福尔马林溶液固定和石蜡包埋制成切片，经不同的方法染色后用光学显微镜观察。组织切片最常用的染色方法是苏木素–伊红（HE）染色。迄今，HE 染色仍然是诊断和研究疾病最基本和最常用的方法。高质量的 HE 切片标准是细胞核染色质清晰可见，而非深染。

2. D　3. A　4. B　5. C

【X 型题】

1. ABCDE　2. ABCD

二、名词解释

1. 主要运用肉眼或辅以放大镜、量尺和磅秤等工具，对大体标本的病变性状（形状、大小、重量、色泽、质地、界限、表面及切面形态、与周围组织和器官的关系等）进行细致的剖检、观察、测量、取材和记录，必要时可摄影留作资料。

2. 将肉眼确定为病变的组织取材后，以 10% 中性缓冲福尔马林溶液固定和石蜡包埋制成切片，经不同的方法染色后用光学显微镜观察。

3. 采集病变处的细胞，涂片染色后进行观察和诊断。

三、简答题

细胞的来源可以是运用各种采集器在口腔、食管、鼻咽部、女性生殖道等病变部位直接采集脱落的细胞；可以是自然分泌物、体液及排泄物中的细胞；以及通过内镜采集的细胞或用细针直接穿刺病变部位所吸取的细胞。

第二节　组织化学与免疫组织（细胞）化学技术

一、选择题

【A 型题】

1. E　2. A

[解析] CK 为上皮源性标记物，Vimentin 为间叶源性标记物，Actin 为广谱肌源性标记物，Desmin 为平滑肌标记物，CD3 为 T 淋巴细胞常用的标记物。

3. B

[解析] CK、CK7 及 EMA 均为上皮性标记物，Hepatocyte 为肝细胞特异性标记物，Vimentin 为间叶源性标记物

4. D

[解析] 平滑肌标记物 Desmin，血管内皮细胞标记物 CD31、CD34，淋巴管内皮细胞标记物 D2－40，神经源性标记物 S－100、GFAP，横纹肌标记物 Myogenin、MyoD1。

5. D

[解析] 甲状腺髓样癌间质内常有淀粉样物质沉着，刚果红染色淀粉样物质呈橘红色。

6. C

[解析] 网状纤维染色，即嗜银染色，可以显示基底膜。原位癌基底膜完整；早期浸润癌基底膜连续性破坏，部分断裂崩解。

7. B

[解析] 卵泡膜细胞瘤的肿瘤细胞胞质内含有脂质，苏丹Ⅲ染色呈橘红色，而卵巢纤维瘤的肿瘤细胞内及间质内没有脂质成分。

8. C

【B 型题】

1. B　2. C　3. D　4. A　5. E

二、名词解释

1. 一般称为特殊染色，通过应用某些能与组织或细胞的化学成分进行特异性结合的显色试剂，定位地显示病变组织、细胞的特殊化学成分（如蛋白质、酶类、核酸、糖类、脂类等），同时又能保存

组织原有的形态改变，达到形态与代谢的结合。

2. 免疫组织化学和免疫细胞化学，是利用抗原－抗体的特异性结合反应来检测和定位组织或细胞中的某种化学物质的一种技术，由免疫学和传统的组织化学相结合而形成。

三、简答题

假阴性反应可发生于以下情况：组织内待测抗原已被分解破坏，或抗原含量过低；固定剂使用不当，而使抗原被遮盖；抗体质量不佳或稀释度不当；操作失误等。假阳性反应可发生于以下情况：抗体特异性差，与非待检抗原发生交叉反应；组织对抗体的非特异性吸附；内源性过氧化物酶的作用，若内源性过氧化物酶未被阻断，则可出现假阳性结果。

第三节　电子显微镜技术

一、选择题

【A 型题】

1. C　2. B

[解析] 透射式电镜主要用于观察细胞内部的超微结构，因而要求制备超薄切片，切片的厚度应在 50nm 左右。

3. D　4. A　5. B

[解析] 电镜技术尤其适用于神经肌肉疾病和肾小球疾病的诊断

【X 型题】

1. ABCDE　2. ABCDE

二、名词解释

电镜技术使病理学对疾病的认识从组织、细胞水平深入到细胞内超微结构水平，观察到了细胞膜、细胞器和细胞核的细微结构及其病理变化。

三、填空题

可见光；电子束；玻璃；轴对称的电场或磁场

三、简答题

电镜样本要求组织新鲜，选择有代表性的区域进行小块多点取材；双重组织固定，常用的化学固定剂有锇酸、醛类固定剂和高锰酸钾等；环氧树脂包埋；半薄切片经甲苯胺蓝或 HE 染色进行组织定位；切制

超薄切片；重金属盐如醋酸铀或枸橼酸铅等染色。

第四节 显微切割技术

一、选择题

【A型题】

1. B

[解析] 用于显微切割的组织切片必须染色，以便于进行目标细胞群或单一细胞的定位，染色可以用普通方法，也可用IHC染色。

2. C

二、名词解释

显微切割技术可从组织切片或细胞涂片上的任一区域内切割下某一特定的同类细胞群或单个细胞，再进行有关分子生物学研究。

三、简答题

显微切割技术的特点是可从构成复杂的组织中获得某一特定的同类细胞群或单个细胞，尤其适用于肿瘤的分子生物学研究，如肿瘤的克隆性分析、肿瘤发生和演进过程中各阶段细胞基因改变的比较研究以及肿瘤细胞内某些酶活性的定量检测等。

该技术的不足之处是手工操作法的技术难度大；用LCM法虽然操作简便，耗时少，取材准确，但需特殊的设备，激光器造价高。

第五节 激光扫描共聚焦显微技术

一、选择题

【A型题】

1. D 2. E

[解析] 荧光标记的探针或抗体的质量将直接影响实验结果。

3. A

二、名词解释

激光扫描共聚焦显微镜技术可利用计算机及图像处理系统对组织、细胞及亚细胞结构进行断层扫描，该功能被形象地称为"细胞CT"或"显微CT"。

三、填空题

光学显微镜；激光扫描技术；计算机图像处理技术

四、简答题

(1) 细胞、组织光学切片　对组织、细胞及亚细胞结构进行断层扫描，该功能被称为"细胞CT"或"显微CT"。

(2) 三维立体空间结构重建。

(3) 对活细胞的长时间观察。

(4) 细胞内酸碱度及细胞离子的定量测定。

(5) 采用荧光漂白恢复技术（FRAP）进行细胞间通信、细胞骨架的构成、生物膜结构和大分子组装等的研究。

(6) 细胞膜流动性测定和光活化技术等。

第六节 核酸原位杂交技术

一、选择题

【A型题】

1. E 2. E 3. B 4. D 5. A

[解析] 对DNA-RNA杂交和RNA-RNA杂交，需进行灭活RNA酶处理，包括高温烘烤实验用器皿等。

【X型题】

ABC

二、填空题

DNA变性；复性；碱基互补配对结合

三、简答题

1. 用标记的已知序列的核苷酸片段作为探针，通过杂交直接在组织切片、细胞涂片或培养细胞爬片上检测和定位某一特定靶DNA或RNA的存在。

2. (1) 细胞特异性mRNA转录的定位。

(2) 受感染组织中病毒DNA/RNA的检测和定位。

(3) 癌基因、抑癌基因及各种功能基因在转录水平的表达及其变化的检测。

(4) 基因在染色体上的定位。

(5) 染色体变化的检测，如染色体数量异常和染色体易位等。

（6）分裂间期细胞遗传学的研究，如遗传病的产前诊断和某些遗传病基因携带者的确定，某些肿瘤的诊断等。

3. ISH 使用的是探针，遵循碱基互补配对的原则，与待检测的靶序列结合，是 DNA 或转录（mRNA）水平的检测。

IHC 使用的是抗体，其检测对象是抗原，机制是抗原 - 抗体的特异性结合，是蛋白质表达水平的检测。

第七节　原位聚合酶链反应技术

一、选择题

【A 型题】

1. B　2. D　3. E

【X 型题】

1. ABCD

[解析] 从理论上说，原位 PCR 是一个较完美的技术，兼具较高的敏感性和基因的细胞内定位功能，但目前该技术方法还欠完善，主要表现在以下几个方面：①特异性不高，尤其是假阳性问题；②技术操作复杂，影响因素太多；③需要特殊的设备，难以推广使用，但有一定的潜在应用前景。

2. ABCDE

二、名词解释

原位 PCR（in situ PCR）技术是将 PCR 的高效扩增与原位杂交的细胞及组织学定位相结合，在冷冻切片或石蜡包埋组织切片、细胞涂片或培养细胞爬片上检测和定位核酸的技术。

第八节　流式细胞术

一、选择题

【A 型题】

1. E　2. D　3. D

【X 型题】

ABCDE

[解析] 用于流式细胞术的样本是单细胞悬液，血液、各种体液、悬浮细胞培养液，新鲜实体瘤以及石蜡包埋组织均可制备成单细胞悬液用于流式细胞术。

二、名词解释

流式细胞术是利用流式细胞仪进行的一种单细胞定量分析和分选的技术。

三、简答题

1.（1）保持各种体液和悬浮细胞样本新鲜，尽快完成样本的制备和检测。

（2）针对不同的细胞样本进行适当的洗涤、酶消化或 EDTA 处理，以清除杂质，使黏附的细胞彼此分离而成单细胞状态。

（3）对新鲜实体瘤组织可选用或联合使用酶消化法、机械打散法和化学分散法来获得有足够细胞数量的单细胞悬液。

（4）对石蜡包埋组织应先切成若干 40~50μm 厚的石蜡切片，经二甲苯脱蜡至水化，再选用前述方法制备单细胞悬液。

（5）单细胞悬液的细胞数应不少于 10^6。

2.（1）分析细胞周期、细胞的增殖与凋亡。

（2）分析细胞分化、辅助鉴别良恶性肿瘤。

（3）快速进行细胞分选和细胞收集。

（4）细胞多药耐药基因的检测。

第九节　图像采集和分析技术

一、选择题

【X 型题】

ABCDE

二、名词解释

数字切片，又称虚拟切片，是指系统通过计算机控制自动显微镜移动，并对观察到的病理切片（或图像）进行全自动聚焦扫描，逐幅自动采集数字化的显微图像，高精度多视野无缝隙自动拼图，拼接成一幅完整切片的数字图像。

三、填空题

定性；定量

第十节　比较基因组杂交技术

一、选择题

【A 型题】

1. B　2. D

[解析] CGH 技术不能检测出平行染色体的易位。

二、名词解释

比较基因组杂交（CGH）是近年来发展起来的一种分子细胞学技术，它通过单一的一次杂交可对某一肿瘤全基因组的染色体拷贝数量的变化进行检查。

三、简答题

基本原理是利用不同的荧光染料分别标记肿瘤组织 DNA 和正常细胞或组织的 DNA，制成探针，并与正常人的分裂中期染色体进行共杂交，通过检测染色体上显示的肿瘤组织与正常对照组织不同的荧光强度，来反映整个肿瘤基因组 DNA 表达状况的变化，再借助于图像分析技术可对染色体拷贝数量的变化进行定量研究。

第十一节　生物芯片技术

一、选择题

【A 型题】

1. C　2. E

二、名词解释

1. 基因芯片又称 DNA 芯片，是指固着在固相载体上的高密度的 DNA 微阵列。
2. 蛋白质芯片又称蛋白质微阵列（protein microarray），是继基因芯片之后发展起来的对基因功能产物表达水平进行检测的技术。
3. 组织芯片又称组织微阵列（tissue microarray），是将数十个至数百个小的组织片整齐地排列在某一载体上而成的微缩组织切片。

第十二节　生物信息学技术

一、名词解释

生物信息学是一门研究生物系统中信息现象的新兴的交叉学科，涉及生物学、数学、物理学、计算机科学和信息科学等多个领域。

二、简答题

生物信息学的主要任务是研究生物分子数据的获取、存储和查询，发展数据分析方法，主要包括三个方面：①生物信息的收集、存储、管理与提供；②生物学数据的处理和分析；③生物学数据的有效利用。

（杨　飏）